Margaret Hollis

Therapeutische Massage

Margaret Hollis

MBE, MSc, DipTP
Former Principal,
Bradford Hospitals School of Physiotherapy

Therapeutische Massage

Übersetzt aus der 2. Auflage von
Walburga Rempe-Baldin, München

Übersetzung bearbeitet von Ulrike Gruhl, München

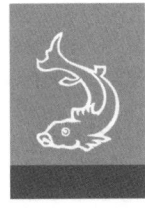

URBAN & FISCHER
München · Jena

Zuschriften und Kritik an:
Urban & Fischer, Lektorat Fachberufe, Karlstraße 45, 80333 München

Wie allgemein üblich wurden Warenzeichen bzw. geschützte Namen nicht besonders gekennzeichnet.

Titel der Originalausgabe: Massage for Therapists

Originalverlag: Blackwell Science, Ltd.

Übersetzung: Walburga Rempe-Baldin, München
Übersetzung bearbeitet von: Ulrike Gruhl, München

Die Deutsche Bibliothek – CIP-Einheitsaufnahme
Ein Titeldatensatz für diese Publikation ist bei
Der Deutschen Bibliothek erhältlich

Um den Textfluss nicht zu stören, wurde bei Patienten und Berufsbezeichnungen die grammatikalisch maskuline Form gewählt. Selbstverständlich sind in diesen Fällen immer Frauen und Männer gemeint.

Lektorat: Ines Mergenhagen
Herstellung: Detlef Mädje
Titelfotografie: Werner Veith, München
Satz: Bader · Damm · Kröner, Heidelberg
Druck und Bindung: Bosch-Druck GmbH, Landshut

Printed in Germany

ISBN 3-437-46660-7

Aktuelle Informationen finden Sie im Internet unter der Adresse:
www.urbanfischer.de

Vorbemerkungen

Der erste Teil dieses Buches ist für Anfänger gedacht, die hoffentlich viele Stunden mit praktischen Übungen „am Modell" zubringen werden, im Idealfall einem Mitschüler, der nicht nur selbst wahrnimmt, wie sich Massagehandgriffe „anfühlen", sondern dem Ausführenden auch konstruktive Rückmeldungen geben kann. Im zweiten Teil geht es um die Behandlungsmöglichkeiten in besonderen Fällen. Auch hier muss vorab geübt werden, bevor die Techniken mit ihren spezifischen Wirkungen bei Patienten oder Sportlern zur Anwendung kommen. Aus diesem Grund bezeichne ich denjenigen, der massiert wird, in den vorderen Kapiteln als „Übungspartner" und später als „Patient". Dient die Übung als Vorbereitung für die Behandlung, benutze ich beide Bezeichnungen. Auf den Begriff „Klient" habe ich, obwohl er vielleicht modern ist, wegen seiner Nebenbedeutung bewusst verzichtet. Ein gewisses Maß an anatomischen Grundkenntnissen setze ich beim Leser voraus.

Vorwort zur zweiten englischen Auflage

Ich bin glücklich darüber, dass ich einige Kollegen zur Mitarbeit an dieser Auflage gewinnen konnte. Elizabeth Jones schrieb das Kapitel über Aromatherapie und Joan M. Watt das Kapitel über Massage im Sport und beide bereichern dieses Buch. Ich bin ihnen sehr dankbar für ihre Beiträge.

Noch während wir mit der Neuauflage beschäftigt waren, starb traurigerweise Alison Walker, die Kapitel 3 überarbeiten wollte. Diese Aufgabe übernahm daraufhin Janice M. Warriner, wobei sie auf einige Forschungsergebnisse von Alison zurückgreifen konnte. Auch ihr bin ich sehr dankbar für ihre Bemühungen und dass sie zum Gelingen des Buches beigetragen hat.

Die Kapitel über die Massagetechniken benötigten keine Überarbeitung, denn ich hatte bereits in der ersten Fassung einfach frei heraus beschrieben, was ich unterrichtete bzw. von meinen eigenen Lehrern gelernt hatte. Deshalb gibt es zu diesem Abschnitt auch keine Literaturangaben. Ergänzt habe ich auf Anregung von Kollegen ein Kapitel über Bauchmassage, die zunehmend häufiger anstelle von Abführmitteln bei Obstipation angewandt wird, besonders bei körperlich oder geistig beeinträchtigter Verfassung. Die anderen Kapitel über Behandlungen wurden geringfügig überarbeitet.

Peter Harrison machte die neuen Fotoaufnahmen, Sheila Middlemiss stellte sich als „Fotomodell" zur Verfügung und Janice Eccles übernahm erneut die Schreibarbeiten. Ich danke ihnen allen für ihre Hilfe.

Margaret Hollis

Inhaltsverzeichnis

Teil I

Massagegriffe und ihre Wirkungen

1 Vorbereitungen auf die Massage

Einige betrachten Massage als eine Kunst, vielleicht, weil die komplexen Bewegungsabläufe bei ihrer Durchführung ein hohes Maß an Koordination und große Geschicklichkeit voraussetzen. Nur so können die Handgriffe mit der richtigen Druckausübung und Geschwindigkeit angewendet werden und einen maximalen Effekt erzielen. Um dahin zu kommen ist es notwendig, dass der Massageschüler jeden einzelnen Handgriff sehr bewusst ausführt. Denn nur in direktem Kontakt zu demjenigen, den er massiert, sei es ein Mitschüler oder Patient, kann er jegliches Unbehagen sofort bemerken und der Ursache auf den Grund gehen. Wird eine Massage als unangenehm empfunden, liegt das fast immer an Störungen im Bewegungsablauf des Behandelnden. Schon bei kleineren Korrekturen der Fußstellung oder der Oberkörperhaltung ändert sich der Kontakt zum Boden sowie zum Massierten; auch die Auflagefläche und der Winkel der Hände variieren in Abhängigkeit von der Rumpf- und Armhaltung. Schließlich lässt sich durch die Druckübertragung von den Füßen aus die Tiefenwirkung der Massage beeinflussen. Auch auf den Rhythmus sollte man achten, denn jede ungleichmäßige Bewegung wirkt störend. Bei ruckartigen oder eckigen Massagemustern ist der Druck der Arbeitshand uneinheitlich oder es kommt sogar an manchen Stellen zu Zerrungen.

Daher sollte man sich vor jeder Massage vergewissern, ob alle Stellen gut erreichbar sind. Dazu macht man einen Ausfallschritt oder steht in Schrittstellung. Positionswechsel (wie in Abb. 1.1 und Abb. 1.2 gezeigt) sollten mit fließendem Übergang erfolgen.

1.1 Eigene Vorbereitung

Wer massieren möchte, sollte lange vor der ersten Übung mit seiner eigenen Vorbereitung beginnen. Wichtig sind äußere Erscheinung, Hygiene und sorgfältige Maniküre. Da ein enger Kontakt unvermeidlich ist, empfiehlt es sich, gut waschbare Schutzkleidung zu tragen, die Bewegungsfreiheit lässt und doch dezent ist. Lange Haare werden zurückgebunden. Auch Ketten, sonstiger Schmuck und die Armbanduhr können störend sein und müssen deshalb abgelegt werden. Ringe sind für den Therapeuten manchmal, für den Patienten/Übungspartner sogar bei fast allen

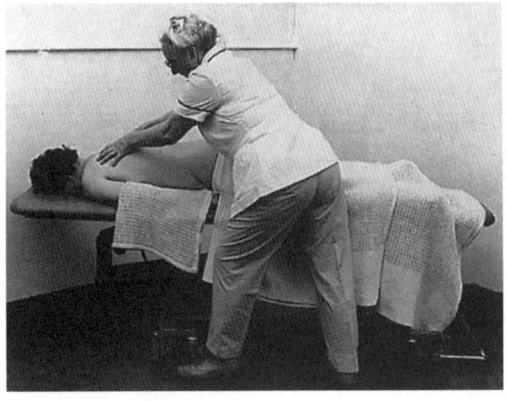

Abb. 1.1 Der Ausfallschritt ermöglicht ein bequemes Behandeln aller Körperabschnitte

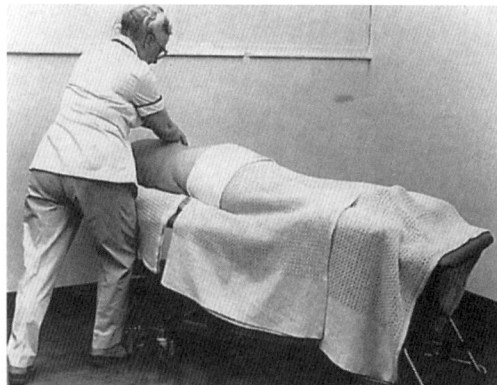

Abb. 1.2 Schrittstellung quer zur Liege

Handgriffen sehr unangenehm und sollten daher abgelegt werden. Eine Ausnahme bilden sehr schmale Eheringe, solange sie wirklich niemanden stören. Gut gepflegte Hände, glatt und mit kurzgeschnittenen Nägeln, sind eine Selbstverständlichkeit.

Aus Gründen der Reinlichkeit müssen die Hände vor und nach jeder Behandlung gewaschen werden, am besten mit warmem Wasser. Das sorgt, ebenso wie das Tragen von Handschuhen bei Kälte, dafür, dass die Hände immer angenehm warm sind.

Alle Gelenke der Unterarme und Hände müssen in vollem Umfang beweglich sein. Bei steifen Händen helfen Dehnübungen, den Bewegungsumfang zu verbessern. Die wichtigsten Bewegungen mit großem Radius sind:
- volle Abduktion/Extension des Daumens zum weiten Umgreifen – etwa in Spannweite einer Oktave am Klavier
- volle Flexion und Extension der Handgelenke, mindestens aber 80° in jeder Bewegungsrichtung
- volle Pronation und Supination der Radioulnargelenke

Handübungen

Mit den folgenden Übungen lässt sich der benötigte Bewegungsumfang erreichen. Wichtig ist, dass die Schultern dabei entspannt sind:
- Die Fingerspitzen beider Hände aufeinander legen und auseinanderspreizen, bis Daumen und kleine Finger so weit wie möglich voneinander entfernt sind.
- Eine Faust zwischen zwei benachbarte Finger der anderen Hand schieben, damit sie stärker auseinander gespreizt werden. Die Finger bleiben dabei in einer Ebene. Für jeden Fingerzwischenraum wiederholen (Abb. 1.3).
- Die Handflächen liegen mit gestreckten Fingern aneinander. Zur Verbesserung der Handgelenkextension werden die Handwurzeln Richtung Boden bewegt, ohne dass sich die Handballen voneinander lösen.
- Die Hände in der eben beschriebenen Position in Pro- und Supination bewegen. Bei jeder Drehung möglichst abwechselnd Bauch und Brust berühren. Kann die Extension gehalten werden, Hände leicht voneinander entfernen, um das gleichsinnige Drehen ohne Kontakt zu üben. Anschließend beide Hände alternierend bewegen, so

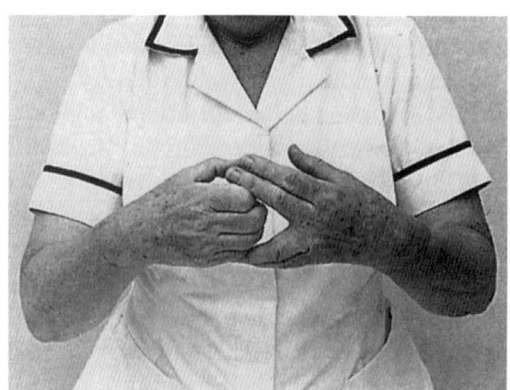

Abb. 1.3 Übung zur Vergrößerung der Handspanne

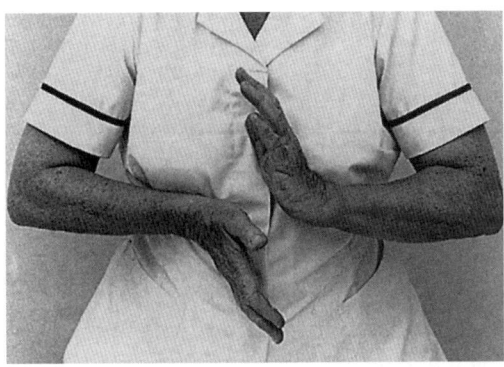

Abb. 1.4 Es erfordert äußerste Geschicklichkeit, unter Beibehaltung der Handgelenkextension die entspannten Hände alternierend in Pro- und Supination bewegen zu können.

dass sie in der Mitte aneinander vorbeigeführt werden (Abb. 1.4). Die Fingerspitzen beider Hände sollten jetzt abwechselnd immer dieselbe Stelle am Bauch berühren.

- Zur Dehnung der Handgelenkextensoren die Handrücken aneinanderlegen und Richtung Boden schieben (Ellbogenextension), ohne dass sie sich voneinander entfernen.

Entspannung

Die Entspannung der Hände ist sehr wichtig, damit sie während der Massage stets vollständig aufliegen und sich an die Körperform anschmiegen, um so die unterschiedlichen Gewebe und deren Beschaffenheit wahrzunehmen.

Eine entspannte Hand formt die Kontur eines Körperteils genau nach. In der natürlichen Ruheposition der Hand liegen Finger und Daumen ein wenig auseinander und die Gelenke sind ganz leicht gebeugt. So kann sich die Hand problemlos anpassen, um bei den unterschiedlichen Körperteilen immer optimalen Kontakt zu haben. Dies macht man sich bei vielen Massagetechniken zunutze.

Darüber hinaus müssen bei manchen Handgriffen auch die Arme entspannt werden können. Daher ist es sinnvoll, vor der Durchführung von Massagen selbst noch eine Entspannungsmethode zu erlernen. Gut geeignet ist die „reziproke Relaxation"; sie hilft die Position aller Gelenke bewusster wahrzunehmen und bei Bedarf einen beliebigen Körperabschnitt zu entspannen. Bei der „reziproken Relaxation" werden die Antagonisten der zu entspannenden Muskulatur angespannt. Nach dem Lösen der Muskelspannung kann die entspannte Haltung dieses Körperabschnitts wahrgenommen werden (Hollis 1993).

Koordinierte und flüssige Bewegungen sind ganz wesentlich, um Massagen bequem und auch über längere Zeit ohne Ermüdung und körperliche Anstrengung durchführen zu können.

Um die Gewichtsverlagerung nach vorn und hinten zu üben, stellt sich der Therapeut in Schrittstellung hin und führt seine ausgestreckten Arme
- längs zur Liege (wie in Abb. 1.1)
- quer zur Liege (wie in Abb. 1.2)

Diese Bewegungsabläufe sind von grundlegender Bedeutung für die Massage: In Längsrichtung des Körpers von Übungspartner/Patient lassen sich eher Techniken mit großem Aktionsradius, in Querrichtung Übungen mit kürzerer Reichweite unter variabler Druckanwendung ausführen.

1.2 Die Umgebung

Der Behandlungsraum sollte gut temperiert und gelüftet, aber nicht zugig sein. Die Polster der Liege werden mit einem frischen Leinentuch bedeckt.

Lagerungsmaterial

Benötigt werden:
- eine Unterlage und ein Laken aus Baumwolle
- große und kleine waschbare Tücher
- Kissen und Bezüge in Standardgrößen
- Kissen und Bezüge in kleiner Ausführung

Behandlungsliege

Am zweckmäßigsten ist eine höhenverstellbare Liege mit Hebevorrichtung an beiden Enden und einem Nasenschlitz, damit der Übungspartner/Patient bequem auf dem Bauch liegen kann. Wenn sie aus „kühlem" Material besteht, wird sie mit einer Unterlage und einem Baumwolllaken darüber bedeckt. Um diese zu spannen, können sie an der Unterseite der Liege mit Bändern befestigt werden.

Massagemittel

Puder
- Talkum ist das gängigste Hilfsmittel. Es sollte möglichst nicht parfümiert sein. Auch Kinderpuder ist geeignet.
- Maisstärkemehl gibt es als steriles, schweres Puder, das sehr gut Schweiß absorbiert. Es empfiehlt sich besonders, wenn der Patient/Übungspartner oder der Therapeut zu starkem Schwitzen neigen.

Öle
- Reines Lanolin – das wegen seiner dicken und schweren Konsistenz klebrig auf der Haut ist – wird bevorzugt, um einen leicht „ziehenden" Effekt zu erzielen. Wenn dieser Effekt weniger stark sein soll, ist eine wasserhaltige Lanolincreme besser geeignet.
- Dünnflüssige Öle – am häufigsten wird Olivenöl verwendet – und flüssiges Paraffin

sorgen für einen „Gleiteffekt" und machen die Haut geschmeidiger. Der Nachteil dieser Öle besteht darin, dass sie ranzig werden und bei längerem Hautkontakt unangenehm riechen können. Weitere Öle werden in Kapitel 12 besprochen.

Gleitmittel auf Wasserbasis

Das gängigste Mittel ist Eucerin-Salbe. Mit dieser leichten Creme lässt sich ein mäßiger Gleiteffekt erreichen. Sie zieht schnell in die Haut ein und eignet sich deshalb vor allem zur Vorbereitung einer Tiefenmassage.

Bei Verwendung dünnflüssiger Öle verringert sich die Tiefenwirkung, weil die Hände des Massierenden „wie geölt" über die Haut gleiten und leicht vom eigentlichen Behandlungsgebiet abrutschen können. Bei dickflüssigeren Ölen stellt sich dieses Problem nicht. Für ein öliges Medium gilt: Je kleiner die Massagegriffe sind, desto größer ist die Tiefenwirkung.

Seife und Wasser

Seife und warmes Wasser – mit oder ohne Ölzusatz – kommen vor allem bei schuppender Haut zur Anwendung, das heißt nach langer Immobilisierung im Gipsverband oder wenn nach einer medikamentösen Behandlung die Haut zwar geheilt, aber auch ausgetrocknet und schuppig ist.

1.3 Vorbereitung des Patienten

Patient bzw. Übungspartner sollten so weit entkleidet sein, dass die zu behandelnde Stelle frei zugänglich ist. Einige Massagegriffe können nur wirkungsvoll sein, wenn sie sich bis zu den Lymphknoten in den proximalen Bereichen erstrecken. Daraus folgt:

Zur Behandlung des Arms muss das Gebiet vom Hals bis zu den Fingerspitzen unbedeckt und frei von einschnürenden Teilen sein.

Zur Behandlung des Beins muss dieses von der Leiste bis zu den Zehen unbekleidet sein; daher Hosen ausziehen und nicht nur einfach hochschieben.

Zur Behandlung des Rückens ist der Bereich vom Kopf bis zum Gesäß freizumachen. Höschen/Slips können angezogen bleiben, müssen aber bis knapp oberhalb der Analfalte heruntergezogen werden.

Zur Behandlung des Nackens muss der Bereich zwischen Kopf und unterem Ansatz des Trapezius, also dem 12. Brustwirbel, entkleidet sein.

Zur Gesichtsbehandlung muss vom Haaransatz bis unterhalb der Schlüsselbeine alles frei zugänglich sein.

Damit dem Patienten/Übungspartner dennoch warm genug ist, wird er oder sie so in Tücher gewickelt, dass nur der zu behandelnde Teil frei bleibt, wie es Abbildung 2.3 am Beispiel einer Armbehandlung im Sitzen zeigt. Beim Hinlegen wird er oder sie mit Kissen in die erforderliche Position gebracht und unverzüglich zugedeckt. Ein auf dem Rücken liegender Patient benötigt eventuell:
- ein oder zwei Kopfkissen
- ein Kissen in den Kniekehlen (Abb. 2.16)

Ein auf dem Bauch liegender Patient benötigt eventuell:
- zwei Kopfkissen über Kreuz, die ein eingestülptes, offenes Dreieck bilden, in dem die Nase Platz findet
- ein Kissen unter dem Bauch, damit die Wirbelsäule möglichst gerade ist (Abb. 6.1)
- ein Kissen in Höhe der Sprunggelenke, um die Knie leicht zu beugen

Für spezielle Positionen können noch mehr Kissen erforderlich sein, doch dazu mehr in den Behandlungskapiteln.

Auch wenn zu Beginn nur eine große Decke verwendet wird, sollten kleinere zur Hand sein, um den Patienten/Übungspartner während der Behandlung stets ausreichend bedecken und warm halten zu können.

Als direkte Körperauflage sind kleinere Tücher sehr nützlich. Sie schützen die Decke, außerdem lassen sich Spuren von Puder oder anderen Massagemitteln aus ihnen besser herauswaschen.

1.4
Palpation und Schulung der sensorischen Wahrnehmung
(Hollis und Yung 1985)

Palpation, also das Abtasten, ist eine Fertigkeit, die nur durch Übung erworben wird. Dies setzt voraus, dass die Hände entspannt sind, dabei jedoch einen festen, unverkrampften Hautkontakt halten und spüren, was sich unter ihnen befindet. Der Ausdruck „denkende Hände" beinhaltet, dass das Gehirn alle Strukturen, die die Hände ertasten, sofort erfasst und identifiziert. Gleichzeitig erfolgt im Gehirn die Beurteilung, ob die Struktur Abweichungen von der Norm aufweist.

Um zu lernen, wie man richtig palpiert, bieten sich die folgenden Übungen an:

Legen Sie die Hand nacheinander auf eine Reihe rundlicher Gegenstände unterschiedlicher Größe, angefangen bei größeren, damit die Hand erst noch flach bleibt, zum Beispiel ein Kissen oder eine halb gefüllte Wärmflasche, eine kleinere Flasche oder ein Nudelholz, einen Besenstiel.

Steigern Sie den Druck der ganzen Hand beim Zugreifen und verändern Sie dabei die Handstellung so, dass alle Bereiche der Palmarseite den Gegenstand gleichzeitig berühren. Dann mit dem Druck ganz langsam nachlassen, bis Sie gerade noch zugreifen – und über die Art dieses Drucks nachdenken. Als nächstes den Druck noch weiter zurücknehmen, so dass das Objekt fast entgleiten könnte. Auch diesem Druck sollten Sie nachspüren, denn es ist genau die Art von Druck, die einen Patienten kitzeln würde.

Anschließend empfiehlt es sich, einen Mitschüler hinzuzuziehen und den ganzen Ablauf mit ihm zu wiederholen. Es wird abwechselnd sehr fester, starker und sehr schwacher Druck auf Rücken, Oberschenkel, Wade, Arm, Unterarm und Fuß ausgeübt. Dabei lässt sich herausfinden, wie viel Druck/Hautkontakt aufgewendet werden muss, um jemanden zu berühren, ohne ihm wehzutun oder ihn zu kitzeln.

Mit Hilfe eines Mitschülers lassen sich auch spezifische anatomische Merkmale ertasten. Zunächst legt man die ganze Hand auf das gewählte Untersuchungsgebiet und hebt danach die Handfläche wieder leicht ab. Die Finger müssen gestreckt sein, damit nur noch die Fingerkuppen und nicht die Nägel die Haut berühren. Wenn der Hautkontakt aus irgendeinem Grund unterbrochen worden ist, dürfen aber nicht nur die Fingerspitzen erneut aufgesetzt werden. Sonst könnte es

nämlich passieren, dass sie „zustoßen" und dem Patienten wehtun oder dass es kitzelt, weil die Berührung zu schwach ist. Eine „Gedächtnisstütze": Bei zu hartem Fingerdruck fühlt sich der Patient wie mit der Bohrmaschine bearbeitet (Abb. 1.5), während zu schwacher Fingerdruck der Landung eines Schmetterlings ähnelt (Abb. 1.6). In beiden Fällen wird es nicht gelingen, etwas zu ertasten oder herauszufinden.

Beim Vorschieben der Finger zu der zu palpierenden Struktur ist der Druck so zu dosieren, dass weder Zug auf die Haut ausgeübt noch einfach darüber gerutscht wird. Gedanklich kann man sich dabei an anatomischen Leitstrukturen und den gelernten „Eselsbrücken" orientieren:

- Arterien sind an ihrem Pulsieren zu erkennen.
- Venen verschließen sich bei Druck und sehen dann distal stärker gefüllt aus.
- Sehnen setzen sich als Muskelgewebe fort, das sich anspannen und entspannen kann.
- Bänder treten bei unterschiedlichen Gelenkstellungen hervor oder verschwinden.

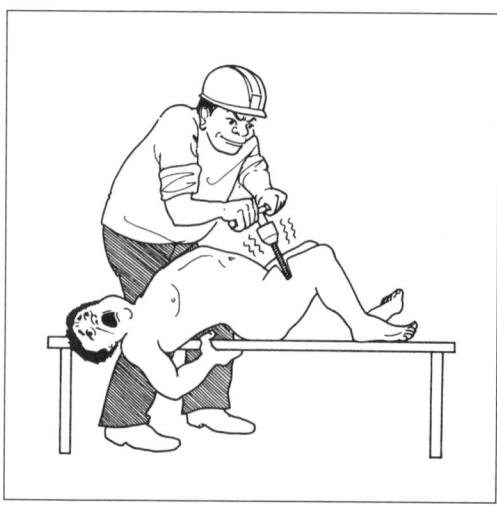

Abb. 1.5 Weder so kräftig wie mit der Bohrmaschine ...

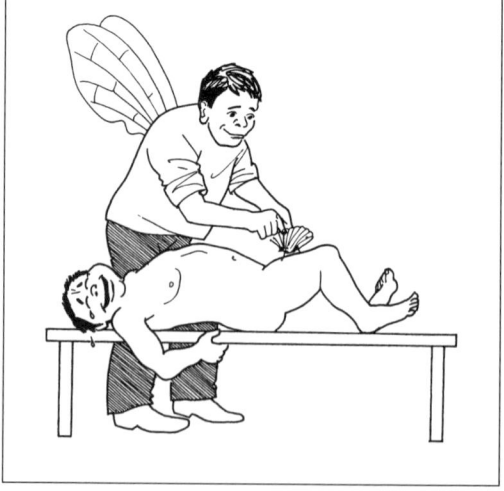

Abb. 1.6 ... noch so zart wie mit Schmetterlingsflügeln palpieren.

1.5 Untersuchung des Behandlungsgebiets

Vor jeder Übungsmassage (eines Mitschüler) oder therapeutischen Massage (eines Patienten) muss das Behandlungsgebiet genau in Augenschein genommen werden. Natürlich setzt besonders die Massage eines Patienten voraus, dass eine gründliche Untersuchung vorgenommen wurde und seine Beschwerden bekannt sind.

Der Übungspartner oder Patient wird wie oben beschrieben gelagert und vorbereitet. Dann folgt:

Der **Blick** auf die Haut, um ihre Beschaffenheit – trocken, fettig, feucht, behaart oder unversehrt – zu beurteilen und Quetschungen, Abschürfungen oder Einrisse festzustellen. Auch der Zustand des Unterhautgewebes verdient Beachtung: Sieht die Haut ausgezehrt oder gut gepolstert aus, spannt sie? Gibt es Ödeme oder eine auffallende Rötung?

Zum **Palpieren** fährt die Hand von allen Seiten über den zu behandelnden Körperabschnitt. Der Therapeut nimmt dabei nicht nur die Hauttemperatur, die Muskelspannung und die Gelenkstellung bewusst wahr, sondern auch jedes Zurückzucken, sobald schmerzempfindliche oder kitzlige Stellen berührt werden. Problemzonen, die ein behutsames Vorgehen erfordern, sollten dabei gleich gedanklich notiert werden.

1.6 Kitzlige Menschen

Hält man bestimmte Regeln ein, können auch sehr kitzlige Menschen ohne Schwierigkeiten massiert werden. Dazu gehört, die Hände zu Beginn der Behandlung immer mit sehr gleichmäßigem Druck aufzulegen und sie am Schluss nicht zögerlich Stück für Stück abzuheben, also nicht zuerst die Handflächen und dann jedes Fingerglied einzeln abheben, bis nur noch die Fingerspitzen den Kontakt aufrecht erhalten.

Sobald die Hände platziert sind, sollten sie ruhig liegen und v. a. die Finger nicht mehr gegeneinander bewegt werden.

Leichte Berührungen kitzeln. Deshalb sollte bei den Massagegriffen immer soviel Druck ausgeübt werden, wie es für den Übungspartner/Patienten gut erträglich ist und wie notwendig ist, um die angestrebte Wirkung zu erzielen.

Literatur
Hollis, M. (1993): Practical Exercise Therapy, 3rd ed., pp. 33–34. Blackwell Science Ltd., Oxford.
Hollis, M. & Yung, P. (1985): Patient Examination and Assessment for Therapists, pp. 12–15. Blackwell Science Ltd., Oxford.

2 Massagetechniken

In diesem Kapitel werden folgende Massage-
techniken beschrieben:
- Streichung (Effleurage)
- Knetung (Petrissage)
- Reibung (Friktion)
- Klopfung (Tapôtement).

2.1
Streichung (Effleurage)

Das französische Wort „Effleurage" bedeutet
soviel wie leichtes Berühren, Streichen. Die
Handgriffe in dieser Kategorie können unterteilt werden in
- solche, die in erster Linie dazu dienen,
  den venösen Rückstrom und die Lymphdrainage zu unterstützen; bei ihnen wird
  von distal nach proximal gearbeitet = die
  eigentliche *Effleurage*;
- solche, mit denen hauptsächlich eine stimulierende oder sedierende sensorische
  Reaktion beabsichtigt wird; bei ihnen ist
  die Richtung nicht so wichtig, verläuft aber
  häufig von proximal nach distal = die
  Streichmassage.

In diesem Buch werden die beiden Begriffe
daher nicht synonym, sondern in der oben
beschriebenen Bedeutung angewendet.

2.1.1
Effleurage

Bei der Effleurage handelt es sich um eine
unidirektionale Technik, bei der die Arbeitshand stets von distal nach proximal geführt
wird und der Druck an die Gewebebeschaffenheit bzw. den beabsichtigten Zweck angepasst ist. Auf diese Weise beginnt man an
einem Ende und massiert nach proximal,
wobei die behandelte Körperpartie drainiert
wird, z. B. von den Fingerspitzen zur Achselhöhle, von den Zehen zur Leistenregion, vom
Gesäß zur Achselhöhle, vom Nacken zu den
supraklavikulären Lymphknoten. Dabei ist so
viel Kraft aufzuwenden, als wolle man die
Flüssigkeit in den oberflächlichen Gefäßen
vorwärts schieben. Das lässt sich besonders
gut an den Unterarmvenen beobachten. Die
Massagegriffe werden mit der ganzen Hand
ausgeführt. Diese sollte leicht gewölbt sein
und sich völlig entspannt an den zu behandelnden Körperteil anschmiegen, bzw. wird
immer mit dem Teil der Hand massiert, der
am besten „passt". Werden beide Hände
gleichzeitig benutzt, ist das entweder auf gegenüberliegenden Seiten möglich (Abb. 2.1)
oder indem eine Hand der anderen folgt
(Abb. 2.2). Es kann auch nur mit einer Hand
gearbeitet werden, während die andere den zu
massierenden Körperteil stützt und in der
richtigen Position hält (Abb. 2.3). Für einen
optimalen Hautkontakt muss die Wölbung
der Hand/Hände im Verlauf einer Streichung
immer wieder an die Form des Körperabschnitts angepasst werden.

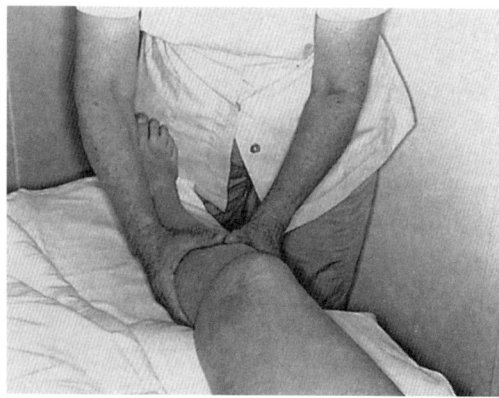

Abb. 2.1 Effleurage mit beiden Händen auf gegenüberliegenden Seiten

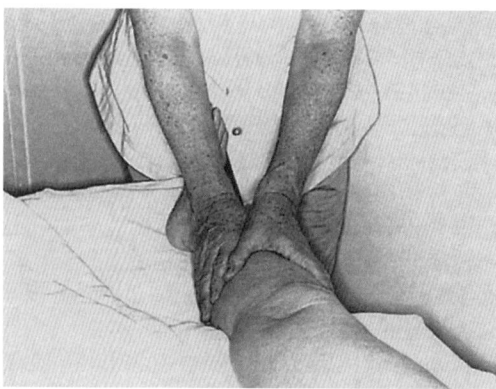

Abb. 2.2 Effleurage mit beiden Händen, die eine
Hand folgt der anderen nach.

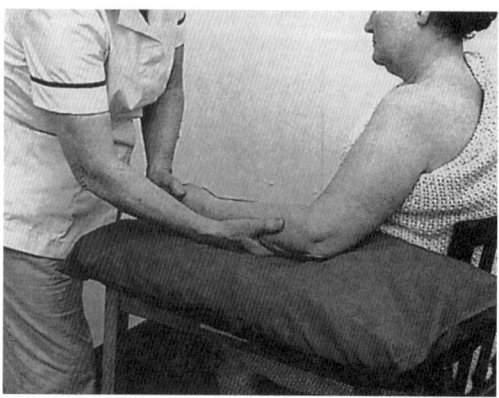

Abb. 2.3 Effleurage mit einer Hand, während die
andere Hand stützt

Sehr wichtig ist die Körperhaltung des Therapeuten, da bei einzelnen Massagetechniken
mit den Händen beträchtliche Strecken zu-
rückzulegen sind und dabei eine Gewichtsverlagerung möglich sein sollte. Üblicherweise wird die Schrittstellung (s. Abb. 1.2)
gewählt. So kann das Gewicht vom hinteren
auf den vorderen Fuß oder umgekehrt verlagert werden. Bei Bedarf können auch die hintere oder beide Fersen vom Boden abgehoben
oder Knie- und Hüftgelenke gebeugt und
gestreckt werden (s. Abb. 1.1).

Die Arme sind zunächst gebeugt und werden zunehmend stärker gestreckt, besonders
in den Ellbogen, um so weit wie möglich zu
reichen. Arm- und Körperbewegungen müssen harmonisch aufeinander abgestimmt sein,
damit die Hand geschmeidig über den Körperabschnitt gleiten kann. Dies ist am besten
möglich, wenn vor der Schwerpunktverla-
gerung zunächst die Arme gestreckt werden.

Am Ende jeder Streichung wird der Druck
etwas verstärkt („Überdruck") und eine
kleine Pause eingelegt, bevor man die Hand
ganz leicht abhebt und erneut von distal startet. Einige ziehen es vor, die Hand mit einer
Streichung zum Ausgangspunkt zurückkehren zu lassen. Dabei besteht aber die Gefahr,
dass das Streichen entweder kitzelt, weil es zu
schwach ist, oder an der Haut zieht, weil es zu
kräftig ist.

Bei einer Effleurage mit der ganzen Hand
wird nicht mit der ganzen Fläche ein gleichmäßiger Hautkontakt hergestellt, sondern
man legt die Hand so schräg auf die Haut,
dass Daumen und Zeigefinger führen. Dabei
bilden die Außenseite des Zeigefingers und
die Innenseite des Daumens mit der häutigen
Verbindung zwischen ihnen ein „C". Den
stärksten Druck übt man bei dieser C-Konfi-
guration mit der Außenseite des Daumens,
mit Daumenballen (Thenar) und Kleinfingerballen (Hypothenar) sowie dem kleinen
Finger aus. Der Druck ist vom Zeige- bis
zum kleinen Finger und zu den angrenzen-

den Teilen der Innenhand abgestuft, daher agiert die Hand gewissermassen wie ein Ski.

Würde der Druck nur von der Führungskante ausgeübt, könnte er unangenehm ruckartig oder holperig sein. Wenn es nicht gelingt, den Druck fein zu dosieren, während die Hand über den betroffenen Körperabschnitt streicht, hat dies gewöhnlich zwei Gründe:

- entweder steht man zu nah am Endpunkt der Strichführung (dann einen Schritt zurücktreten)
- oder Armbewegung und Gewichtsverlagerung sind nicht harmonisch aufeinander abgestimmt (s. oben).

2.1.2
Streichmassage

Auch die Streichmassage ist eine unidirektionale Technik, bei der die Hand gewöhnlich von proximal nach distal geführt wird und dem Längsverlauf der Gewebe folgt. Drucktiefe und Geschwindigkeit der Massage richten sich nach dem gewünschten Effekt, wobei die Streichrichtung allerdings variieren kann, um angenehmer zu wirken.

Jede Linie bei der Streichung beginnt mit einer festen Berührung (es sollte nicht jeder Finger einzeln aufgelegt werden) und endet mit dem geschmeidigen Abheben der Hände. Die Hände können schräg aufliegen oder so, dass der Handballen führt. Jedoch sollten sie sich bei der Bewegung den Körperabschnitt hinunter ständig neu an die Form anpassen, damit immer ein angemessener Hautkontakt besteht.

Die langsameren Streichungen (alle 5 Sekunden eine) wirken eher beruhigend, die schnelleren (alle 5 Sekunden vier, d.h. vierfache Geschwindigkeit) eher stimulierend.

Es ist einleuchtend, dass die langsamere Technik eine größere Tiefenwirkung ermöglicht. Allerdings schränken Schmerzen oder Muskelspasmen eine festere Druckausübung ein, selbst wenn dies zur Erzielung eines beruhigenden Effekts wünschenswert wäre. Man kann zwar mit zunehmender Entspannung und nachlassenden Schmerzen den Druck allmählich verstärken, doch das Tempo sollte nicht gesteigert werden. Dagegen wird eine anregende Massage häufig durch schnellere Streichungen abgerundet.

Das ganze Behandlungsgebiet wird mit einer Serie von Streichungen bedeckt. Dabei gibt es verschiedene Möglichkeiten der Durchführung:

- einhändig – gewöhnlich in einem schmalen Gebiet
- mit beiden Händen gleichzeitig (simultan) – auf zwei Seiten eines größeren Gebiets; dabei darf aber keine Zugwirkung auftreten (s. Abb. 1.1)
- rechte und linke Hand folgen einander in einem schmalen Gebiet
- in umschriebenen Gebieten mit Daumen oder Finger(n) – einer Hand, beider Hände oder im Wechsel (alternierend).
- Eine weitere Technik entspricht dem Bild der „tausend Hände" und wird als „Hand-über-Hand-Streichung" bezeichnet: Die eine Hand vollführt eine kurze Streichung, die andere Hand macht das Gleiche und überlappt dabei die erste Linie der Streichung. Indem die Hände immer kreuzweise übereinander geführt werden, arbeiten sie sich in Längsrichtung des massierten Abschnitts nach distal voran.

2.2
Knetung (Petrissage)

Bei den Handgriffen der Petrissage werden Weichteile (hauptsächlich Muskeln) entweder gegen darunter liegende Knochen oder gegen sich selbst gedrückt. Man unterscheidet bei der Knetung folgende Techniken:

Massagetechniken

- **Kneten** – dabei wird das Gewebe gegen darunter liegende Strukturen gedrückt
- **Abhebendes Kneten** – dabei wird das Gewebe abgehoben und zusammengedrückt
- **Walken** – dabei wird das Gewebe abgehoben und mit wechselndem Druck bearbeitet
- **Rollung** – dabei wird das Gewebe abgehoben und zwischen Fingern und Daumen gerollt, zum Beispiel bei der Haut- und Muskelrollung
- **Schüttelung** – dabei wird das Gewebe abgehoben und von einer Seite zur anderen geschüttelt.

2.2.1
Kneten

Das Kneten ist eine Massagetechnik, bei der Kreise beschrieben werden (Zirkelung), um Haut und Unterhaut kreisförmig auf den darunter liegenden Strukturen zu bewegen. Durchgeführt wird es entweder mit der ganzen Palmarseite der Hand oder nur mit dem Handteller, mit allen Fingern oder nur mit Daumen-/Fingerkuppen bzw. -spitzen. In jedem beliebigen Behandlungsgebiet erfolgt die Knetung so, dass die arbeitende Hand bzw. ihr aufliegender Teil Kreise beschreibt und bei der Aufwärtsbewegung in einem kurzen Bogensegment den Druck verstärkt. Wie groß dieses Segment ist, hängt vom Behandlungsgebiet ab.

In flachen Bereichen wie dem Rücken wird der Druck mit der rechten Hand, die sich im Uhrzeigersinn bewegt, bei 8–11 Uhr erhöht. Die linke Hand zirkelt gegen den Uhrzeigersinn und übt ihre Druckphase bei 4–1 Uhr aus (Abb. 2.4). An Extremitäten wird der Druck mit der rechten Hand bei 6–9 Uhr und mit der linken Hand bei 6–3 Uhr verstärkt. In der anschließenden Phase ohne Druckausübung

behält die Hand während der Zirkelung den Hautkontakt bei, gleitet aber bereits ein Stück weiter zum angrenzenden Hautareal, um mit dem nächsten Kreis das vorherige Gebiet noch zur Hälfte abzudecken. Das heißt die rechte Hand gleitet von 4 Uhr nach unten, die linke von 8 Uhr nach unten (Abb. 2.4).

Um mit der erforderlichen Tiefe arbeiten zu können, ist sorgfältig darauf zu achten, dass man den Druck nicht nur mit dem Handballen, sondern immer mit der ganzen

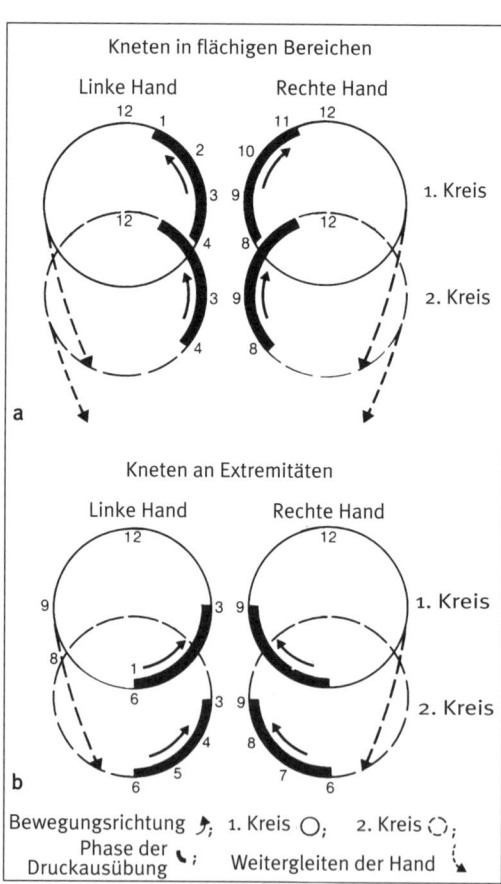

Bewegungsrichtung; 1. Kreis; 2. Kreis; Phase der Druckausübung; Weitergleiten der Hand

Abb. 2.4 Bei der Knetung bewegt sich die rechte Hand im Uhrzeigersinn, die linke Hand gegen den Uhrzeigersinn. Druck wird nur im dunkel verstärkten Bogensegment des Kreises ausgeübt. Technik: a) in flächigen Bereichen, z. B. Rücken b) in gerundeten Bereichen, z. B. Extremitäten. Die nach unten zeigenden, gestrichelten Pfeile markieren die Stellen, an denen die Hände zum nächsten Gebiet gleiten.

Auflagefläche der Hand ausübt. Voraussetzungen dafür sind die richtige Fußstellung
und Körperhaltung in Relation zum behandelten Abschnitt sowie die entsprechend abgestimmte Beugung von Hüften, Schultern
und Ellbogen. Nur so kann das Gewicht richtig verlagert und eingesetzt werden. Bei allen
Knetungen empfiehlt sich die *Schrittstellung*,
um das Körpergewicht flüssig von einem Fuß
auf den anderen verlagern zu können.

Knetungen können wie folgt durchgeführt
werden:

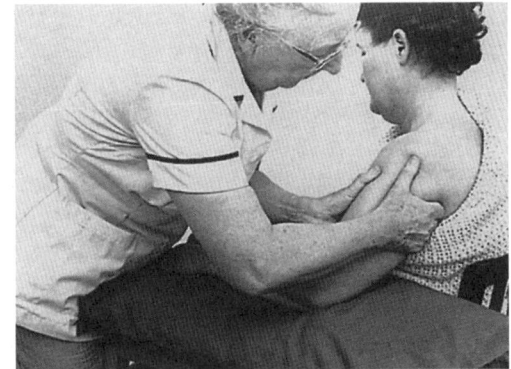

Abb. 2.5 Knetung mit der ganzen Palmarseite der
Hand

1. Handknetung – mit der ganzen Hand
   (Abb. 2.5)
2. Handflächenknetung – nur mit dem
   Handteller (Abb. 2.6)
3. nur mit den Fingern:
   - 3a. Fingerknetung – mit flach gestreck-
     ten Fingern (Abb. 2.7)
   - 3b. Fingerkuppenknetung (Abb. 2.8)
   - 3c. Fingerspitzenknetung (Abb. 2.9)
4. mit dem Daumen:
   - 4a. Daumenkuppenknetung (Abb. 2.10)
   - 4b. Daumenspitzenknetung (Abb. 2.11)
5. druckverstärktes Kneten – mit übereinander gelegten Händen (Abb. 2.12)
6. Ellbogenknetung (Abb. 2.13)
7. Handballenknetung (Abb. 2.14)

In den ersten vier Fällen können die Handgriffe in unterschiedlicher Weise angewendet
werden:

- einhändig (Abb. 2.15) oder
- zweihändig – abwechselnd (alternierend)
  (Abb. 2.5) oder gleichzeitig (simultan)
  (Abb. 2.11)

Die Wahl zwischen diesen Möglichkeiten
wird zu einem gewissen Grad von der Aus-
dehnung des Behandlungsgebiets und der
Gewebebeschaffenheit vorgeschrieben. So
hat z.B. das Kneten mit übereinander gelegten Händen eine beträchtliche Tiefenwirkung
und wird deshalb vor allem am Rücken und
Gesäß eingesetzt, während die Daumen- und

Fingerkuppenknetung eher bei schmalen
Muskelgruppen wie den Mm. peronei oder
Mm. interossei Anwendung findet. Für Menschen mit sehr schlaffer Haut ist eine simul-
tane Zweihandknetung unter Umständen
nicht gut geeignet, weil zu leicht relativ große
Kreise beschrieben werden können, bei
denen der Behandelte auf der Liege hin und
her rutscht. Dies kann besonders bei der
Rückenmassage in Bauchlage der Fall sein.

1. Handknetung

Die Hand wird schräg zur Längsachse des
behandelten Abschnitts aufgelegt und hält
während der ganzen Massage mit ihrer Innenfläche den Hautkontakt aufrecht (Abb.
2.5).

2. Handflächenknetung

Es wird nur mit dem Handteller massiert,
Daumen und Finger haben keinen Hautkontakt und sind entspannt. Mit dieser Technik
lässt sich eine deutliche Tiefenwirkung erzielen, es sollte daher nicht mit den knöchernen
Vorsprüngen der Handwurzel gearbeitet werden (Abb. 2.6).

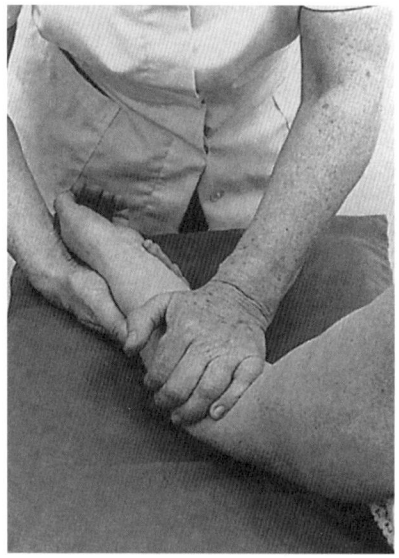

Abb. 2.6 Knetung mit dem Handteller – Handflächenknetung

3a. Fingerknetung

Bei dieser Technik wird mit den Unterseiten des 2. bis 5. Fingers gearbeitet, ohne dass Handteller oder Daumen mit der Haut in Kontakt kommen. Sie wird häufig dann angewendet, wenn das Behandlungsgebiet nicht sehr muskulös oder schlecht gepolstert ist (Abb. 2.7).

3b. Fingerkuppenknetung

Üblicherweise wird entweder nur mit einer Fingerkuppe, meist mit der von Zeige- oder Mittelfinger, oder mit mehreren Fingerkuppen in einer Linie massiert (Abb. 2.8). Da der kleine Finger bei vielen Menschen relativ kurz ist, müssen Zeige-, Mittel- und Ringfinger leicht angewinkelt werden, damit alle Fingerkuppen eine einheitliche Kontaktlinie bilden. Diese Technik wird im Allgemeinen über runden Gelenken, entlang von Bändern und zur Behandlung von Narben angewendet.

3c. Fingerspitzenknetung

Sie wird ähnlich wie die Fingerkuppentechnik durchgeführt. Man benutzt aber nur die Fingerspitzen und achtet darauf, dass die Nägel nicht mit der Haut in Berührung kommen (Abb. 2.9). In schmalen länglichen Bereichen kann mit mehreren Fingerspitzen gearbeitet werden. Kleine Strukturen und schmerzende Stellen massiert man besser nur mit einer einzelnen Fingerspitze, denn der

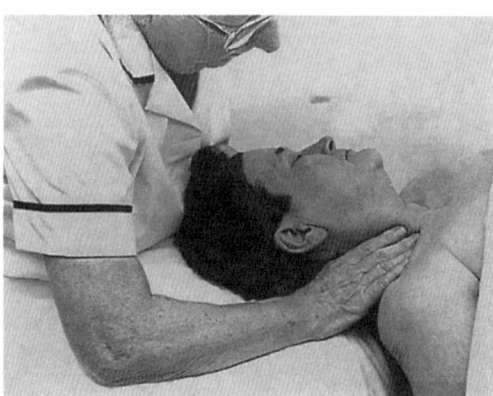

Abb. 2.7 Fingerknetung

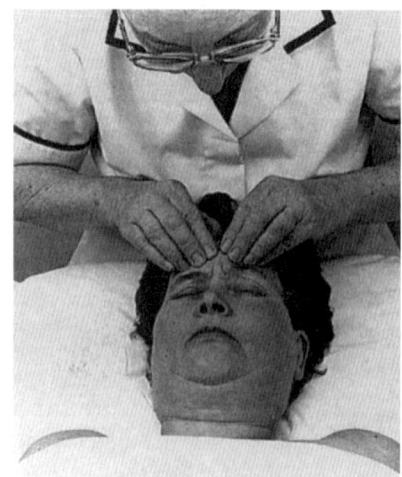

Abb. 2.8 Fingerkuppenknetung

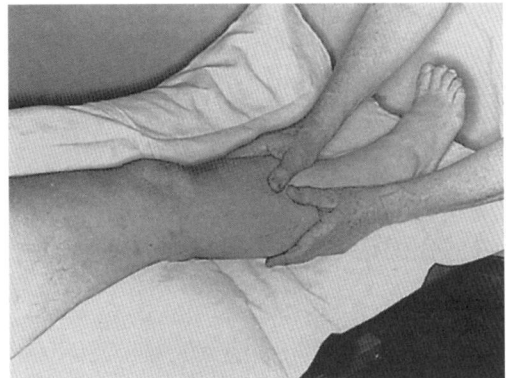

Abb. 2.10 Daumenkuppenknetung

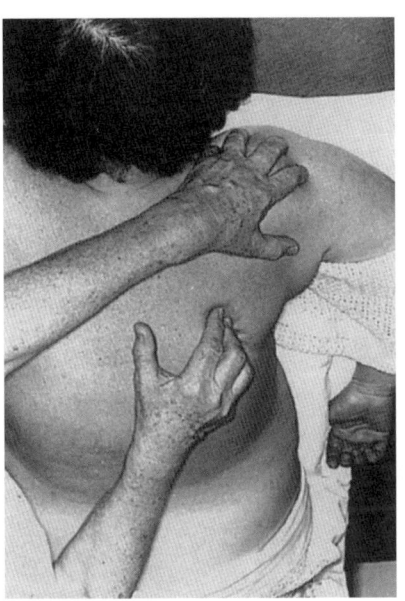

Abb. 2.9 Fingerspitzenknetung

Patient wird nur minimalen Kontakt und keine Bewegung in diesem Bereich ertragen können.

4a. Daumenkuppenknetung

Sie wird mit den Daumenkuppen durchgeführt. Dabei hängt es von der Größe des zu massierenden Bereichs ab, wieviel von der Daumenkuppe auf die Haut aufgesetzt wird. In großflächigeren Gebieten wie Unterarm, Rücken oder Bein kann mit der ganzen Daumenkuppe gearbeitet werden (Abb. 2.10). Gewöhnlich ruhen die Finger währenddessen entweder auf der gegenüberliegenden Seite (bei einer Extremität) oder etwas seitlich versetzt (am Rücken). Bei einer Gesichtsmassage oder wenn Kontraindikationen bestehen, dürfen die Finger jedoch unter Umständen den Patienten gar nicht berühren. Haut und Unterhautgewebe werden so auf den darunter liegenden Gewebeschichten bewegt, dass sich an den Außenseiten des Arbeitsdaumens

eine Falte bildet (Abb. 2.10). Eine verschiebliche und gut gepolsterte Haut lässt größere Kreise zu.

Wichtig sind die Positionen von arbeitendem und ruhendem Daumen. Beide befinden sich in einem bestimmten Winkel zur Längsachse einer Extremität. Der ruhende Daumen kann aus dieser Position sofort mit der nächsten Zirkelung beginnen, während der Arbeitsdaumen gerade einen Kreis beschreibt und dabei den gleichen Winkel beibehält. Mit anderen Worten: Der Winkel der Daumen ändert sich nur, wenn es zur Anpassung an den Umfang des massierten Körperteils erforderlich ist. Daher sollten die Daumen nie versehentlich adduziert werden.

Der Arbeitsdaumen wird unter Beibehaltung seiner Stellung direkt an der Kuppe des ruhenden Daumens vorbeigeführt, ohne dabei den Hautkontakt zu verlieren. Hebt man den Daumen zum Vorbewegen ab, verliert er auf ganzer Länge den Kontakt zur Haut und es stellt sich ein „Laufsteg-Effekt" ein: Der Druck geht eher zu tief, ist ungleichmäßiger und weniger wirksam.

4b. Daumenspitzenknetung

Hierbei wird am häufigsten nur mit einer Seite der Daumenspitze (Abb. 2.11) gearbeitet, was auch sinnvoll ist, wenn der zu behandelnde Teil eher langgestreckt und schmal ist – wie die Intermetakarpalräume der Hand. Die Finger auf der Gegenseite dienen dabei als Widerlager. Der Daumen ist so weit adduziert, dass mit seiner seitlichen Spitze und ohne Berührung des Daumennagels massiert werden kann (s. Abb. 5.10).

5. Druckverstärktes Kneten (mit übereinander gelegten Händen)

Diese Art der Knetung wird üblicherweise angewendet, wenn eine intensive Tiefenwirkung erwünscht ist. Die eine Hand ruht mit maximalem Hautkontakt auf dem Behandlungsgebiet. Die andere liegt entweder quer über ihr, wenn auf der abgewandten Seite gearbeitet wird (Abb. 2.12) – oder mit dem Handteller auf den Fingern der unteren Hand (wie in Abb. 6.9), wenn auf der dem Therapeuten zugewandten Seite des Patienten gearbeitet wird. Die oben liegende Hand darf aber nicht ständig so viel Druck ausüben, dass die untere Hand bei der Knetung behindert wird.

Beide Hände arbeiten zusammen. Der Therapeut bewegt sich wiegend vor und zurück, um von den Füßen ausgehend den Druck zu verstärken. Diese Bewegungen müssen jedoch sehr kontrolliert erfolgen, damit keine scharfe Spitze des Knetungskreises in dem Moment auftritt, wo die Hände den größten Druck ausüben und gleichzeitig den am weitesten entfernten Bogen beschreiben.

6. Ellbogenknetung (für größere Tiefe)

Bei dieser Art der Knetung wird die Spitze des angewinkelten Ellbogens im Behandlungsgebiet aufgesetzt, um mit ihr kleine Kreise auf einer Stelle zu beschreiben. Gewöhnlich wird sie vor allem bei den Muskeln zwischen den Schulterblättern, am Rücken oder am Gesäß angewendet, wenn eine größere Tiefe erforderlich ist (Abb. 2.13).

7. Handballenknetung (für größere Tiefe)

Bei der Knetung mit dem Handballen ist darauf zu achten, dass das Erbsenbein (Os pisiforme) nicht zu tief ins Gewebe gedrückt wird. Gerade Therapeuten mit dünnen Hän-

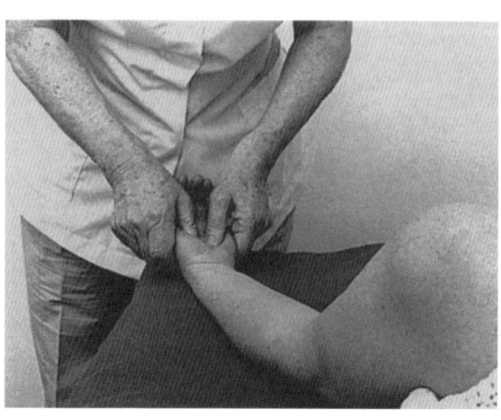

Abb. 2.11 Daumenspitzenknetung

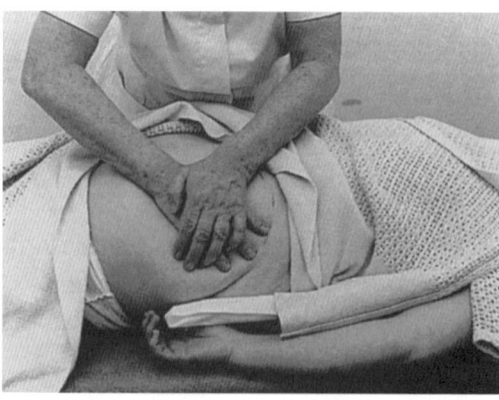

Abb. 2.12 Druckverstärktes Kneten (mit übereinander gelegten Händen)

Massagetechniken

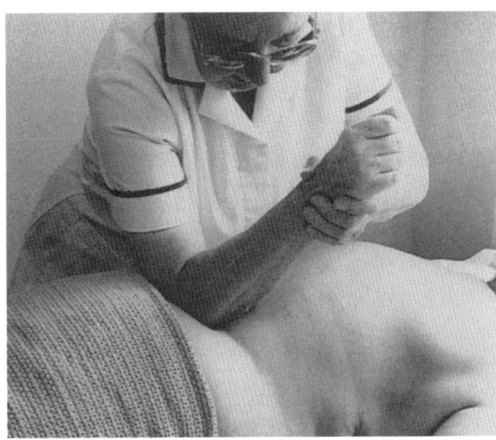

Abb. 2.13 Ellbogenknetung

den sollten wissen, daß diese Art der Massage schmerzhaft sein kann. Die übrige Handfläche und die Finger dürfen keinen Hautkontakt haben. Es werden kleine kreisende Bewegungen ausgeführt. Um eine noch größere Tiefe zu erreichen, kann die Handfläche der anderen Hand zur Verstärkung entweder auf die Arbeitshand selbst oder auf das Handgelenk (Abb. 2.14) gelegt werden. Diese Massagetechnik stellt in jedem gut gepolsterten Gebiet eine Alternative zur tiefen Finger- und Daumenknetung dar. Sie eignet sich besonders für Muskelbäuche, hingegen weniger für Sehnen, über die die Handballen „springen" würden.

2.2.2
Abhebendes Kneten

Beim abhebenden Kneten handelt es sich um eine Technik, bei der das Gewebe zunächst gegen den darunter liegenden Knochen gepresst, dann hochgehoben, zusammengedrückt und schließlich losgelassen wird. Diese Technik wird häufiger einhändig durchgeführt, mit Daumen und Daumenballen als einer Komponente und den mittleren zwei oder drei Fingern und dem Kleinfingerballen als anderer Komponente des Griffs. Je nachdem wie stark der Daumen dabei opponiert und abduziert ist, kommt es:
* entweder zu einem „C"-förmigen Griff (Abb. 2.16), der sich weiter öffnet und damit für breitere Bereiche geeignet ist
* oder zu einem „V"-förmigen Griff (Abb. 2.17), der enger ist und sich damit für weniger muskulöse Bereiche geeignet.

Damit die Haut nicht eingeklemmt wird und keine Tiefe verloren geht, sollte bei lumbrikalem Griff der Bereich zwischen Daumen und Zeigefinger kontinuierlich aufliegen. Eine weitere Voraussetzung ist die Schrittstellung, da die Gewichtsverlagerung bei dieser Technik eine wichtige Rolle spielt.

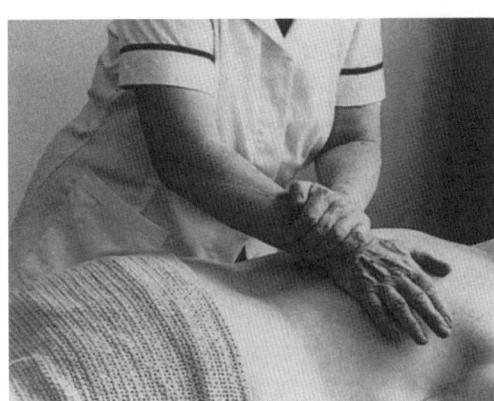

Abb. 2.14 Handballenknetung

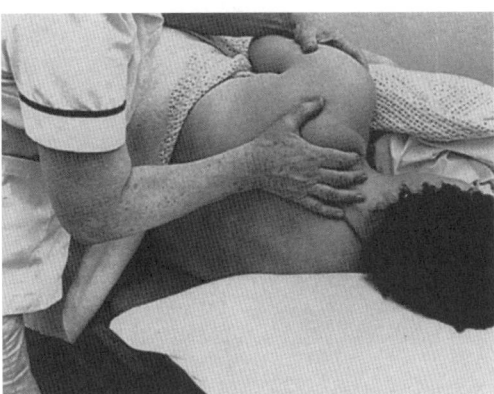

Abb. 2.15 Einhändiges Kneten

Die Arme sind leicht abduziert und die Ellbogen halb angewinkelt. Die Handgelenke sind zwar schon zu Beginn gestreckt, trotzdem nimmt ihre Extension beim Ausführen des Handgriffs noch weiter zu – wenn sie gebeugt wären, würden sich Daumen- und Fingerspitzen wie Schrauben in das Gewebe hineinbohren.

Man legt die Hand so auf das zu massierende Gebiet, dass sich der Bereich zwischen Daumen und Zeigefinger über der Mittellinie des Muskelbauchs befindet. Während Daumen und Daumenballen auf der einen Seite liegen, befinden sich die mittleren zwei bis drei Finger und der Kleinfingerballen auf der anderen Seite der Mittellinie. Durch Kraftübertragung von den Füßen über den Unterarm zur Hand wird Druck in Form einer Kompression ausgeübt. Dies zählt als „eins". Dann greift man sofort mit beiden Griffkomponenten so zu, dass die Handgelenke noch mehr gestreckt werden, drückt das gefasste Gewebe ohne stärkere Beugung von Fingern oder Daumen zusammen und hebt es gleichzeitig ab. Das zählt als „zwei". Danach den Griff lockern – und „drei" zählen. Noch ist das Gewicht nach vorn verlagert. Doch während die entspannte Hand unter Beibehaltung der „C"- oder „V"-Form weiter bewegt

wird, verlagert man das Körpergewicht nach hinten. Das zählt als „vier". Es kommt also zu folgenden Bewegungsabläufen: Das Gewicht verlagert sich
- nach vorn bei **eins**
- nach hinten bei **vier**

während die Hand
- bei **eins** (Kompressions-)Druck ausübt
- bei **zwei** zugreift
- bei **drei** loslässt und sich
- bei **vier** weiter bewegt.

Dieser Bewegungsablauf gehört zu den schwierigsten Übungen für Massageschüler. Zur Erleichterung kann man zuerst auch mit beiden Händen rückwärts arbeiten und sie in Längsrichtung des Muskels entweder nach unten (Abb. 2.16) oder nach oben führen. Im nächsten Schritt versucht man längere Muskeln (z. B. des Beins) in entgegengesetzten Richtungen zu massieren, bis zum Schluss die eine Hand (rückwärts) gezogen wird und die andere Hand vorwärts geschoben nachfolgt. Dabei sollte ihr Abstand so sein, dass sich die Fingerspitzen nicht berühren, der Muskel aber konstant hochgehoben wird (Abb. 2.16).

Alternativ können größere Muskelmassen, wie die an der Vorderseite des Oberschenkels,

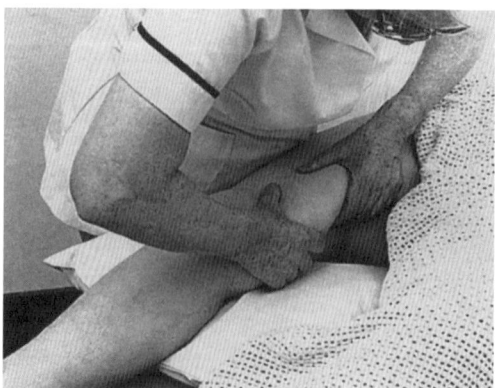

Abb. 2.16 Abhebendes Kneten. Die „C"-Form der Hände zeigt sich auch, wenn beide Hände abwechselnd massieren.

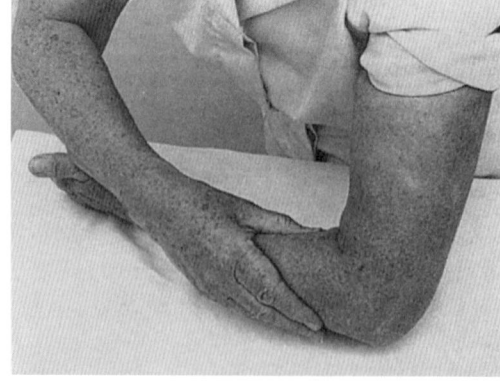

Abb. 2.17 Abhebendes Kneten. Die „V"-Form lässt sich hier bei einer Übung am eigenen Unterarm gut erkennen.

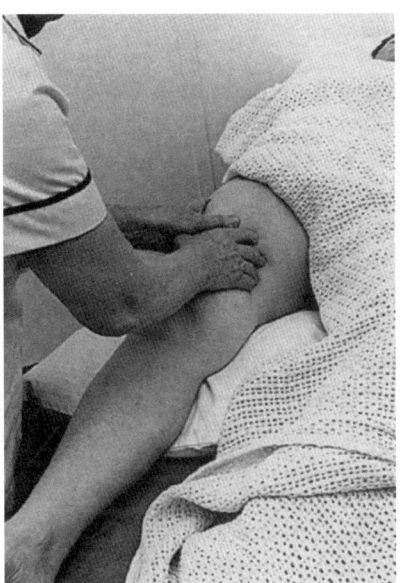

Abb. 2.18 Abhebendes Kneten. Beide Hände massieren gleichzeitig.

auch von beiden Händen als Einheit umfasst werden. Dabei liegt der Daumen der einen Hand neben dem Zeigefinger der anderen Hand, während sich der Daumen der zweiten Hand unter dem Handballen und neben dem Hypothenar der ersten Hand befindet (Abb. 2.18). Die Kompression wird mit beiden Händen ausgeführt. Die Technik besteht nun darin, bei Radialabduktion der Handgelenke das Gewebe zwischen den Handtellern und den mittleren drei Fingern beider Hände zu fassen, zusammenzudrücken und danach wieder loszulassen. Anschließend werden beide Hände gemeinsam um etwa ein Drittel ihrer Länge rückwärts zu einem angrenzenden Hautareal gezogen.

2.2.3
Walken

Auch beim Walken wird das Gewebe zunächst gegen darunter liegende Strukturen

gedrückt und dann abgehoben. Doch im Unterschied zum abhebenden Kneten folgt darauf kein Zusammenpressen des Gewebes, sondern man zieht es sanft mit den Fingern der einen Hand auf sich zu, während es gleichzeitig mit dem Daumen der anderen Hand behutsam in die Gegenrichtung geschoben wird. Die Massage setzt sich fort, indem die Hände nacheinander über das weiterhin hochgehobene Gewebe bewegt werden, ohne dabei zu pressen (Abb. 2.19a).

Je kleiner der Gewebebezirk ist, desto häufiger können nur noch die Daumen- und Fingerspitzen zum Einsatz kommen. Dabei nimmt die Adduktion der Arme zu. Die Handgelenke werden stärker angehoben und befinden sich mehr nebeneinander. Weiter ausgreifende, kräftigere Massagegriffe lassen sich hingegen besser mit abduzierten Armen ausführen, während die Handgelenke bzw. Unterarme möglichst parallel zum Längsverlauf des Gewebes ausgerichtet sind. Sehr kleine Bezirke wie die Ferse können nur zwischen Daumen- und Fingerspitze gewalkt werden (Abb. 2.19b). Eine Zwischenstellung nehmen kleinere Muskelgruppen wie zum Beispiel die Armmuskeln ein. Sie werden mit den Fingerkuppen und einer größeren Fläche der Daumenkuppe bearbeitet; dazu muss der Daumen etwas gedreht werden. Wenn nur die

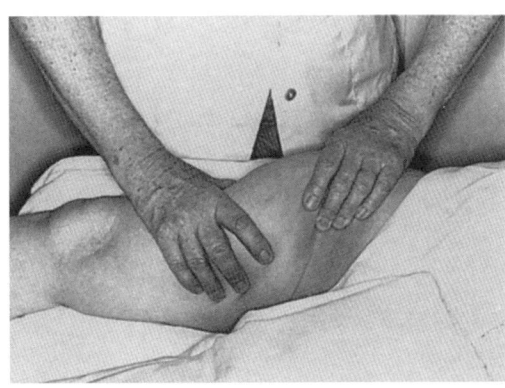

Abb. 2.19a Walken eines Muskelbauchs

Massagetechniken

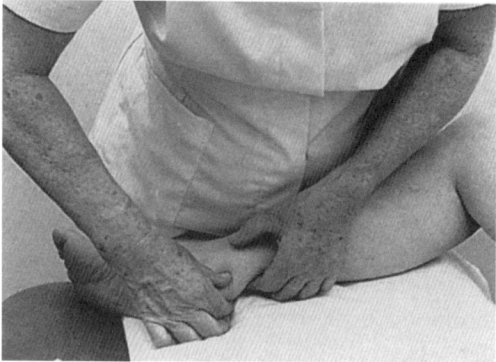

Abb. 2.19b Walken an der Ferse

oberflächlichen Gewebeschichten abgehoben und gewalkt werden, spricht man auch vom Hautwalken (Abb. 2.20). Es stellt eine Alternative zur Hautrollung (s.u.) dar.

2.2.4
Rollende Massagegriffe

Am geläufigsten ist die Hautrollung, doch auch Muskeln können gerollt werden.

Hautrollung

Bei dieser Technik wird die Haut leicht angehoben und zwischen den Daumen und Fingern beider Hände gerollt. Angewendet wird sie am häufigsten an Rücken, Bauch und Oberschenkeln, doch auch runde, oberflächennahe Gelenke wie die Knie oder – in modifizierter Form – verkürztes und verdicktes Narbengewebe können mit dieser Technik behandelt werden.

Der Therapeut steht in Schrittstellung quer zur Liege. Die Palmarseiten der Hände haben auf der kontralateralen Seite flächigen Hautkontakt, während die Daumen parallel zur Längsachse des zu massierenden Bereichs ausgerichtet sind und sich an den Spitzen berühren. Die Daumen sollten so weit abduziert sein, dass sich die Zeigefingerspitzen nicht berühren, sondern einen kleinen Abstand zueinander haben (Abb. 2.21).

Der Therapeut zieht seine Hände unter Beibehaltung des Hautkontakts und ohne dass sich ihre Form verändert auf sich zu. Der Druck sollte gerade eben ausreichen, die darunter liegende Haut heranzuziehen (Abb. 2.22). Als nächstes übt man mit den Daumen tiefergehenden Druck aus, während sie so adduziert und opponiert sind, dass sie in einer Linie die Haut wie eine Rolle vor sich

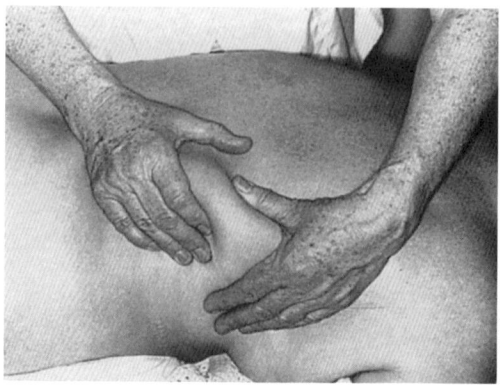

Abb. 2.20 Walken oberflächlicher Gewebeschichten

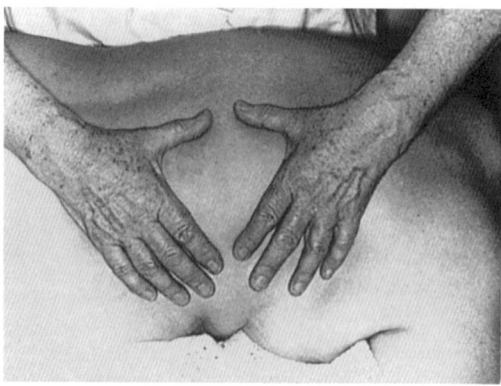

Abb. 2.21 Hautrollung – Beginn

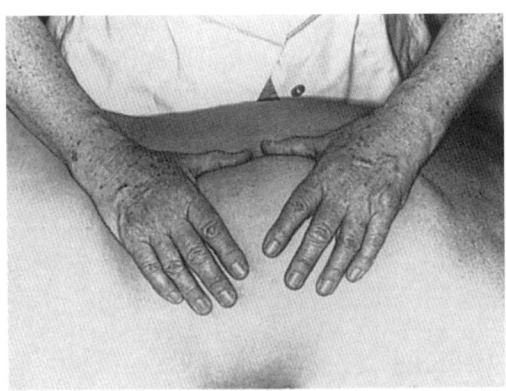

Abb. 2.22 Hautrollung – Zurückziehen der Hände

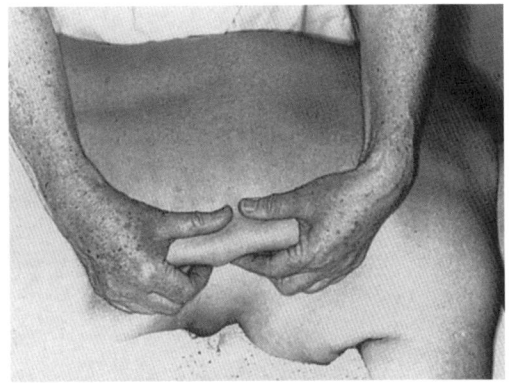

Abb. 2.24 Hautrollung – die Rolle stülpt sich über die Fingerspitzen.

her zu den Fingern schieben (Abb. 2.23). Dabei heben sich gleichzeitig die Handflächen immer weiter von der Haut ab, bis nur noch die Fingerspitzen Kontakt haben. Auf sie bewegt sich der von den Daumen vorgerollte Hautwulst zu. Während die Handgelenke nun gebeugt und nach ulnar abduziert werden, stülpt sich die Haut in einer großen Falte über die Fingerspitzen (Abb. 2.24).

Die Finger sollen während des Rollens möglichst nicht „krabbeln", weil das kitzeln könnte. Sehr straffe oder verwachsene Haut lässt sich nur ganz wenig abheben, auch die

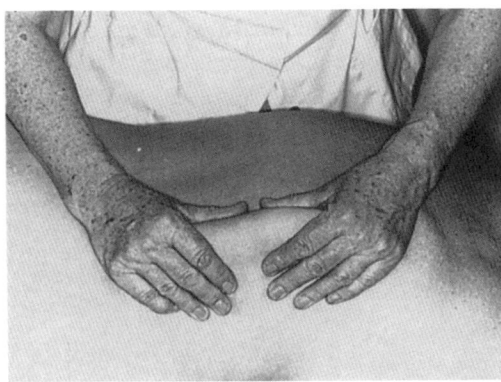

Abb. 2.23 Hautrollung – Zusammendrücken und Hochschieben

Rollung selbst sollte dann nur kurz durchgeführt werden. Unser „Model" auf den Fotos 2.21 bis 2.24 hatte eine sehr gut verschiebliche Haut, deshalb konnte fast die halbe Rückenbreite auf einmal behandelt werden. Bei fester, straffer Haut sollte in zwei oder drei Linien gearbeitet werden.

Muskelrollung

Bei der Muskelrollung wird quer zum Faserverlauf und in Längsrichtung des Muskels gearbeitet. Die Schrittstellung des Tehrapeuten ermöglicht eine Gewichtsverlagerung. Zuerst werden die seitlichen Ränder des Muskels palpiert, dann legt man die beiden Daumen Spitze an Spitze entlang der einen Begrenzung und die Finger auf die andere auf (Abb. 2.25). Unter ganz leichtem Druck von beiden Seiten wölbt sich der Muskel zwischen Daumen und Fingern ein wenig hoch. Anschließend schiebt der Daumen von der einen Seite, während die Finger nachgeben und sich zum angrenzenden Hautbezirk bewegen (Abb. 2.25a). Es folgt ein schneller Wechsel, so dass nun die Finger schieben und der Daumen nachgibt und sich zu einem angrenzenden Hautbezirk bewegt (Abb. 2.25b). Manch-

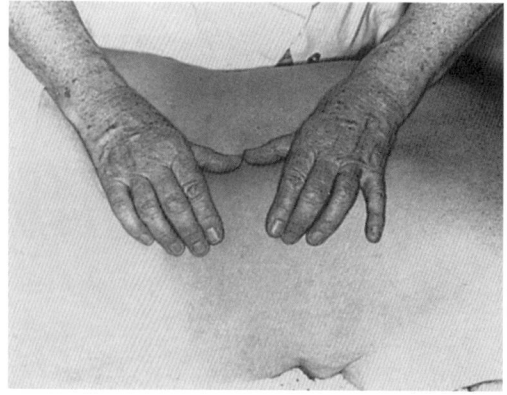

a

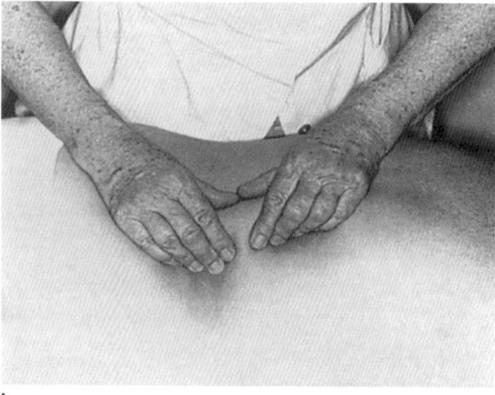

b

Abb. 2.25 Muskelrollung: a) mit den Daumen schieben b) mit den Fingerspitzen ziehen

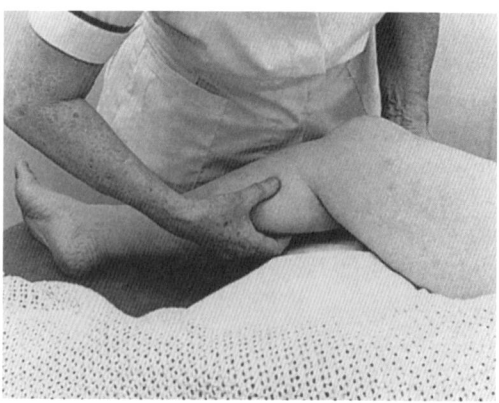

Abb. 2.26 Schüttelmassage der Wadenmuskeln

mal kann es angenehmer und wirkungsvoller sein, den Druck nach unten in die Muskelmasse hinein auszuüben, statt quer über sie hinweg vor und zurück zu schieben. Dieser Massagehandgriff kann entweder sehr langsam und leicht dehnend oder schneller und eher kreislaufanregend durchgeführt werden.

2.2.5 Muskelschüttelung

Alle langen Muskelbäuche kann man schütteln. In Frage kommen für diese Technik nicht nur die größeren Muskeln wie Bizeps, Trizeps, Quadrizeps, sondern auch kleinere Muskeln der Daumen- und Kleinfingerballen.

Bei längeren Muskeln liegt der Daumen längs auf der einen Seite des Muskelbauchs und alle Finger auf der anderen Seite. Die Handfläche hat keinen Hautkontakt (Abb. 2.26). Während die Hand den Muskelbauch entlang fährt, schüttelt man ihn schnell hin und her, vermeidet aber dabei auf den Knochen zu geraten. Die Schrittstellung begünstigt die bei der Massage von proximal nach distal erforderliche Gewichtsverlagerung. Diese Technik mit ihrer schnellen Hin- und Herbewegung („Werfen des Muskels") wirkt sehr belebend.

Bei sehr kleinen Muskeln liegt der Daumen auf der einen Seite, während auf der anderen Seite des Muskels mit so vielen Fingerspitzen, wie Platz finden, gearbeitet werden kann. Die Schüttelmassage selbst erfolgt dann wie oben beschrieben.

2.3 Reibungsmassage (Friktion)

Bei Reibungen handelt es sich um eine mit geringem Bewegungsumfang, aber großer Tiefenwirkung bei bestimmten anatomischen Strukturen angewendete Massagetechnik. Sie wird mit nur Daumen- oder Fingerspitzen durchgeführt, andere Bereiche der Hand kommen nicht mit der Haut in Berührung. Man unterscheidet:

- kreisförmige und
- quere Reibung (Querfriktion).

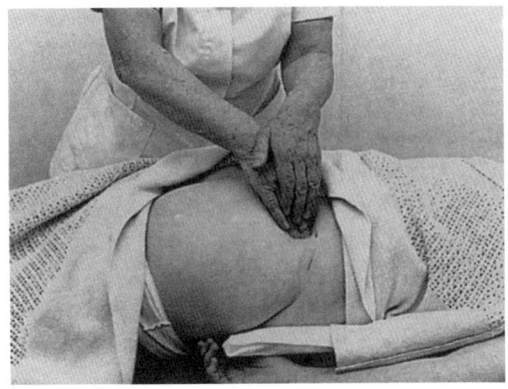

Abb. 2.27 Kreisförmige Reibung der Muskelansätze am Beckenkamm

2.3.1 Kreisförmige Friktion

Sie wird mit den Fingerspitzen durchgeführt. Durch vorsichtiges Palpieren der Struktur stellt man fest, welcher Punkt massiert werden muss und wie viele Fingerspitzen nötig sind, um den Bereich zu behandeln. Unter leichtem Druck beginnt man, mit den Fingerspitzen kleine Kreise zu beschreiben und dabei in drei bis vier Kreisen allmählich tiefer zu gelangen. Der Druck wird dann nachgelassen und das Vorgehen wiederholt. Bei sehr tief liegenden Strukturen kann auch die andere Hand zur Verstärkung hinzugezogen werden. Die kreisförmige Reibung ist für Bänder und Muskelfaszien geeignet (Abb. 2.27).

- *entweder* mit der Daumenspitze
- *oder* mit der Zeigefingerspitze, eventuell verstärkt durch die Mittelfingerspitze, die auf den Fingernagel des Zeigefingers gelegt wird (Abb. 2.28)
- *oder* mit der Mittelfingerspitze und dem auf ihrem Nagel liegenden Zeigefinger (vor allem wenn sich die Hand um eine Extremität wölbt)
- *oder* mit zwei Fingerspitzen, wenn eine längliche Struktur, z. B. eine Sehne betroffen ist
- *oder* mit Finger und Daumen als Gegenspielern bei einer Struktur, die umfasst werden kann, wie z. B. die Ferse.

2.3.2 Querfriktion

Dr. J. Cyriax empfahl 1941 die Querfriktion besonders für die Behandlung von Sehnen, Bändern, Muskelfaszien und Muskeln. Diese Technik kann auf unterschiedliche Weise angewendet werden:

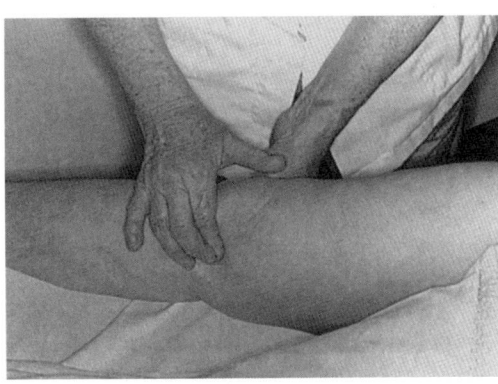

Abb. 2.28 Querfriktion des Knieinnenbands

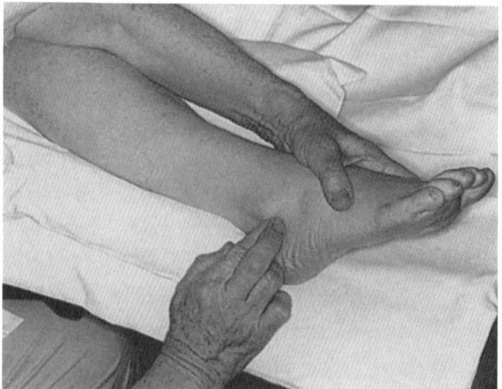

Abb. 2.29 Querfriktion des Knöchelaußenbands

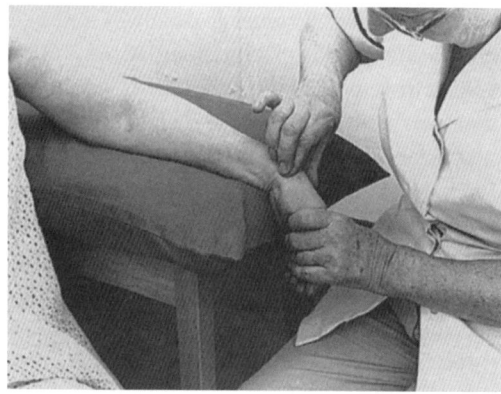

Abb. 2.30 Querfriktion der Sehnenscheiden von M. extensor pollicis longus und M. abductor pollicis longus

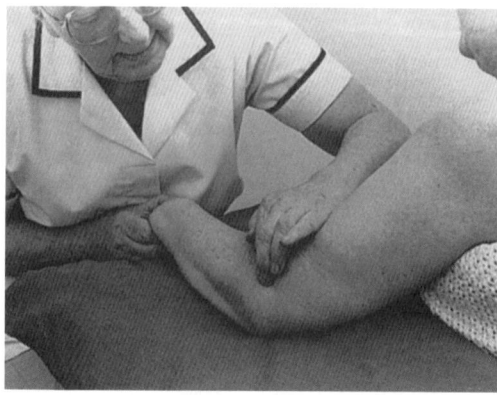

Abb. 2.31 Querfriktion der gemeinsamen Streckersehne

Nach Identifikation der zu behandelnden Struktur werden die Finger quer zur Längsachse der Struktur, also quer zu den Kollagenfasern aufgesetzt (Abb. 2.28 bis 2.32).

Bei der Friktion werden die Finger des Therapeuten und die Haut des Behandelten als Einheit bewegt. Finger, Hand und Unterarm bilden dabei eine Linie parallel zur Bewegungsebene. Finger oder Handgelenk dürfen nicht gebeugt, sondern nur gestreckt sein. Man sollte frühzeitig lernen, mit beiden Händen zu arbeiten, um nicht zu schnell zu ermüden. Bewegungen, die von Oberarm, Rumpf oder Füßen ausgehen, sind kraftvoller und weniger anstrengend. Gearbeitet wird entweder im Sitzen oder aus der Schrittstellung heraus.

Beim Hin- und Herbewegen der Finger über dem Behandlungsgebiet sollte der „Strich" stark genug sein, damit man durch die Fasern hindurch zu der betroffenen Stelle gelangt, selbst wenn es die Schmerztoleranz des Patienten berührt. Dieser ist allerdings vorzuwarnen, dass es schmerzhaft werden könnte, wobei sich jedoch im Laufe der Massage eventuell ein Taubheitsgefühl einstellt. Wichtig ist, dass die Bewegung sich nicht zwischen Finger (des Therapeuten) und Haut (des Patienten) abspielt, sondern zwischen der betroffenen Struktur und den darüber liegenden Schichten.

Damit die Finger nicht abrutschen, sollte die Haut bei der Friktion trocken sein. Falls nötig, kann man etwas Alkohol auftragen oder ein kleines Baumwolltuch benutzen. Das Tuch bleibt während der Behandlung liegen. Mit diesen Vorsichtsmaßnahmen lässt sich eine Blasenbildung vermeiden. Unter Umständen kommt es aber zu einer vorübergehenden Hautrötung oder leichten Druckstellen des Fettgewebes.

Die Friktion dauert etwa fünf bis zehn Minuten. Allerdings sollte man zwischendurch regelmäßig kontrollieren, dass keine Blasen oder blauen Flecken aufgetreten sind.

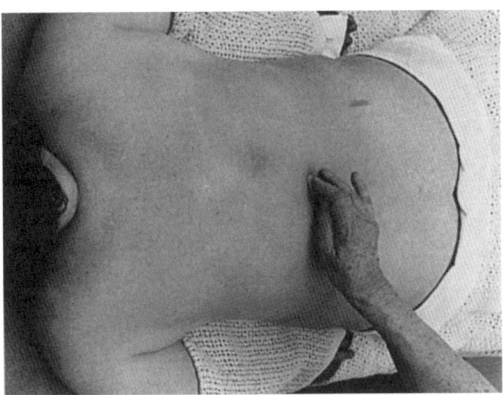

Abb. 2.32 Querfriktion des Lig. supraspinale

Sehnen sollten durch Dehnung angespannt sein (Abb. 2.30 und 2.31), Muskeln dagegen eher entspannt, so dass ihre Ansätze während der Behandlung möglichst angenähert sind.

2.4
Klopfung (Tapôtement)

Bei der Klopfmassage wird das Behandlungsgebiet mit sanften Schlägen bearbeitet. Dies geschieht in der Absicht, entweder die Entleerung von Hohlorganen zu unterstützen oder Haut- und Muskelreflexe zu stimulieren. Es empfiehlt sich, die Technik zunächst an einem Kissen oder einer gepolsterten Liege auszuprobieren. Zur Übung der Vibrationsmassage eignet sich eine halbgefüllte Wärmflasche. Ausgangsposition ist die Schrittstellung. Bei der Klopfmassage gibt es folgende Unterteilungen:

- Klatschen mit der Hohlhand
- Hacken mit der ulnaren Handkante
- (schüttelnde) Vibrationen
- Schlagen
- Hämmern
- Trommeln.

2.4.1
Klatschen

Klatschungen werden mit der Palmarseite der Hand durchgeführt. Allerdings ist die Hand dabei leicht gewölbt, so dass ihre Mitte hohl ist und das Behandlungsgebiet nicht berührt. Die Finger sind leicht gebogen, vor allem die Grundgelenke von Zeige-, Mittel- und Ringfinger etwas stärker. Der Daumen ist adduziert und liegt knapp unter dem Zeigefinger und der angrenzenden Handinnenfläche. Die Hand sollte möglichst entspannt sein und diese Haltung beibehalten. Mit den Handgelenken lässt sich steuern, ob das Geräusch eher hohl oder fast schneidend klingt. (Ohrfeigen hören sich deutlich schneidend-pfeifend an.) Die erste Variante eignet sich eher für die Hohlorganentleerung, weil sie eine Lockerung bewirkt, die zweite verwendet man bevorzugt zur Stimulation der Haut.

Die Unterschiede resultieren bereits aus der Art der Armbewegung und ihrem Einfluss auf die Hände. Der Klopfeffekt kommt eher mit den Handballen als durch die Fingerspitzen zustande. Das Handgelenk wird daher gebeugt (Abb. 2.33). Nachdem man mit dem Arm eine Abduktionsbewegung ausgeführt hat (als ob man aus einem Bierkrug trinken

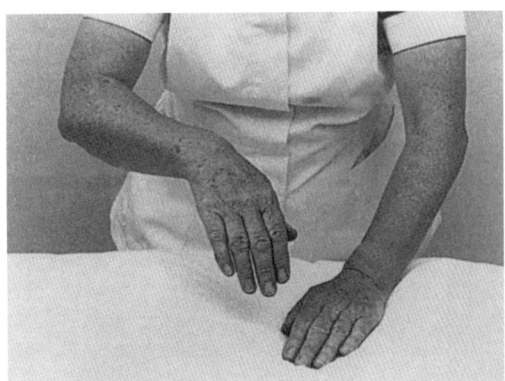

Abb. 2.33 Klopfübungen auf einem Kissen

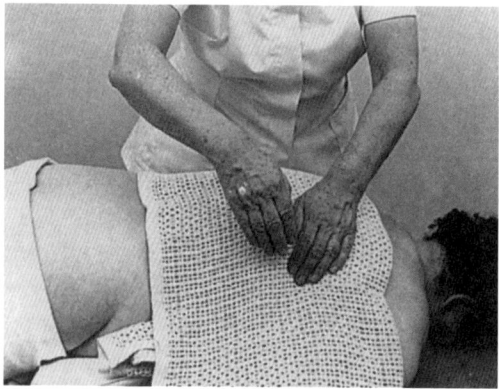

Abb. 2.34 Klopfmassage im Brustbereich

würde), lässt man ihn herabfallen. Ausschlaggebend für die erzielte Tiefenwirkung ist weniger die Höhe als die Geschwindigkeit. Bei tiefer gehenden Handgriffen wird die Haut gewöhnlich mit einem Tuch, einer Decke oder einem dünnen Kleidungsstück des Patienten abgedeckt (Abb. 2.34).

Auch die stimulierende Massage beginnt aus einer Armabduktion heraus. Dabei werden jedoch die Fingerspitzen vom Behandlungsgebiet abgehoben, ohne dass sich die Flexion der Handgelenke verstärkt. Mit anderen Worten: Die ganze Hand wird hoch gehoben. In diesem Fall führt aktives Herabsenken des Arms zum „Streich" (Abb. 2.35). Lang-

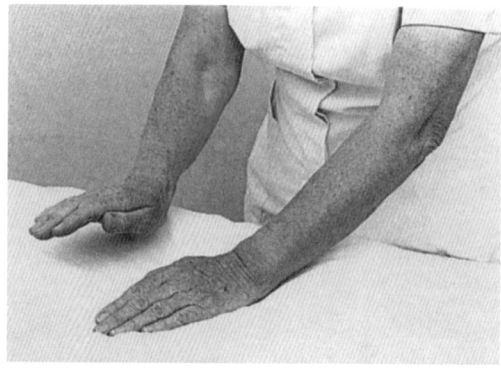

Abb. 2.35 Üben der hautstimulierenden Klopfmassage auf einem Kissen

sameres Tempo steigert die Tiefenwirkung, schnelleres Tempo die Hautstimulation.

2.4.2
Hacken

Bei dieser Technik wird die Haut mit den Ulnarseiten der oberen Fingerglieder von Zeige-, Mittel- und Ringfinger bearbeitet. Die richtige Durchführung hängt von folgenden Voraussetzungen ab:
- Ausgangsstellung der Arme, die Handgelenke sind dorsalextendiert
- ein gutes Bewegugnsausmaß für Pronation und Supination der Radioulnargelenke.

Für die Bewegung erforderlich sind nur Pronation und Supination. Die *Ellbogen dürfen weder gebeugt noch gestreckt* werden. Zwischen den Händen sollte gerade so viel Abstand sein, dass sie sich beim Drehen in unterschiedliche Richtungen nicht gegenseitig behindern. Die Arme sind leicht abduziert und die Ellbogen so angewinkelt, dass zwischen Ober- und Unterarm ein rechter Winkel besteht. Die Unterarme werden parallel zur Hautoberfläche des Behandelten in einer Höhe gehalten, so dass bei der Supination nur die Ulnarseiten von Klein-, Ring- und Mittelfinger die Haut berühren können. Die Handgelenke weisen eine Extension von etwa 50° auf (Abb. 2.36).

Anmerkung: Wenn die Handgelenke weniger als 50° dorsalextendiert sind, kann diese Art der Massage nicht richtig durchgeführt werden. Die Finger sind entspannt und leicht flektiert, ohne sich zu berühren, das entspricht ihrer spontanen Ruhehaltung.

Um die Technik auszuprobieren die Fingerspitzen beider Hände locker aneinander legen, nur die kleinen Finger ruhen auf der Haut des Übungspartners. Im nächsten Schritt werden die Fingerspitzen voneinan-

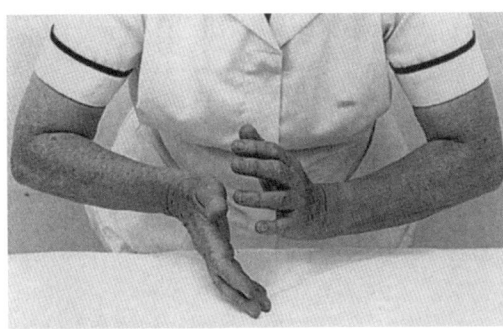

Abb. 2.36 Erproben des Hackens an einem Kissen

der gelöst – weniger als 1,5 cm – und ausprobiert, ob Pronation und Supination beider Hände gelingen, ohne dass sich die Fingerspitzen dabei berühren.

Die Intensität der Massage lässt sich über die Dynamik der Rotationsbewegung beeinflussen. Ein sehr leichtes Hacken hört sich an wie ein Schwirren, während ein kräftiges Hacken ein scharfes, lautes Geräusch produziert. Man sollte mit langsamem Tempo beginnen (pro Hand etwa 10 „Hiebe" in 5 Sekunden) und es so steigern, dass mit jeder Hand 20–30 „Hiebe" auf 5 Sekunden verteilt werden. Mit einem einzelnen „Hieb" lässt sich eine größere Tiefenwirkung erzielen; meist will man damit reflektorische Muskelkontraktionen auslösen. Eine langsame, tiefe Hacktechnik kann einen mechanischen Effekt auf Hohlorgane ausüben. Jede Hackmassage, vor allem aber die schnelle Form, wirkt sich auf die Hautdurchblutung aus. Bei empfindlichen Menschen kommt es an den Stellen, wo die Finger auf die Haut auftreffen zu einem umschriebenen Erythem (Rötung).

2.4.3
Vibrationen

Vibrationen werden häufig fälschlicherweise als „Schüttelungen" bezeichnet. Der Unterschied besteht darin, dass bei einer Vibration das Gewebe zunächst gedrückt und anschließend in einer Auf- und Abbewegung wieder frei gegeben wird, während bei der Schüttelung die Bewegungsrichtung mehr zur Seite geht und schnelle Handgelenkausschläge nach radial und ulnar einschließt.

Vibrationen können sacht oder sehr grob durchgeführt werden. Man sollte sie am besten an einer halbgefüllten Wärmflasche oder am Bauch ausprobieren (Abb. 2.37), angewendet werden sie aber vor allem im Brustbereich.

Eine Vibrationsmassage kann mit der ganzen Hand oder auch nur mit den Fingerspitzen durchgeführt werden. Dabei bleibt

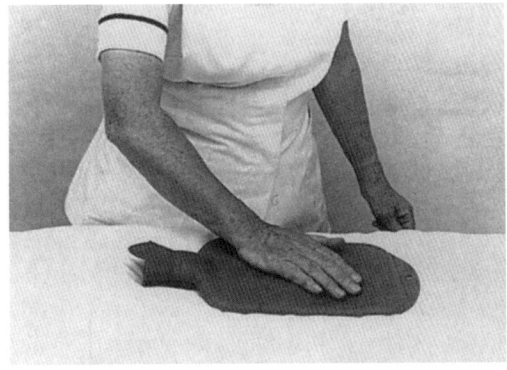

a

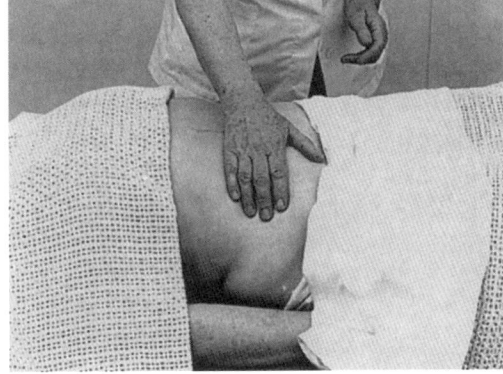

b

Abb. 2.37 Üben der Vibrationsmassage: a) an einer Wärmflasche b) am Bauch

die Hand entweder auf einer Stelle liegen oder gleitet vor und zurück. Um ein Gefühl für die Technik zu bekommen, legt man die Hand bei vorgestrecktem Arm auf eine halbgefüllte Wärmflasche und wechselt mit Unterstützung durch die Schulter schnell zwischen kleinen Flexions- und Extensionsbewegungen im Handgelenk. Manchmal treten diese Bewegungen auch spontan auf, wenn jemand die Arme ausstreckt.

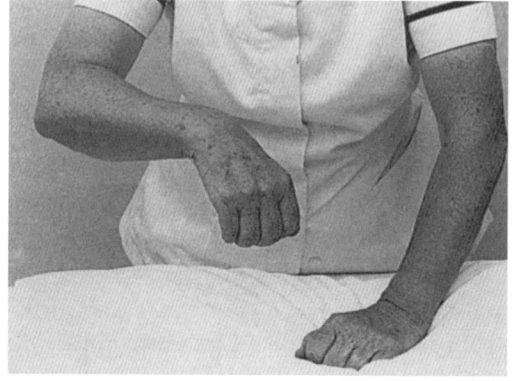

Abb. 2.38 Übung: Schlagen auf einem Kissen

2.4.3
Schlagen

Schlagen ist eine seltener praktizierte Technik der Klopfmassage, bei der mit leicht zur Faust geballten Händen gearbeitet wird. Ihre Besonderheit besteht darin, dass die Hand verkleinert, ansonsten aber genau wie beim Klatschen eingesetzt wird.

Die Finger sind in den Grund- und proximalen Interphalangealgelenken (PIP's) gebeugt und in den distalen Interphalangealgelenken (DIP's) gestreckt. Dadurch entsteht an der Hand eine Fläche, die aus den Dorsalseiten der beiden distalen Fingerglieder aller vier Finger und dem Rand der Palmarseite der Hand zusammengesetzt ist. Der Daumen liegt seitlich flach an. Der wichtigste Teil des Handlungsablaufs ist die Phase, in der der Therapeut den ganzen Arm abduziert, während das Handgelenk entspannt herunter hängt (Abb. 2.38). Dann lässt er den Arm herabfallen und die Haut treffen. Angestrebt wird eine Frequenz von 6 Schlägen in 10 Sekunden.

2.4.4
Hämmern

Auch diese Variante der Klopfmassage wird nur selten angewendet. Es handelt sich um eine Form des Hackens mit locker geschlossener Faust.

Alle Fingergelenke sind leicht gebeugt und die Daumen liegen seitlich an, in einer Mittelposition zwischen Adduktion und Flexion. Der Ablauf entspricht dem beim Hacken, d.h. durch Pronation und Supination der leicht angewinkelten Unterarme wird mit den Knöcheln der kleinen Finger gearbeitet. (Abb. 2.39). Die „Schlagfrequenz" ist etwas geringer als beim Hacken.

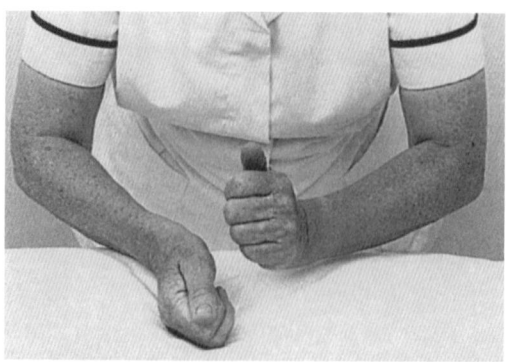

Abb. 2.39 Übung: Hämmern auf einem Kissen

2.4.5
Trommeln

Diese Technik wird mit den Spitzen der Fingerkuppen durchgeführt und eignet sich besonders für sehr kleine Bezirke, zum Beispiel im Gesicht (Abb. 2.40). Die Hand wird entspannt über dem Behandlungsgebiet gehalten, dann trommeln die Finger mit gerade so viel Druck, dass ein leicht hohl klingendes Geräusch produziert wird. Man kann Zeige-, Mittel- und Ringfinger zusammen, zu zweit oder auch einzeln hintereinander einsetzen. Die unterschiedlichen Arten lassen sich auch bei Menschen beobachten, die unruhig oder gereizt auf eine Armlehne trommeln.

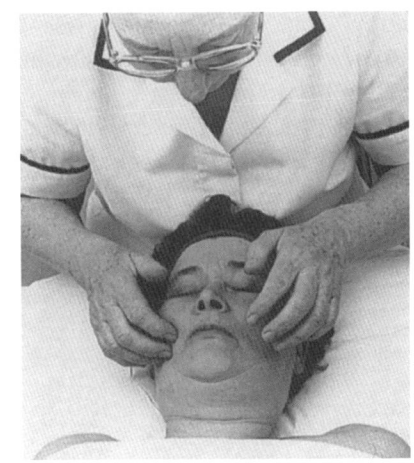

Abb. 2.40 Trommelmassage des Gesichts

3 Wirkungen und Kontraindikationen der Massage

Janice M. Warriner, Alison M. Walker

Beobachtungen im Tierreich lassen vermuten, dass „Reiben" auf die eine oder andere Art dazu geeignet ist, mit verschiedenen Unannehmlichkeiten des Lebens besser klar zu kommen. Wir sehen, wie Haustiere ihre Wunden lecken oder darüber streichen und dass Welpen und Kätzchen auch zur Förderung ihrer Verdauung geleckt werden. Einige Primaten reiben sich gegenseitig, wenn sie krank sind, um ihre Beschwerden leichter ertragen oder beseitigen zu können. Jeder von uns wurde als Kind gestreichelt oder getätschelt, bei Bauchschmerzen, zum Trost oder um ruhiger einschlafen zu können. Die meisten von uns werden auch inne gehalten haben, um Beulen und Blessuren, schmerzende Muskeln und Gelenke zu reiben. Soweit einige subjektive Eindrücke, wie wohltuend Massage sein kann.

Lange Zeit betrachtete man die vielfältigen physiologischen und psychologischen Wirkungen der Massage als weitgehend empirisch, also als reine Erfahrungswerte. Inzwischen geht der Trend in der Massagetherapie mehr in die Richtung praktischer Anwendungen mit nachgewiesener Wirksamkeit. Seitdem richtet sich das Forschungsinteresse in zunehmendem Maße auf die Suche nach wissenschaftlichen Beweisen für die Wirkungen der Massage. Dabei zeigt sich jedoch, dass die Ergebnisse der Studien – wie auf vielen medizinischen Gebieten – noch unvollständig und häufig widersprüchlich sind.

Denkbar ist eine Vielzahl von Wirkungen, und Abwandlungen der Massagetechniken bringen weitere Variablen ins Spiel. Feinste Unterschiede im Rhythmus oder der Tiefe einer Technik und bei der Dauer der Massage erschweren die Reproduzierbarkeit von Untersuchungen. Aufgrund dieser methodologischen Schwierigkeiten kommen viele Studienberichte zu irreführenden Auswertungen.

Trotz der Probleme bei einigen Untersuchungen zur Massagewirkung herrscht Übereinstimmung in Bezug auf die subjektiv angegebenen günstigen Einflüsse der Massage auf bestimmte Körpersysteme bzw. -regionen. Diese Wirkungen werden traditionell unter folgenden Stichworten zusammengefasst:

- mechanische Effekte
- physiologische Effekte
  - Kreislauf
  - Nervensystem
  - Bewegungsapparat
- psychologische Effekte.

Es ist ziemlich schwierig, die einzelnen Wirkungen so eindeutig abzugrenzen, denn einige lassen sich mindestens zwei Kategorien zuordnen; beispielsweise kann man die Hautdurchblutung sowohl als mechanischen wie auch als physiologischen Effekt betrachten. Das Problem beruht zum Teil auf der Tatsache, dass es sich bei Massage um mechanische Techniken handelt, die jedoch auf lebende Gewebe angewendet werden und üblicherweise physiologische – manchmal beinahe pathophysiologische – Auswirkungen haben. Nur wenige Effekte sind rein mechanisch. Auch die Unterteilung der physiologischen Wirkungen in kreislaufbezogene und neurologische kann problematisch sein, weil neu entdeckte Wirkungen sich nicht unbedingt in diese Klassifikation einfügen.

Nachfolgend werden, wohl wissend um Bedeutungsverschiebungen bei den Begriffen, die Massagewirkungen dennoch unter diesen Hauptüberschriften erörtert.

3.1
Mechanische Effekte

Massage hat zahlreiche Auswirkungen auf die Haut. Während die Hände kontinuierlich über die Haut gleiten, lösen sich abgestorbene Zellen von der Oberfläche. Das befreit Schweißdrüsen, Haarfollikel und Talgdrüsen von Verstopfungen und lässt sie besser funktionieren. Die glättende Wirkung zeigt sich besonders bei schuppiger Haut. Die durchblutungsfördernde Wirkung äußert sich bei einigen Patienten im rosigen Aussehen der Haut und einer gesteigerten Erwärmung, die empfunden wird.

Dass die Haut und tiefer liegende Schichten durch Massage mobilisiert werden können, ist ebenfalls mechanisch bedingt. Schon bei ganz leichter Massage wirkt sich die Bewegung der Hand auf der Haut auf die Epidermis aus. Weiterhin verschiebt sich die Epidermis auf den darunter liegenden Schichten und die Lederhaut auf tieferen Geweben.

Therapeutisch wurde die Massage besonders zur Behandlung von Narbengewebe genutzt, und ihr günstiger Einfluss lässt sich sehr schnell an der Heilung der betroffenen Haut ablesen. Etwa fünf Tage nach einer Hautverletzung wird im Rahmen des Reparationsprozesses zunächst das schwächere Typ-III-Kollagen gebildet und allmählich in das stärkere Typ-I-Kollagen umgewandelt (Lakhani et al. 1993). Massage setzt nun äußere Reize (Stress), die die Kollagenumwandlung ebenso beeinflussen wie die Ausrichtung der Faser entlang dieser Stresslinien.

Sorgfältig ausgewählte, dehnende Massagegriffe können dazu beitragen, die Verschieblichkeit des neuen „Hautgewebes" gegenüber den darunter liegenden Schichten zu fördern oder zu verringern. Nützlich sind die mechanischen Reize einer Massage auch bei dem Versuch, der Schrumpfungs- und Verkürzungstendenz des neu gebildeten Narbengewebes entgegenzuwirken. Massage kann die reparativen Kräfte häufig erfolgreich stärken und unterstützt darüber hinaus möglicherweise Veränderungen im umgebenden Gewebe, was eher wieder zu den Kreislaufeffekten zählt.

Es spricht einiges dafür, dass sich die positiven Einflüsse auf das oberflächliche Narbengewebe in tieferen Schichten fortsetzen. Die einzelnen Gewebeschichten sind bei einer Massage normalerweise im Bereich ihrer Grenzflächen gegeneinander verschieblich, solange keine fibrösen Verwachsungen vorliegen. Zum richtigen Zeitpunkt angewendet, unterstützt Massage die Stärke und Ausrichtung der reparativen Fasern und fördert so den natürlichen Heilungsprozess der Gewebe.

Durch Vibrationen über der Lunge löst sich auf mechanische Weise der in den Bronchien festsitzende Schleim und mit Hilfe der Schwerkraft wird das Sputum zu den oberen Atemwegen befördert. Erschütterungs- und Vibrationseffekte bewirken vermutlich eine Mischung der Atemgase, während eine Vibrationsmassage bei geblähtem, aufgetriebenem Bauch Winde abgehen lässt und so die Beschwerden beseitigt, z. B. bei Säuglingen nach dem Füttern oder bei Patienten in der Erholungsphase nach Bauchoperationen.

3.2
Physiologische Effekte

3.2.1
Kreislauf

Massage führt sehr häufig zu einer erkennbaren lokalen Farbveränderung der Haut. Gewöhnlich schreibt man dies ihrem Einfluss auf die Durchblutung zu. Es erscheint einleuchtend, dass Massage sich in ähnlicher Weise auch auf tiefer gelegene Schichten und die darin befindlichen Blutgefäße auswirken könnte. Mehrere Forschungsvorhaben bemühten sich, die vielfältigen kreislaufbezogenen Aspekte der Massage aufzudecken. So wurden in den letzten 50 Jahren venöser, Lymph- und arterieller Kreislauf, Fließgeschwindigkeit und Viskosität des Blutes untersucht.

Nach Ansicht von Scull (1945) sind es überwiegend die in Richtung Körperperipherie ausgeführten, zusammendrückenden, pressenden und schiebenden Massageelemente, die einen drainierenden (ableitenden) Effekt auf Venen und Lymphbahnen ausüben. Scull nahm an, dass sich die Drainage von venösem Blut und Lymphe auf diese Weise „durch Verteilung ihres Inhalts in Gebiete mit niedrigerem Druck" mechanisch verbessern ließen. Er vermutete außerdem, solche Kreislaufveränderungen könnten durch neurovaskuläre Anpassungsvorgänge bedingt sein.

In einer neueren Studie untersuchten Mortimer et al. (1990) mit Hilfe eines handgeführten Massagegeräts den Lymphfluss in der Haut an anästhesierten Schweinen. Sie fanden einen signifikanten Anstieg ($p < 0,005$) der Isotopen-Clearancerate im massierten Bein verglichen mit dem Bein der Gegenseite. Diese Ergebnisse sind zwar nicht unmittelbar auf die Wirkung der manuellen Massage

bei nicht narkotisierten Menschen zu übertragen, ermuntern aber zu Spekulationen über das Zustandekommen dieser Veränderungen.

Der Abfluss des venösen Bluts lässt sich gut an den oberflächlichen Handvenen beobachten, indem kräftig über eine herabhängende Hand gestrichen wird. Venen haben weiche, recht nachgiebige Wände, und das Blut fließt in ihnen vorwärts bzw. in zentripetaler Richtung (von der Peripherie zum Zentrum). Einen Rückfluss verhindern nicht nur die Venenklappen, sondern auch das nachströmende Blut. Die Lymphgefäße sind ebenfalls dünnwandig und reagieren ähnlich wie die Venen. Werden alle winzigen ableitenden Gefäße in gleicher Weise massiert, fließen Venenblut und Lymphe schneller ab und können schneller durch das nachströmende Blut ersetzt werden. So beschleunigt Massage die Drainage in den behandelten Gebieten und sorgt für einen ungehinderten Zustrom von frischem Blut.

Mehrere Studien beschäftigten sich mit den Veränderungen des Blutflusses und kamen zu unterschiedlichen Ergebnissen. Wakim et al. (1949) untersuchten den Blutfluss mit Hilfe der Venenverschlussplethysmographie. Bei diesem Verfahren errechnet man den arteriellen Blutfluss aus der Umfangszunahme einer Extremität in Folge des Venenverschlusses. Nach einer kräftigen, stimulierenden Massage erhöhte sich der Blutfluss bei gesunden Probanden durchschnittlich um 57 % in den oberen ($n = 12$) und um 42 % in den unteren ($n = 14$) Extremitäten. Noch größere Steigerungen von durchschnittlich 103 % konnten durch Beinmassage bei 7 Patienten mit schlaffer Lähmung aufgrund von Poliomyelitis erzielt werden. Allerdings beurteilt Wakim diese Massage als zu stark, jedenfalls stärker, als sie normalerweise in Therapien angewendet wird, und hält sie für potentiell schädigend bei schlaffen Gliedmaßen. Es gibt jedoch keinen Beweis dafür.

In seinem Bericht schreibt Wakim auch über Veränderungen des Blutflusses durch eine weniger kräftige Massage, einer „modifizierten Hoffa-Tiefenmassage mit Streichen und Kneten". Bei Gesunden zeigte sich keine signifikante Zunahme der Durchblutung. Wird ein Wert von 15 % Zunahme als signifikant eingestuft, kam es in vier von sechs Fällen durch die Massage schlaff gelähmter Beine zu einer durchschnittlichen Zunahme von 22 % bei sechs Auswertungen.

Auch Severini und Venerando (1967) konnten signifikante Steigerungen des Blutflusses bei Tiefenmassage, aber nur unbedeutende bei oberflächlicher Massage feststellen.

1952 fanden Ebel und Wisham mit Hilfe eines Natriumisotopen-Clearanceverfahrens keine Zunahme der Wadenmuskeldurchblutung nach einer 10-minütigen Massage im Vergleich zu einem Kontrollwert am vorhergehenden Tag (n = 7). Hansen und Kristensen (1973) gelang es mit der Xenon-133-Isotopen-Clearance, einen signifikanten Anstieg (p < 0,01) der Muskeldurchblutung während einer 5-minütigen Effleurage nachzuweisen. Nach der Massage kam es für zwei Minuten zu einer deutlichen Abnahme (p < 0,05), bevor wieder Normalwerte erreicht wurden. Die Autoren vermuten als Grund für die Durchblutungszunahme während der Massage die Leerung der Kapillargefäße und dass entsprechend die Abnahme der Durchblutung nach Beendigung der Massage durch die Wiederauffüllung des Kapillarbetts bedingt sei. Sie betonen auch, dass die Zunahme relativ gering sei, sogar geringer als bei leichten Übungen.

Auch Hovind und Nielson (1974) setzten die Xenon-133-Isotopen-Clearance als Indikator der Muskeldurchblutung ein, um die Wirkung einer 2-minütigen Knetmassage von Oberschenkel und Unterarm mit der Wirkung einer 2-minütigen Klopfmassage des kontralateralen Oberschenkels und Unterarms zu vergleichen (n = 9). Vor der Untersuchung waren die Ruhewerte aufgezeichnet worden. Es zeigte sich, dass nur die Klopfmassage eine signifikante Zunahme der Durchblutung (p < 0,01) bewirkte. Die Untersucher sehen in den fortgesetzten Muskelkontraktionen, die von der Klopfmassage bewirkt werden, eine mögliche Erklärung.

In einer neueren Studie bestimmten Tiidus und Shoemaker (1995) die Fließgeschwindigkeit des Blutes mit Ultraschall (n = 9). Die Strömungsgeschwindigkeit in den Arterien wurde vor und während einer 10-minütigen tiefen und oberflächlichen Streichmassage sowie 1 und 72 Stunden nach der Behandlung gemessen, diejenige in den Venen ebenfalls 72 Stunden nach der Behandlung. Es ergaben sich keine signifikanten Unterschiede zwischen Ruhewerten und den Werten während der Behandlung.

Alle Studien haben den Nachteil, dass die Stichproben sehr klein und die Messverfahren ungenau sind. Weitergehende Informationen könnten Untersuchungen der Mikrozirkulation in Gebieten mit traumatischen oder krankheitsbedingten Durchblutungsstörungen liefern. Doch auch hier ist es wegen unterschiedlicher Massagetechniken und Untersuchungsmethoden schwierig, die Ergebnisse miteinander zu vergleichen.

Ernst et al. (1987) untersuchten die Auswirkungen der Massage auf die Blutviskosität. Bei 12 gesunden Erwachsenen wurde vor und nach einer 20-minütigen Ganzkörpermassage die Blutviskosität bestimmt. Es zeigte sich eine signifikante Abnahme (p < 0,05) der Blut- und Plasmaviskosität und des Hämatokrits. Die Untersucher folgerten daraus, dass solche Veränderungen auftreten, wenn niedrigviskose Flüssigkeit aus Gefäßen mit geringer Durchströmung oder aus dem Interstitialraum in den Kreislauf gelangt. Beides könnte therapeutisch von Vorteil sein. Allerdings gab es bei dieser Studie keine Kontrollgruppen, mit denen die Auswirkungen von Ruhe und Lagewechsel zum Vergleich hätten herangezogen werden können. Die Autoren versichern, sie hätten dies vorab untersucht und dabei nur eine geringe, nicht-signifikante Abnahme der Viskosität festgestellt. Im Unterschied zu den Ergebnissen von Ernst hatten Arkko et al. (1983) keine veränderten Hämatokritwerte nach einer 1-stündigen Ganzkörpermassage messen können.

Eliska und Eliskova (1995) veröffentlichten nach einer Studie an Menschen (n = 6) und Hunden (n = 8) die Warnung, dass ein Massagedruck von 70–100 mmHg die Lymphgefäße schädigt. Die Schädigung war stärker, wenn bereits ein Ödem vorlag.

Gegenstand von Untersuchungen sind auch Blutdruck, Herzfrequenz, Hauttemperatur und Hautleitfähigkeit sowie Sauerstoffverbrauch. Die Ergebnisse in Bezug auf den Einfluss von Massage auf diese Parameter sind jedoch widersprüchlich. Die Vergleichbarkeit der Studien wird durch mehrere Schwierigkeiten beeinträchtigt: Die Zusammensetzung der Studiengruppen reicht von gesunden bis schwerkranken Teilnehmern, die Massageanwendungen variieren von 1-minütigem Streichen des Rückens bis 1-stündiger Ganzkörpermassage.

Auch gut geplante Studien scheiterten an dem Versuch, signifikante massagebedingte Unterschiede bei einer Reihe physiologischer Parameter nachzuweisen. Allerdings waren viele Stichproben sehr klein. Manche Studien stellten signifikante Zunahmen, andere signifikante Abnahmen als Ergebnis der Massage fest. In einigen Untersuchungen wurden die Messungen noch kurze Zeit nach der Massage fortgesetzt, aber ob die Wirkung anhält, ließ sich nicht eindeutig belegen. Solange keine groß angelegten, kontrollierten Studien mit identischen Bedingungen der Massagebehandlung durchgeführt werden, bleibt das Bild widersprüchlich.

Allerdings ist es eher unwahrscheinlich, dass Blutdruck- oder Herzschlagveränderungen so ausgeprägt sind, dass sie eine Gefahr für den Patienten darstellen könnten. Jede Blutdrucksenkung erweist sich klinisch nur dann als vorteilhaft, wenn sie auch ausreichend lange bestehen bleibt. Doch dieser Aspekt muss erst noch näher untersucht werden.

Sichtbare Effekte der Massage beim Menschen sind Hautreaktionen, die sich folgendermaßen beobachten lassen:

- Bei leichtem Druck zeigt sich eine flüchtige weiße Linie, die dasResultat einer initialen Vasokonstriktion der Kapillargefäße ist.
- Viele Massagegriffe, besonders die Hautrollung und die Vibrationsmassage, wirken leicht gewebetraumatisierend; aufgrund dessen wird eine histaminartige Substanz freigesetzt.

Histamin ist in den Mastzellen des Bindegewebes sowie in Basophilen und Thrombozyten gespeichert, die durch unterschiedliche Massagegriffe in ihrer Funktion beeinträchtigt oder geschädigt werden können. Infolge der Histaminfreisetzung kommt es zu einer dreifachen Reaktion mit drei sehr schnell aufeinander folgenden Schritten:

Unabhängig von der Versorgung des Hautgebiets erscheint eine rote Linie als Zeichen für die Erweiterung winziger Blutgefäße. Mit zunehmender Dilatation von immer mehr Hautarteriolen tritt eine flammende Röte auf, die oft auch als „Flush" bezeichnet wird. Daran ist der Axonreflex beteiligt. Das dritte Kennzeichen dieser Reaktion ist eine leichte Schwellung, die Quaddel. Wegen der gesteigerten Durchlässigkeit der Kapillarwände kann vermehrt Flüssigkeit austreten, dadurch schwillt das umliegende Gewebe leicht an. Diese Gewebeflüssigkeit gleicht der Lymphe.

Wirkungen

3.2.2
Nervensystem

Dass Massage eine Wirkung auf das Nerven-system hat, wird allgemein anerkannt. Durch verschiedene Anwendungsarten lassen sich die afferenten Impulse so fein abgestuft be-einflussen, dass eine Reihe von Auswirkungen denkbar ist. Wie die Praxis lehrt, richtet sich die Technik der Massage nach dem beabsich-tigten Zweck. Die beiden absolut gegensätz-lichen Ziele der Entspannung oder Stimulie-rung des Patienten können vermutlich allein durch die Wahl des geeigneten Rhythmus, Unterschiede bei Druck und Länge jedes Handgriffs wie auch der Massagedauer insge-samt erreicht werden. Bemerkenswerterweise stellt sich der Beruhigungseffekt sehr viel langsamer ein als der anregende, und zwar nicht nur bezogen auf den Patienten als ganzes, sondern in jedem einzelnen Körper-bereich.

In den letzten Jahren richteten Wissen-schaftler ihr Augenmerk verstärkt darauf, Beweise für die behaupteten Massageeffekte zu finden. Zunehmende Kenntnisse über die Zusammenhänge im Gehirn haben ebenso wie das neuerliche Interesse an Massage als Behandlungsform und die Entwicklung geeigneter Untersuchungsinstrumente diese Forschung beflügelt.

Erregbarkeit der Alphamotoneurone

Eine Forschungsgruppe aus Montreal führte eine Untersuchungsreihe zu den Einflüssen der Massage auf die Erregbarkeit des H-Refle-xes durch. Der Hoffmann- oder H-Reflex ist ein indirektes Maß für die Erregbarkeit der Motoneurone und damit auch der Reflex-bahnen im Rückenmark. Die Studien wurden zwischen 1990 und 1994 veröffentlicht. Sie zeigten alle als durchgängiges Merkmal klei-nere Amplituden des H-Reflexes während einer Massage auf. Das spricht für eine Abschwächung bzw. Hemmung der Erreg-barkeit der Alphamotoneurone. Bei allen Studien war der Aufbau identisch: Kontroll-messung vor der Behandlung, anschließend Massage mit wiederholten Messungen in Intervallen von 3, 4 oder 6 Minuten (je nach Studie), nach dem Ende der Massage noch eine abschließende Messung. Bezugsgröße war jeweils die Muskelgruppe des M. triceps surae (dreiköpfiger Wadenmuskel).

Morelli et al. (1990) untersuchten neun gesunde Probanden und konnten nachwei-sen, dass sich während einer 3-minütigen Knetung des Wadenmuskels die Amplitude des H-Reflexes um 71 % verringerte. Nach Beendigung der Massage kehrte sie zur Nor-malgröße zurück. Eine abgeschwächte Erreg-barkeit der Motoneurone scheint also nur während der Massage aufzutreten, aber kein nachhaltiger Effekt zu sein. Eine andere Stu-die (Sullivan et al. 1991) belegt, dass der hemmende Einfluss nur die behandelten Muskeln betrifft.

Eine weitere Untersuchung von Morelli et al. (1991) umfasste mehr Teilnehmer (20). Sie bestätigte die Verringerung der H-Re-flex-Amplitude des Wadenmuskels im Ver-lauf einer 6-minütigen Knetung und auch, dass dieser Effekt nicht anhält. Allerdings gelang es, mögliche Einflussfaktoren wie Hauttemperaturunterschiede, Nervenleitge-schwindigkeit und Antagonistenaktivität auszuschließen. Stattdessen glauben die Un-tersucher, dass die Vermittlung durch schnell adaptierende Rezeptoren in Haut oder Muskeln sowie durch hemmende poly-synaptische, nichtsegmentale Bahnen eine Erklärung für die Veränderungen sein könn-ten, weil die Reaktionen so unverzüglich auftreten.

1992 konnten Goldberg et al. nachweisen, dass die Verringerung der H-Reflex-Amp-litude sowohl durch leichte (Druck von

1,25 kPa) wie durch starke Knetung (Druck von 2,5 kPa) zustande kommt. Größer war die Wirkung bei Tiefenmassage, weshalb die Untersucher vermuteten, dass druckempfindliche Rezeptoren (Pressorezeptoren) an der Hemmung beteiligt sein könnten. Sullivan et al. (1993) zeigten, dass auch Effleurage zu einer Verringerung der H-Reflex-Amplitude führt.

Schließlich gelang Goldberg et al. (1994) der Nachweis, dass es auch bei 8 von 10 Patienten mit Rückenmarksverletzung zu einer Verringerung der H-Reflex-Amplitude während einer Streichmassage des Wadenmuskels kommt. Die Teilnehmer litten an kompletten oder partiellen Rückenmarksschädigungen. In jeweils einem Fall mit kompletter und mit partieller Schädigung ließ sich keine Verringerung der H-Reflex-Amplitude feststellen. Trotzdem war das Ergebnis statistisch signifikant (p=0,008). Die Verringerung der H-Reflex-Amplitude war jedoch weniger ausgeprägt und nicht so einheitlich wie in den vorausgegangenen Studien. In dieser Untersuchung gab es gewisse Anzeichen für einen anhaltenden Effekt. Das ist ermutigend, wenn man bedenkt, welche klinischen Auswirkungen es haben könnte, wenn sich diese Aussagen in größeren Untersuchungen bestätigen würde. Die Stichprobe war allerdings sehr klein, was ihre Aussagekraft einschränkt. Eine wesentliche Verringerung der H-Reflex-Amplitude konnte nicht erreicht werden. Zur zeitweiligen Abschwächung der Erregbarkeit spinaler Motoneurone bei Patienten mit Rückenmarksverletzung ist Massage durchaus geeignet, und sie kann den Weg für andere anerkannte Behandlungsformen eröffnen.

Schmerzen

Schmerz ist ein komplexes Phänomen mit vielen Komponenten und beinhaltet zumindest physische und emotionale Elemente. Es gibt unterschiedliche Schmerzarten: den akuten, scharfen, schnellen Schmerz, der von A-Delta-Nervenfasern zum zentralen Nervensystem (ZNS) geleitet wird, und den chronischen, drückenden, langsamen Schmerz, den die C-Fasern weiterleiten. Schmerz wird ganz individuell wahrgenommen und die Schmerzschwelle ist sehr variabel. Das gilt nicht nur im Vergleich zwischen Individuen, sondern auch für jeden Einzelnen zu unterschiedlichen Zeiten. Die Schmerzwahrnehmung wird durch viele Faktoren beeinflusst, unter anderem durch afferente Impulse zum ZNS. Dies könnte der Ansatzpunkt sein, an dem Massage ihre Wirkung entfaltet.

Schmerz kann auf verschiedenen Ebenen des ZNS kontrolliert oder unterdrückt werden, wobei die Mechanismen noch eher hypothetisch als erwiesen sind (Carreck 1994). Schlüsselstellen für die Schmerzbeeinflussung sind in erster Linie Gebiete in der Peripherie. Hier werden im Fall einer Gewebeschädigung chemische Substanzen wie Bradykinin, Serotonin und Substanz P freigesetzt und stimulieren die freien Schmerzrezeptoren (Nozizeptoren), was sich üblicherweise als langsamer Verletzungsschmerz äußert (Guyton 1992).

Das Rückenmark ist die nächste Stelle, an der die Weiterleitung von Schmerzreizen gehemmt werden kann, bevor die Signale zum Großhirn aufsteigen und bewusst als Schmerz wahrgenommen werden. Seit der Veröffentlichung der Gate-control-Theorie von Melzack und Wall (1965) und nachfolgender Modifikationen nimmt man an, dass sensorische Impulse in der dorsalen grauen Substanz der Rückenmarkssegmente gefiltert und sortiert werden. Dies geschieht in komplexen neuronalen Reflexbogen, besonders in der Substantia gelatinosa. Reize aus unterschiedlichen Quellen werden entlang von unterschiedlich dicken Fasern weitergeleitet und konkurrieren an den Synapsen um ihre weitere Übertragung. So können von Nervenbahnen mit großem Durchmesser weitergeleitete Reize schneller sein als die Schmerzreize über die dünneren Nervenfasern und das „Tor" für die Schmerzen verschließen. Dies geschieht durch verschiedene Einflüsse an den Synapsen. Hier wird verhindert, dass Schmerzsignale zur Ebene des Bewusstseins weitergeleitet werden. Höhere ZNS-Ebenen sind vermutlich ebenso an der Schmerzkontrolle beteiligt, am wahrscheinlichsten über die absteigenden Bahnen und die Freisetzung endogener opiatähnlicher Substanzen.

Einige der absteigenden Fasern kommen aus Gebieten wie der Formatio reticularis im Hirnstamm und werden durch bestimmte Schmerzsignale getriggert, die diese ZNS-Ebene erreichen. Die nachfolgende Freisetzung von endogenen Opiaten findet zum Teil in der Formatio reticularis und auf höheren Ebenen statt, aber auch auf Rückenmarksebene. Man vermutet, dass es daraufhin zur Unterdrückung von Schmerzsignalen an diesen Eintrittsstellen kommt (Holey und Cook 1997).

Die Schmerzkontrolle soll in höheren Hirnzentren angesiedelt sein und die neurale Aktivität auf Rückenmarksebene kontrollieren, lautet ein Erklärungsmodell (Melzack und Wall 1988, zit. in Carreck 1994). Es ist schwierig, genau zu definieren, welche höheren Zentren das sein könnten, aber Teile des Kortex und des limbischen Systems scheinen auf jeden Fall beteiligt zu sein (Holey und Cook 1997).

Massage kann in gewisser Weise dazu beitragen, den Schmerz auf den angegebenen Ebenen zu kontrollieren und daher auch die Schmerzwahrnehmung und die Schmerzschwelle beeinflussen. Schmerzrezeptoren gehören nicht zu den schnell adaptierenden (Guyton 1992), daher werden, wenn Schädigungssubstanzen infolge einer Verletzung vorhanden sind, höchstwahrscheinlich Schmerzreize getriggert und zum ZNS geleitet. Richtig angewandte Massage der peripheren Schädigungsgebiete hat einen positiven schmerzreduzierenden Effekt. Vermutlich verbessert die Massage unter diesen Umständen die lokale Durchblutung. Dadurch werden Schädigungssubstanzen entweder verringert oder beseitigt, ebenso wie die Reize, die sie darstellen und die sonst eine Reaktion der Schmerzrezeptoren auslösen würden.

Massage kann das ZNS mit afferenten Impulsen versorgen, zum Teil entlang von A-Beta-Fasern mit großem Durchmesser, die mit ankommenden Schmerzsignalen im Rückenmark konkurrieren. Erreichen diese Impulse die richtige Ebene, können sie durch präsynaptische Hemmung die Schmerzsignale blockieren und deren Weiterleitung zur Ebene der bewussten Wahrnehmung einschränken oder verhindern.

Ob Massage sich auch auf höhere Zentren und die endogene Opiatfreisetzung auswirkt, ist noch rein hypothetisch. Es könnte sein, dass sensorische Signale, die durch bestimmte Massagetechniken getriggert werden, höhere ZNS-Ebenen stimulieren. Dabei handelt es sich möglicherweise um die Gebiete, von denen absteigende Signale ausgehen und die Opiatfreisetzung auslösen. Einiges spricht auch für eine Schmerzkontrolle durch postsynaptische Hemmung auf Rückenmarksebene. Wie höhere ZNS-Ebenen beteiligt sind, lässt sich nur schwer bestimmen. Können sie den Hirnstamm oder andere Großhirngebiete beeinflussen? Wird dieser Einfluss über die Opiatfreisetzung ausgeübt? Sind diese Gebiete durch sensorische Impulse einer Massage zu erreichen, und ist dies der Kreuzungspunkt für das, was früher als psychologischer Effekt bezeichnet wurde?

Studien zur Beziehung zwischen Massage und Schmerzkontrolle haben zu ganz unterschiedlichen Ergebnissen geführt. In einigen wurden gesunde Probanden untersucht, d.h. Menschen ohne Schmerzen, und es ist fraglich, ob sie anders reagieren als Menschen, die bereits an Schmerzen leiden.

Day et al. (1987) nahmen sich vor, den Einfluss der Massage auf die endogenen Opiate im peripheren Blut zu untersuchen. An der Studie beteiligten sich 21 gesunde erwachsene Freiwillige. Eine Gruppe ruhte sich 40 Minuten aus, die andere erhielt eine 30-minütige Rückenmassage mit Mineralöl. Die Konzentrationen von Beta-Endorphin und Beta-Lipotropin im Venenblut wurden vor und nach der Behandlung gemessen. Unter diesen Versuchsbedingungen bewirkte Massage keine Konzentrationsänderung der endogenen Opiate. Die Untersucher wiesen jedoch darauf hin, dass eine Follow-up-Studie an Patienten mit akuten und chronischen Rückenschmerzen zu anderen Ergebnissen führen könnte. Massage und die Freisetzung endogener Opiate gelten weiterhin als mögliche Einflussfaktoren bei der Schmerzlinderung.

Weinrich und Weinrich (1990) untersuchten die Wirkung von Massage bei Patienten mit Schmerzen aufgrund einer Krebserkrankung. Das signifikanteste Ergebnis war der Rückgang der Schmerzen unmittelbar nach der Massage, allerdings nur bei den männlichen Probanden. Bei dieser Studie traten eine Reihe von Problemen auf. Die 10-minütige Rückenmassage wurde von Schwesternschülerinnen nach einer minimalen Einweisungsphase von einer Stunde angewendet. Die Kontrollgruppe wurde lediglich für 10 Minuten zur Datenermittlung besucht. Wenn es überhaupt zu einer signifikanten Schmerzverringerung kam, war dies nur bei männlichen Teilnehmern der Fall. Sie hatten entweder bereits ein höheres Schmerzniveau angegeben als die Frauen oder waren Männer der Kontrollgruppe. Das Schmerzniveau war selbst eingeschätzt worden. Diese Pilotstudie stellt viele Fragen und lässt viele unbeantwortet. Man folgerte daraus, dass sich Massage gut für eine kurzzeitige Schmerzreduzierung eignet.

Puustjarvi et al. (1990) untersuchten 21 Frauen mit chronischem Spannungskopfschmerz. Jede erhielt 10 Anwendungen einer Knet- und Streichmassage des Oberkörpers, mit besonderer Betonung über Triggerpunkten. Das Schmerzniveau wurde mit Fragebogen und visueller Analogskala ermittelt. Sowohl der Schmerz als auch die Anzahl der Tage, an denen er auftrat, nahmen im Verlauf der Follow-up-Periode von 3–6 Monaten ab. Zusätzlich verbesserte sich die Halsbeweglichkeit und im Stirnmuskel ließ sich eine verringerte EMG-Aktivität nachweisen. Die Untersucher sehen hierin eine Bestätigung für die positiven klinischen und physiologischen Wirkungen der Massage.

Carreck (1994) untersuchte die Schmerzwahrnehmungsschwelle an 40 gesunden Teilnehmern, indem er bei 20 von ihnen eine 15-minütige Beinmassage durchführen ließ, während die anderen 20 Teilnehmer 15 Minuten lang ruhten. Um herauszufinden, an welchem Punkt die Teilnehmer zuerst Schmerz empfinden, wurde die transkutane elektrische Nervenstimulation (TENS) benutzt. Es zeigte sich, dass die Schmerzwahrnehmungsschwelle in der Massagegruppe höher lag und dass Massage folglich sehr wertvoll für den Umgang mit Schmerzen sein kann.

Der Aspekt Massage und Schmerz wird noch einmal unter „3.2.3 Bewegungsapparat" und „3.3 Psychologische Effekte" aufgegriffen.

3.2.3
Bewegungsapparat

Dieser Abschnitt konzentriert sich in erster Linie auf mögliche Wirkungen der Massage auf die Muskeln. Unvermeidlich wird es wieder Querverweise zum Schmerz geben, da Muskelschmerzen und Muskelkater nicht selten sind.

Balke et al. (1989) untersuchten, wie sich Massage auf die Muskelermüdung auswirken könnte. Die Teilnehmer mussten einen zunehmend stärker belastenden Test auf dem Laufband absolvieren. Anschließend konnten sie sich ausruhen, oder es wurde für etwa 15 Minuten eine manuelle oder mechanische Beinmassage durchgeführt. Danach wurde die körperliche Leistungsfähigkeit erneut getestet. Wie sich zeigte, war sie sowohl nach mechanischer als auch manueller Massage verbessert. Die Stichproben waren zwar nur sehr klein, aber die Untersucher folgerten, dass Massage die Erholung bei Ermüdung „effektiver unterstützt als alleiniges Ausruhen". Dieses Ergebnis wurde zumindest teilweise durch eine weitere Studie bestätigt, die verschiedene Behandlungsmöglichkeiten bei subakuten Rückenschmerzen untersuchte. Zu den Methoden gehörte der Sorensen-Ermüdungstest, bei dem es darum geht, den Rücken zu strecken und die Extension so lange wie möglich aufrecht zu erhalten, wenn der Ermüdungspunkt erreicht ist (gemessen in Sekunden). Die Teilnehmer der Massagegruppe erhielten dreimal wöchentlich eine 15-minütige Rückenmassage in einem Zeitraum von 3 Wochen. Die Massagegruppe erreichte eine deutlichere Verbesserung der Streckfähigkeit und des Durchhaltevermögens als die Teilnehmer mit anderen Behandlungsmethoden wie Korsett oder Wirbelsäulenmanipulationen (Pope et al. 1994).

Eine Studie von 1990 untersuchte die Wirkung einer Vibrationsmassage auf die kurzzeitige Erholung nach Muskelermüdung. Die Versuchsgruppe erhielt eine 4-minütige Vibrationsmassage mit anschließender 1-minütiger Ruhephase, während die Kontrollgruppe nur 5 Minuten lang ruhte. Dieser Ablauf war für beide Gruppen eingebettet in drei Phasen mit körperlichen Übungen und einigen Messungen der Muskelermüdung. Unter diesen Bedingungen zeigte sich kein signifikanter Vorteil der Massage. Fragliche

Faktoren waren die Länge und Art der Massage sowie der Zeitpunkt der Intervention. Allerdings ist dies auch kein überzeugendes Gegenargument gegen die Wirkung der Massage auf die Muskeln unter anderen Umständen (Cafarelli et al. 1990).

Eine Cross-over-Studie (Rinder und Sutherland 1995) kam zu positiveren Ergebnissen in Bezug auf Massage und Muskelermüdung. Die Teilnehmer verausgabten sich bis zum Ermüdungspunkt und wurden per Zufall der Massagegruppe und beim nächsten Mal der Ruhegruppe zugewiesen. Der ermüdete Quadrizepsmuskel wurde dann für 3 Minuten massiert in Form einer Streichung und Knetung. Die übrigen Teilnehmer ruhten sich 6 Minuten lang aus. Direkt im Anschluss an Massage oder Ausruhen wurden die Teilnehmer aufgefordert, so viele Beinstreckübungen wie möglich gegen ihr halbes individuelles Maximalgewicht auszuführen. Wie sich zeigte, hatte die Massage eine signifikante Verbesserung der Quadrizepsleistung gegenüber reinem Ausruhen bewirkt. Dies unterstreicht, dass selbst wenn sich kein signifikanter Nutzen der Massage feststellen lässt, zumindest keine Studie einen abträglichen Effekt der Massage belegen konnte. Es ist auch zu berücksichtigen, dass nicht alle Effekte rein körperlich sind und psychologische Faktoren nicht ausgeschlossen werden können.

Ein „Muskelkater" bzw. eine Laktatazidose durch Muskelarbeit (delayed onset muscle soreness, DOMS) kann auftreten, wenn ein Ungeübter sich körperlich betätigt. Dabei kommt es 8–24 Stunden nach der Anstrengung zu Beschwerden, die ungefähr 48 Stunden nach der Anstrengung ihren Höhepunkt erreichen und nach wenigen Tagen verschwinden (Smith et al. 1994). Der Muskelkater kann als leichtes Missbehagen im Muskelsehnenübergang lokalisiert sein oder sich in Steifheit und extremen Schmerzen des gesamten Muskels äußern. Er tritt gewöhnlich in Zusammenhang mit exzentrischer Muskelaktivität auf. Man vermutet, dass dadurch eine akute Entzündungsreaktion in Gang gesetzt wird und dass Massage die Reaktion abschwächen könnte. 1994 wurden dazu zwei Studien durchgeführt und kamen zu unterschiedlichen Ergebnissen. Smith vertrat die Auffassung, dass Massage, wenn sie 2 Stunden nach körperlicher Betätigung angewandt wird, verhindern kann, dass Neutrophile zu der Verletzungsstelle, d.h. dem überanstrengten Muskel wandern. Auf diese Weise verringere Massage die Entzündungsantwort und die nachfolgende Laktatazidose. An dem Versuch nahmen 14 untrainierte Männer teil und beanspruchten ihre Ellbogenbeuger und -strecker isokinetisch und exzentrisch. Die Versuchsgruppe erhielt 2 Stunden nach der Übung eine 30-minütige (Sport-)Massage. Die Kontrollgruppe ruhte sich nur aus. Laktatazidose, Kreatinkinase- und Neutrophilenwerte wurden vor dem Versuch und in Intervallen bis zu 120 Stunden danach bestimmt. Massage schien die Laktatazidose und die Kreatinkinase reduziert zu haben. Sie führte auch zu einer anhaltenden Erhöhung der Anzahl an zirkulierenden Neutrophilen, was bedeuten könnte, dass sie nicht im Muskel akkumuliert worden waren und deshalb die Entzündungsantwort und nachfolgender Muskelkater schwächer ausfielen (Smith et al. 1994).

In der zweiten Studie von Weber et al. (1994) wurde der Muskelkater unter einem etwas anderen Blickwinkel untersucht. Es ging um die Laktatazidose und die Muskelschwäche nach exzentrischen Übungen mit höchster Anspannung bei 40 untrainierten Frauen. Sie wurden nach dem Zufallsprinzip auf folgende vier Gruppen verteilt – eine mit therapeutischer Massage, eine mit ergonomischen Oberkörperübungen, eine mit Schwachstromstimulation und eine Kontrollgruppe mit 8-minütiger Ruhephase. Der Grad der Überanstrengung wurde mit Hilfe

einer visuellen Analogskala bestimmt. Maximale willkürliche isometrische Kontraktionen (bei 90 Grad gebeugtem Ellbogen) und Spitzendrehmoment wurden mit einem isokinetischen Dynamometer bestimmt. Die Werte wurden vor sowie 24 und 48 Stunden nach dem Versuch ermittelt. Die Ellbogenbeuger waren bis zur Erschöpfung exzentrisch beübt worden. In der Massagegruppe wurden eine 2-minütige leichte Effleurage, danach eine 5-minütige Knetung und unmittelbar im Anschluss an die Übung und 24 Stunden später bei der abschließenden Beurteilung eine 1-minütige Effleurage angewendet. Es ließen sich keine Unterschiede zwischen der Massage- und den anderen Gruppen feststellen. Demnach scheint eine Massage unmittelbar bzw. 24 Stunden nach einer Anstrengung nicht geeignet zu sein, Muskelkater oder Muskelschwäche zu beseitigen.

Auch frühere Studien kamen zu widersprüchlichen Ergebnissen, oft kann man die Studien jedoch nicht miteinander vergleichen. Häufig sind Technik und Dauer der angewendeten Massage zu unterschiedlich. Planung und Durchführung von Studien müssen erst noch verbessert werden. Möglicherweise lassen sich dann auch handfeste Beweise für die Wirkungen der Massage finden.

Muskelanspannung kann zu Schmerzen und Laktatazidose führen. Massage begünstigt in solchen Fällen die Muskelrelaxation und erweist sich als probates Mittel, um mit den Beschwerden besser umgehen zu können oder ihre Entstehung zu unterbinden. Eine ältere Studie wollte untersuchen, ob bei Verspannung der Muskeln des Rückens und der Rückseite der Beine der Rumpf nur eingeschränkt vorgebeugt werden kann. Messgröße für die Beugung sollte der Finger-Boden-Abstand sein. Er wurde vor und nach einer 30-minütigen Ruhephase bzw. Massage bestimmt. Massiert wurden der ganze

Rücken und die Beine. Alle 25 Teilnehmer gewannen durch die Massage eine größere Rumpfbeweglichkeit als durch alleiniges Ausruhen. Massage scheint also zur Entspannung der Willkürmuskulatur beizutragen, auch wenn die Mechanismen noch nicht klar sind. Da sich die Teilnehmer auch entspannt fühlten, könnte eine durch höhere ZNS-Zentren bedingte Aktivierung des Reflexbogens auf spinaler Ebene beteiligt sein. Aber auch Veränderungen des lokalen Gefäßstoffwechsels spielen möglicherweise eine Rolle (Nordschav und Bierman 1962).

Danneskiold-Samsoe et al. (1982) untersuchten eine Gruppe von 13 Frauen mit Rücken- und Schulterschmerzen bzw. -verspannungen. Die Teilnehmerinnen erhielten 10 Massageanwendungen von jeweils 30-45 Minuten Dauer. Nach jeder Massage wurden das Plasma-Myoglobin und die Größe des verspannten Bereichs bestimmt. Die Myoglobinkonzentration stieg nach den ersten Massagen und erreichte etwa drei Stunden nach der Behandlung einen Höchstwert. Die Muskelverspannung nahm im Verlauf weiterer Behandlungen ab und der Myoglobinspiegel sank. Die Untersucher folgerten daraus, dass es bei Muskelverspannungen zu einer Freisetzung von Myoglobin kommt und dass Massage zur Normalisierung beiträgt. Dagegen führte eine Massage, wenn die Muskeln weder schmerz- noch druckempfindlich waren, zu keiner Veränderung der normalen Myoglobinkonzentration. Eine örtlich begrenzte Muskelverspannung scheint eher auf einer Muskelfaserstörung als auf einer Bindegewebsbeteiligung zu beruhen. Die beteiligten Mechanismen sind noch nicht bekannt.

Dieser kurze Überblick zeigt, dass zu den Wirkungen der Massage auf die Muskulatur sowohl positive wie negative Forschungsergebnisse vorliegen.

3.3 Psychologische Effekte

Es stellt sich die Frage, ob sie in einem eigenen Abschnitt abgehandelt werden sollten oder eigentlich nur einen Aspekt der physiologischen Wirkungen darstellen. Man könnte lange darüber diskutieren, aber die nachfolgenden Inhalte als psychologisch oder als psychophysiologisch zu betrachten sind. Der Forschung ist es bisher noch nicht gelungen, die Tatsache eindeutig zu klären oder zu widerlegen, dass viele Beweise sich nur auf „anekdotische Berichte (über) und praktische Erfahrungen" mit den „positiven Auswirkungen der Massage auf das psychische Wohlbefinden" stützen (Cafarelli und Flint 1992).

In einer interessanten Studie untersuchten Weinberg und Kolodny (1988) den Zusammenhang zwischen körperlicher Betätigung, Massage und Gemütszustand. Es nahmen 183 Sportstudenten daran teil, die folgenden sechs Gruppen zugeteilt wurden: Schwimmer, Jogger, Schlagball-, Tennisspieler, eine Kontrollgruppe unter Ruhebedingungen und eine (Ganzkörper-)Massagegruppe. Als Messinstrumente werden das „Profile of mood states" (POMS) [zur Erfassung des Gemütszustands] nach McNair (1971), das „State anxiety inventory" (SAI) [Angstuntersuchungsbogen] von Spielberger (1970) und die „Adjective checklist" [Eigenschaftenzuschreibung] von Thayer (1967) herangezogen (zit. in Weinberg und Kolodny 1988).

Der POMS-Fragebogen dient zur Feststellung von Stimmungsschwankungen. Er enthält die Kategorien Spannung–Angst (körperliche Anspannung), Depression–Zurückweisung (Minderwertigkeitsgefühle), Wut–Feindseligkeit (intensive, offen gezeigte Wut), Stärke–Aktivität (im Sinne von energiegeladen), Müdigkeit–Trägheit (Antriebslosigkeit, wenig Energie) und Verwirrtheit–Befremdetsein (kognitive Fehlleistung).

Mit dem SAI-Fragebogen versucht man die Ängstlichkeit (das Angstniveau) zu ermitteln. Die Checkliste von Thayer bewertet Angst und Aktiviertheit anhand der Subkategorien „hohe Aktiviertheit" (Spannungs- und Angstgefühle) und „normale Aktiviertheit" (Gefühl von Ruhe und Entspanntheit).

Jeder Teilnehmer füllte diese Fragebogen vor und unmittelbar nach seiner Sportübung, Massagebehandlung oder Ruhephase aus. Die Mitglieder der Jogging- und Massagegruppe waren nach ihrer „Aktivität" eher gut gelaunt und fühlten sich wohl. Dabei war der positive Effekt in der Massagegruppe stärker ausgeprägt.

Für die anderen Gruppen konnten keine signifikanten Veränderungen festgestellt werden. In Bezug auf die Kategorien des POMS ergab sich für alle, mit Ausnahme von Stärke–Aktivität, ein positiver Zusammenhang mit der Massage. Auch für die beiden Kategorien der Thayer-Checkliste ließ sich eine günstige Beeinflussung durch Massage ermitteln. Die Untersucher schlossen daraus, dass Massage in hohem Maße zu einer „vorübergehenden Stimmungsaufhellung" und psychischem Wohlbefinden beiträgt, selbst wenn dies nur im Rahmen einer Studie zutraf. Damit scheinen sich zumindest teilweise die subjektiven Eindrücke von den positiven Auswirkungen der Massage im Sport wie in anderen Lebensbereichen zu bestätigen.

Der Spannungs-Angst-Anteil an der seelischen Verfassung wurde in einer Reihe von Studien untersucht. Einige versuchten auch, eine Verbindung zwischen psychischen und physiologischen Veränderungen herzustellen. Aber sowohl die Zusammensetzung der Gruppen als auch die Ergebnisse waren völlig unterschiedlich. Es ist beinahe leichter, mit den verfügbaren Fragebogen Veränderungen der Stimmung oder des psychischen Zustands zu erfassen als vorherzusagen, welche physiologische Reaktionen sich aus diesen psychodynamischen Veränderungen ergeben.

Zur Überwachung der physiologischen Veränderungen wurden unterschiedliche Parameter herangezogen. Dies sind üblicherweise Blutdruck (systolisch und diastolisch), Herzfrequenz, Hauttemperatur (der Finger), galvanischer Hautreflex, Atemfrequenz, Speichelzusammensetzung und ein Elektromyogramm, abgeleitet an Muskeln wie M. masseter und M. trapezius, die häufig ein hohes Maß an Spannung aufweisen. Man nimmt an, dass es viele Wechselbeziehungen zwischen der Kategorie Anspannung–Entspannung und dem Angstniveau gibt. Hochgradige Anspannung kann in emotional belastenden Situationen auftreten und äußert sich im Allgemeinen, aber nicht immer in einer Erhöhung des Blutdrucks, der Herzfrequenz, der EMG-Aktivität und einer Verengung der Blutgefäße in der Peripherie, was die erniedrigte Temperatur der Finger erklärt (Longworth 1982). Einige dieser physiologischen Veränderungen kommen zweifellos durch Anpassungsvorgänge über das autonome Nervensystem zustande.

Es folgt eine kurze Zusammenstellung von Studien, die sich mit psychophysiologischen Veränderungen und Massage befasst haben.

Longworth (1982) untersuchte die Auswirkungen einer langsamen Rückenstreichmassage bei „normotensiven Frauen". Es handelte sich dabei um Schwesternschülerinnen und Krankenschwestern im Alter von 19–52 Jahren. Mit der relativ differenzierten Untersuchung sollten vielschichtige Veränderungen erfasst werden. Die Angstniveau wurde mit dem oben erwähnten SAI von Spielberger bestimmt. Zusätzlich wurden mehrere physiologische Werte gemessen. Im Verlauf des 27-minütigen Versuchs folgte auf eine erste Ruhephase eine 6-minütige ununterbrochene, langsame Rückenstreichmassage und zum Abschluss erneut eine Ruhephase. Danach fühlten sich die Teilnehmerinnen in der Regel erholt und entspannt. Die Untersucher schlossen daraus, dass mit der langsamen Rückenstreichmassage die hohe psychoemotionale und körperliche Angespanntheit erfolgreich verringert werden konnte, bis in die Ruhephase nach der Massage hinein. Dieses Ergebnis wurde außerdem durch die signifikant niedrigeren Werte im SAI bestätigt, die einen Rückgang des Angstniveaus anzeigten. Auch im EMG konnten während der Versuchsphase niedrigere Werte registriert werden, ein Zeichen für die verringerte Muskelanspannung.

Veränderungen anderer physiologischer Parameter waren schwieriger zu erklären. Bei systolischem und diastolischem Blutdruck und Herzfrequenz ließen sich keine signifikanten Unterschiede zwischen anfänglicher und abschließender Ruhephase des Versuchs nachweisen. Da es aber während der Massage in den ersten drei Minuten zu einem Anstieg des systolischen Blutdrucks gekommen war und sich in den letzten drei der insgesamt sechs Minuten die Herzfrequenz erhöht hatte, ist anzunehmen, dass die Wirkung der Massage auf das autonome Nervensystem nicht lange anhält.

Barr und Taslitz (1970) untersuchten die Auswirkungen einer Rückenmassage auf das autonome Nervensystem an einer Gruppe von Collegestudenten im Alter zwischen 19 und 21 Jahren. Jeder Student erhielt drei Massageanwendungen von 20 Minuten Dauer mit vorausgehender und nachfolgender Ruhephase und stellte sich für drei getrennte Kontrollperioden gleicher Dauer zur Verfügung. Einige der physiologischen Ergebnisse stimmten mit denen der Longworth-Studie überein, andere nicht. Die Herzfrequenz erhöhte sich unter der Massage; allerdings wurde in der Anfangsphase der Massage nicht nur der systolische, sondern auch der diastolische Blutdruck niedri-

ger, was in Bezug auf Letzteren von den Longworth-Ergebnissen abweicht. Barr nimmt an, dass Rückenmassage einen Einfluss auf autonome Funktionen hat, hauptsächlich in Form einer gesteigerten Sympathikusaktivierung und weniger einer Parasympathikusaktivierung. Unklar ist, ob dies in erster Linie auf die Massage oder auf die psychische Verfassung der Probanden zurückzuführen ist. Das unterstreicht erneut, wie wenig bisher von den Wechselbeziehungen zwischen höheren ZNS-Zentren, autonomen Anpassungsvorgängen und Schmerzkontrolle bekannt ist. Welche Rolle spielen Gemütszustand oder Emotionen bei physiologischen Veränderungen? Können afferente Impulse durch die Massage den Aktivitätszustand des limbischen Systems, subkortikaler oder sogar kortikaler Gebiete beeinflussen und setzen sie ihrerseits systemische Veränderungen im Körper in Gang? Mit gewisser Regelmäßigkeit finden sich Angaben zu den positiven Einflüssen der Massage auf Stimmung und Angstniveau in der Literatur.

Ferrell-Torry und Glick (1993) untersuchten neben anderen physiologischen Veränderungen, ob Massage Angst und die Wahrnehmung von Krebsschmerzen beeinflusst. Die Studienteilnehmer waren neun männliche Krankenhauspatienten mit Krebsschmerzen. Die Schmerzintensität wurde mit einer visuellen Analogskala, das Angstniveau mit dem „State anxiety inventory" von Spielberger bestimmt, beides vor und unmittelbar nach der Massage. Nacken, Rücken und Schultern wurden mit einer 30-minütigen Effleurage sowie Knet- und Muskelfaszien-Triggerpunkt-Massage behandelt. Danach wurden Atem- und Herzfrequenz und der Blutdruck gemessen. Die Massage führte zu einer signifikanten Abnahme sowohl des Schmerzempfindens (im Mittel um 60 %) als auch des Angstniveaus (im Mittel um 24 %). Das Gefühl von Entspannung hatte sich verstärkt. In dieser Studie waren die physiologischen

Messwerte nach der Massage durchweg niedriger.

Meek (1993) arbeitete mit 30 Hospizbewohnern und wandte zur Entspannung eine langsame Rückenstreichmassage an. Die Massage dauerte nur drei Minuten. Sie führte zu einer mäßigen, aber nicht lang anhaltenden Abnahme von Blutdruck und Herzfrequenz sowie zu einer Erhöhung der Hauttemperatur. Die Untersucher interpretierten dies als Zeichen zunehmender Entspannung, was im Allgemeinen bedeutet, dass Angespanntheit und damit auch das Angstniveau niedrig sind (Meek 1993, Longworth 1982).

Groer et al. (1994) nahmen bei einer Gruppe von 18 älteren Teilnehmern nach einer Massage Speichelproben, um das Angstniveau zu untersuchen. Während sich die Mitglieder der Kontrollgruppe 10 Minuten lang entspannt hinlegten, wurde bei denjenigen der Versuchsgruppe eine 10-minütige Rückenmassage durchgeführt. Vor und nach der Massage war ein SAI-Fragebogen zu beantworten. Das Angstniveau reduzierte sich zwar in beiden Gruppen, aber nicht signifikant. In den Speichelproben der Versuchsgruppe ließ sich eine höhere Konzentration von Immunglobulin A nachweisen. Dieses Ergebnis stützt die Behauptung, dass sich Massage günstig auf das körpereigene Immunsystem auswirkt. Warum das Angstniveau bei dieser Gelegenheit nicht stärker abnahm, blieb unklar.

Fraser und Ross (1993) untersuchten ebenfalls die Wirkung einer Rückenmassage an älteren Bewohnern einer Pflegeeinrichtung. Der Ablauf der Untersuchung war vor und nach der Behandlung gleich und bestand in Überwachung der physiologischen Parameter, des Blutdrucks etc. sowie Ermittlung des Angstniveaus anhand der Selbsteinschätzung mit dem Fragebogen von Spielberger. Es wurden drei Untersuchungsgruppen gebildet: In der einen wurde eine Rückenmassage durchgeführt, während man sich normal unterhielt, in der nächsten wurden nur Gespräche geführt und bei der dritten Gruppe wurde gar nichts unternommen. Die Testwerte lagen in der Massagegruppe insgesamt niedriger, wenn auch nicht signifikant; allerdings zeigte sich beim Angst-Mittelwert ein signifikanter Unterschied zwischen den Mitgliedern der Massagegruppe und denjenigen ohne irgendeine Behandlung. Die Teilnehmer äußerten bei der Befragung, die Rückenmassage sei sehr entspannend gewesen. Vermutlich spielt Massage als eine Art Berührung eine wichtige Rolle in der Pflege älterer Menschen und fördert eventuell auch die Kommunikation.

Auch Corley et al. (1995) untersuchten die Wirkung einer Rückenmassage bei älteren Pflegeheimbewohnern. Die Stimmungslage verbesserte sich sowohl in der Massage- wie in der Kontrollgruppe, aber nicht signifikant. Die Teilnehmer empfanden die Rückenmassage als sehr angenehm. Bei den physiologischen Messwerten zeigten sich keine bedeutsamen Veränderungen.

Viel von dem bisher Genannten spricht zwar für die Massage, aber wissenschaftliche Beweise, die das eindeutig bestätigen, stehen noch aus.

Snyder et al. (1995) untersuchten, ob eine Handmassage geeignet sein könnte, die Erregtheit, mit der ältere demente Patienten auf Pflegehandlungen reagieren, abzuschwächen. Dieses Verhalten wurde über einen Zeitraum von 5 Tagen vor bis 5 Tage nach der 10-tägigen Massagebehandlung beobachtet. Es zeigte sich, dass einige der erregten Verhaltensweisen wie das Schreien und Umsichschlagen im Rahmen der morgendlichen Pflege reduziert werden konnten. Vermutlich hatte die Massage einen, wenn auch nur begrenzten, Effekt, indem sie die Patienten bis zu einem gewissen Grad beruhigte und entspannte. Dieses Studiengebiet ist aber sehr kompliziert und vieles bleibt ungeklärt.

Auch am anderen Ende der Altersdimension, bei Kindern und Jugendlichen, wurden die Auswirkungen von Berührungen und Massage untersucht. Manche dieser Effekte waren rein psychologisch. Ottenbacher et al. (1987) verglichen 19 Studien im Hinblick auf die Wirkungen der taktilen Stimulation bei Säuglingen und Kleinkindern. Die Ergebnisse waren widersprüchlich und hingen vom Studiendesign ab, aber es ließ sich auf jeden Fall erkennen, dass Säuglinge und Kleinkinder auf die taktile Stimulation ansprechen. Ihre Leistungen in Bezug auf sprachliche und motorische Fertigkeiten waren viel besser als in der Kontroll- oder Vergleichsgruppe.

Field et al. (1993) untersuchten das Angstniveau und den Gemütszustand bei 52 hospitalisierten, depressiven und anpassungsgestörten Kindern und Jugendlichen. Eine Gruppe erhielt an 5 Tagen eine 30-minütige Rückenmassage, während die andere Gruppe zur Entspannung Videofilme anschaute. In der Massagegruppe kam es unverzüglich zu einer Abnahme des Angstniveaus; dies wurde mit dem „State anxiety inventory for children" (STAIC) vor und unmittelbar nach der Behandlung gemessen. Bei den depressiven Teilnehmern hielt die Besserung länger an. Nach den Kriterien des POMS war sowohl bei depressiven als auch bei anpassungsgestörten Kindern ab dem 5. Tag die Stimmung weniger niedergeschlagen. Der Kortisolgehalt im Speichel verringerte sich nur während der Massage deutlich. Dies ist gewöhnlich ein Anzeichen für ein verringertes Angst- und Abspannungsniveau.

Zwei andere Studien konnten Veränderungen der Speichelzusammensetzung feststellen, wenn Massage zur Reduzierung des Angstniveaus und zur Entspannung angewendet wurde.

Da Stress bekanntlich immunsuppressiv wirkt, untersuchten Green und Green (1987), inwieweit Entspannung hilft, das Immunsystem zu stärken. Eine ihrer Untersuchungsgruppen erhielt eine Rückenmassage (20 Minuten), dabei konnte nach der Behandlung ein Anstieg von Immunglobulin A gemessen werden.

Ironsen et al. (1995) fanden in ihrer Studie an 29 homosexuellen Männern (20 HIV-positive und 9 HIV-negative) heraus, dass eine mindestens 45-minütige Massage täglich, wenn sie einen Monat lang angewendet wurde, eine signifikante Abnahme des Angstniveaus und der Stresshormonspiegel bewirkte. So verringerte sich zum Beispiel die Kortisolkonzentration im Speichel. Verbessert wurden auch die Immunabwehrmechanismen, einschließlich einer deutlichen Zunahme der natürlichen Killerzellen, aber in Bezug auf das Fortschreiten der HIV-Erkrankung ließ sich keine Veränderung feststellen.

Wie die vorliegenden Forschungsberichte zeigen, gibt es keine durchgängig nachweisbaren, eindeutigen Ergebnisse. Massage scheint aber eher günstige, wohltuende Einflüsse zu haben bzw. keine Reaktion hervorzurufen als abträglich zu sein.

Ein Satz von Pemberton (1950, zit. in Rinder und Sutherland 1995) fasst dieses Kapitel zusammen, indem er die Anwendung von Massage mit den Worten rechtfertigt: „Der Erfolg einer Behandlungsform stellt sich oft schon ein, bevor genau bekannt ist, worauf er beruht."

3.4
Kontraindikationen

Unter folgenden Bedingungen ist Massage kontraindiziert:
- Hauterkrankungen, bei denen die zunehmende Erwärmung oder das Massagemittel zu einer Reizung führen könnte, wie z. B. Ekzeme, eitrige oberflächliche Infektionen
- bösartige Tumoren
- frühes Stadium eines Blutergusses – etwa ab dem vierten Tag wirkt sich Massage hingegen günstig auf Hämatome aus

- frische, unverheilte Narben oder offene Wunden
- im Bereich frischer Frakturen, besonders am Ellbogen oder in der Oberschenkelmitte
- akut entzündete Gelenke oder andere Gewebe, besonders Gelenktuberkulose.

Literatur

Arkko, P.J., Pakarinen, A.J. & Kar-Koskinen, O. (1983): Effects of hole body massage on serum protein, electrolyte and hormone concentrations, enzyme activities and hematological parameters. International Journal of Sports Medicine, (4), 265–267.

Balke, B., Anthony, J. & Wyatt, F. (1989): The effects of massage treatment on exercise fatigue. Clinical Sports Medicine, 1, 189–196.

Barr, J.S. & Taslitz, N. (1970): The influence of back massage on autonomic functions. Physical Therapy, 50(12), 1679–1691.

Cafarelli, E., Sim, J., Carolan, B. & Liebesman, J. (1990): Vibratory massage and short-term recovery from muscular fatigue. International Journal of Sports Medicine, (11), 474–478.

Cafarelli, E. & Flint, F. (1992): The role of massage in preparation for and recovery from exercise. Sports Medicine, 14(1), 1–9.

Carreck, A. (1994): The effect of massage on pain perception threshold. Manipulative Therapist, 26(2), 10–16.

Corley, M.C., Ferriter, J., Zeh, J. & Gifford, C. (1995): Physiological and psychological effects of back rubs. Applied Nursing Research, 8(1), 39–43.

Danneskiold-Samsoe, B., Christiansen, E., Lund, B. & Andersen, R.B. (1982): Regional muscle tension and pain ("fibrositis"), effect of massage on myoglobin in plasma. Scandinavian Journal of Rehabilitation Medicine, 15, 17–20.

Day, J.A., Mason, R.R. & Chesrown, S.E. (1987): Effect of massage on serum level of B-endorphin and B-lipotropin in healthy adults. Physical Therapy, 67(6), 926–930.

Ebel, A. & Wisham, L.H. (1952): Effect of massage on muscle temperature and radiosodium clearance. Archives of Physical Medicine, (7), 399–405.

Eliska, O. & Eliskova, M. (1995): Are peripheral lymphatics damaged by high pressure manual massage? Lymphology, 28, 21–30.

Ernst, E., Matrai, A., Magyarosy, I., Liebermeister, R.G.A. et al. (1987): Massage caused changes in blood fluidity. Physiotherapy, 73(1), 43–45.

Ferrell-Torry, A.T. & Glick, O.J. (1993): The use of therapeutic massage as a nursing intervention to modify anxiety and the perception of cancer pain. Cancer Nursing, 16(2), 93–101.

Field, T., Morray, C., Valdeon, C., Larson, S. et al. (1993): Massage reduces anxiety in child and adolescent psychiatric patients. International Journal of Alternative and Complementary Medicine, (7), 23–27.

Fraser, J. & Ross, J. (1993): Psychophysiological effects of back massage on elderly institutionalized patients. Journal of Advanced Nursing, 18, 238–245.

Goldberg, J., Sullivan, S.J. & Seaborne, D.E. (1992): The effect of two intensities of massage on H-reflex amplitude. Physical Therapy, 72(6), 449–457.

Goldberg, J., Seaborne, D.E., Sullivan, S.J. & Leduc, B.E. (1994): The effect of therapeutic massage on H-reflex amplitude in persons with a spinal cord injury. Physical Therapy, 74(8), 728–737.

Green, R.G. & Green, M.L. (1987): Relaxation increases salivary immunoglobulin A. Psychological Reports, 61, 623–629.

Groer, M., Mozingo, J., Droppleman, P., Davis, M. et al. (1994): Measures of salivary secretory immunoglobulin A and state anxiety after a nursing back rub. Applied Nursing Research, 7(1), 2–6.

Guyton, A.C. (1992): Human Physiology and Mechanisms of Disease. W.B. Saunders, Philadelphia.

Hansen, T.I. & Kristensen, J.H. (1973): Effect of massage, shortwave diathermy and ultrasound upon Xe disappearance rate from muscle and subcutaneous tissue in the human calf. Scandinavian Journal of Rehabilitation Medicine, (5), 179–182.

Holey, E. & Cook, E. (1997): Therapeutic Massage. W.B. Saunders, London.

Hovind, H. & Nielsen, S.L. (1974): Effect of massage on blood flow in skeletal muscle. Scandinavian Journal of Rehabilitation Medicine, (6), 74–77.

Ironsen, G., Field, T., Scafidi, F., Hashimoto, M. et al. (1995): Massage therapy is associated with enhancement of the immune system's cytotoxic capacity. International Journal of Neuroscience, 1–13.

Lakhani, S.R., Dilly, S.A. & Finlayson, C.J. (1993): Basic Pathology – an introduction into the mechanisms of disease. Edward Arnold, London.

Longworth, J.C.D. (1982): Psychophysiological effects of slow back massage in normotensive females. Advances in Nursing Science, 4, 44–61.

Meek, S.S. (1993): Effects of slow stroke back massage on relaxation in hospice clients. Image: Journal of Nursing Scholarship, 25(1), 17–21.

Morelli, M., Seaborne, D.E. & Sullivan, S.J. (1990): Changes in H-reflex amplitude during massage of triceps surae in healthy subjects. Journal of Orthopaedic & Sports Physical Therapy, 12(2), 55–59.

Morelli, M., Seaborne, D.E. & Sullivan, S.J. (1991): H-reflex modulation during manual muscle massage of human triceps surae. Archives of Physical Medicine and Rehabilitation, 72(10), 915–919.

Mortimer, P.S., Simmonds, R., Rezvani, M., Robbins, M. et al. (1990): The measurement of skin lymph flow by isotope clearance – reliability, reproducibility, injection dynamics, and the effect of massage. Journal of Investigative Dermatology, 95(6), 677–682.

Nordschav, M. & Biermann, W. (1962): The influence of manual massage on muscle relaxation: effect on trunk flexion. Journal of the American Physical Therapy Association, 42, 653–657.

Ottenbacher, K.J., Muller, L., Brandt, D., Heintzelmann, A. et al. (1987): The effectiveness of tactile stimulation as a form of early intervention : a quantitative evaluation. Development and Behavioural Paediatrics, 8(2), 68–76.

Pope, M.H., Reed, B., Phillips, D:C:, Haugh, L.D. et al. (1994): A prospective randomized three week trial of spinal manipulation, transcutaneous muscle stimulation, massage and corset in the treatment of subacute low back pain. Spine, 19, 2571–2577.

Puustjarvi, K. Airaksinen, O. & Pontinen, P.J. (1990): The effect massage in patients with chronic tension headache. International Journal of Acupuncture and Electrotherapeutics, 13, 159–165.

Rinder, A.N. & Sutherland, C.J. (1995): An investigation of the effects of massage on quadriceps performance after exercise fatigue. Complementary Therapies in Nursing and Midwifery, 1, 99–102.

Scull, C.W. (1945): Massage – physiologic basis. Archives of Physical Medicine, 3, 159–167.

Severini, V. & Venerando, A. (1967): Effect of massage on peripheral circulation and physiological effects of massage. Europa Medicophysica, 3, 165–183.

Smith, L.L., Keating, M.N., Holbert, D., Spratt, D.J. et al. (1994): The effects of athletic massage on delayed muscle soreness, creatine kinase, and neutrophil count: a preliminary report. Journal of Orthopaedic & Sports Physical Therapy, 19(2), 93–99.

Snyder, M., Egan, E.C. & Burns, K.R. (1995): Efficacy of hand massage in decreasing agitation behaviours associated with care activities on persons with dementia. Geriatric Nursing 16(2), 60–63.

Sullivan, S.J., Williams, L.R.T., Seaborne, D.E. & Morelli, M. (1991): Effects of massage on alpha motoneuron excitability. Physical Therapy, 71(8), 555–559.

Sullivan, S.J., Seguin, S., Seaborne, D.E. & Goldberg, J. (1993): Reduction of H-reflex amplitude during the application of effleurage to the triceps surae in neurologically healthy subjects. Physiotherapy Theory and Practice, 9, 25–31.

Tiidus, P.M. & Shoemaker, J.K. (1995): Effleurage massage, muscle blood flow and long-term post-exercise strength recovery. International Journal of Sports Medicine, 16, 478–483.

Wakim, K.G., Martin, G.M., Terrier, J.C., Elkins, E.C. et al. (1949): The effects of massage on the circulation in normal and paralysed extremities. Archives of Physical Medicine, 3, 135–144.

Weber, M.D., Servedio, F.J. & Woodall, W.R. (1994): The effects of three modalities on delayed onset muscle soreness. Journal of Orthopaedic & Sports Physical Therapy, 20(5), 236–242.

Weinberg, R.J.A. & Kolodny, J. (1988): The relationship of massage and exercise to mood enhancement. The Sport Psychologist, 2, 202–211.

Weinrich, S.P. & Weinrich, M.C. (1990): The effect of massageon pain in cancer patients. Applied Nursing Research, 3(4), 140–145.

4 Massage der oberen Extremität

Die obere Extremität wird gewöhnlich als eine Einheit behandelt. Sie ist viel kleiner als die untere, so dass es möglich ist, einen Handgriff ohne Unterbrechung in einem Zug auszuführen.

4.1 Vorbereitungen

Vorbereitung des Patienten

Der zu massierende Arm und die Schulter des Patienten sollten unbekleidet sein, auch Träger müssen heruntergestreift werden.

Behandlung im Sitzen

Über die nicht zu massierende Schulter kann eine Decke gelegt und unter dem anderen Arm befestigt werden, z.B. durch Einschlagen. Die Decke sollte beim Sitzen nicht bis zum Boden herabhängen. Dann wird auf einen mindestens 76 cm hohen Tisch ein Kissen in Standardgröße gelegt, mit Bändern befestigt und mit einem Baumwolltuch bedeckt. Der Patient sollte den Arm so darauf lagern, dass seine Haltung bequem ist. Die Schulter sollte abduziert und der Ellbogen gebeugt sein, während die Fingerspitzen in Pronation gerade eben die Stirnseite des Tisches erreichen (Abb. 4.1a).

Der Therapeut steht am Ende des Tisches in Schrittstellung mit dem äußeren Bein voran und blickt auf den Unterarm.

Behandlung in Rückenlage

Die Behandlungsliege wird genau wie für die Beinmassage (s. Kap. 5.1) vorbereitet, mit nur zwei Kopfkissen zur Unterstützung des Kopfes. Ein Kissen wird so neben dem Körper platziert, dass der Patient den Arm in leichter Schulterabduktion und -flexion darauf lagern kann. Wichtig ist, dass die pronierte Hand voll vom Kissen gestützt wird. Ist dies nicht der Fall, muss das Kissen etwas nach unten gezogen werden und eher der Schulterbereich ungestützt bleiben.

Der Therapeut nimmt knapp hinter den Fingerspitzen des Patienten Schrittstellung ein, mit dem äußeren Bein voran.

Hochlagerung des Arms

Der Patient legt sich genauso hin wie für eine Armbehandlung in Rückenlage; mit zusätzlichen Kissen sorgt man jedoch dafür, dass jedes distalere Gelenk höher liegt als sein proximaler Nachbar, d.h. der Ellbogen höher als die Schulter, das Handgelenk höher als der Ellbogen.

Möglicherweise muss auch die Höhe der Liege verringert werden oder der Therapeut etwas erhöht stehen. Ist beides nicht möglich, kann man sich auch andersherum, d.h. neben die Schulter des Patienten stellen, mit Blick auf dessen Hand. Dabei sollte man jedoch gelegentlichen Blickkontakt zum Patienten halten.

Bevor man mit der Massage beginnt, wird zunächst der ganze Arm entkleidet und untersucht (s. Kap. 1). Dabei ist besonders auf den Zustand der Haut (Abschürfungen oder Hauttrockenheit) und auf die Gelenkstellung zu achten sowie zu prüfen, ob einzelne Gelenke noch zusätzliche Unterstützung benötigen. Daraufhin palpiert man den gesamten Arm, um einen Eindruck von der Hauttemperatur, der Schmerzempfindlichkeit und dem Muskeltonus zu gewinnen.

4.2
Effleurage (Streichung)

Gesamte Extremität

Gewöhnlich wird die Effleurage der oberen Extremität nur mit einer Hand durchgeführt, während der Therapeut mit der anderen Hand die stabile Lage des Arms und die Position der Hand kontrolliert. Die greifende bzw. haltende Hand des Therapeuten sollte leicht gewölbt sein, damit sie nur mit den palmaren Rändern die Hand des Patienten berührt und kein „klebriger" Händedruck entsteht.

Extensoren

Mit der Hand, die dem Patienten am nächsten ist, ergreift man dessen pronierte Hand (Abb. 4.1a). Die Arbeitshand – also die patientenfernere Hand – beginnt unter dem kleinen Finger und wird auf der ulnaren Seite des Unterarms und über den medialen Oberarm zur Achsel geführt (Abb. 4.1b). Die zweite Arbeitslinie beginnt auf den Fingerrücken und geht weiter über die Dorsalseite des Unterarms und den dorsalen Oberarm zur Achsel. Die dritte Linie erfolgt in mittlerer Pronationsstellung des Unterarms: Sie beginnt am Daumen (Abb. 4.2) und wird auf der radialen Seite des Unterarms über den lateralen Oberarm bis zur Achsel fortgesetzt.

Flexoren

Wenn die Arbeitshand zum Ausgangspunkt zurückgekehrt ist, greift sie nach der weiterhin in mittlerer Pronationsstellung gelagerten Hand des Patienten. Mit der bisherigen Haltehand arbeitet man die vierte Linie, ausgehend vom Daumen (Abb. 4.3a) über die radiale Kante des Unterarms und den lateralen Oberarm (Abb. 4.3b und c) bis zur Achselhöhle. Die Handfläche wird nun etwas stärker supiniert, denn die fünfte Arbeitslinie

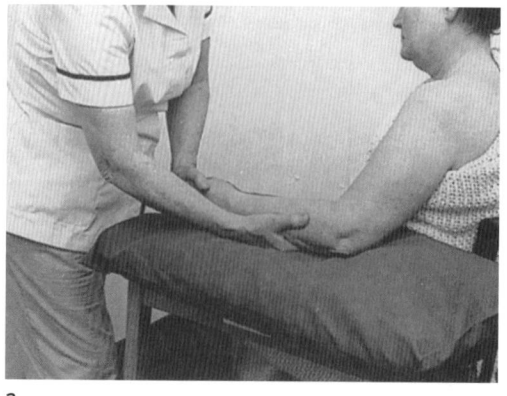
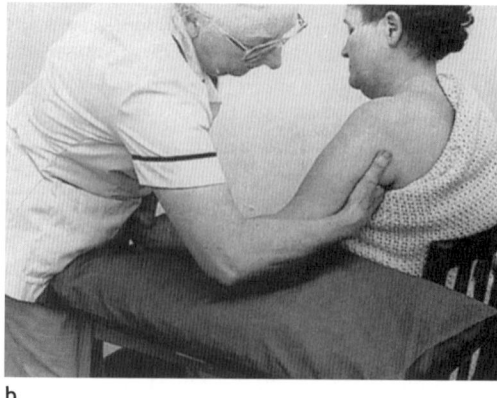

a   b

Abb. 4.1 Effleurage – erste Arbeitslinie mit der äußeren Hand: a) auf der Ulnarseite des Unterarms b) in der Achsel

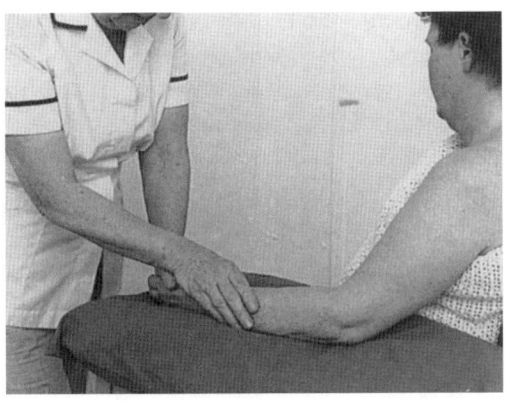

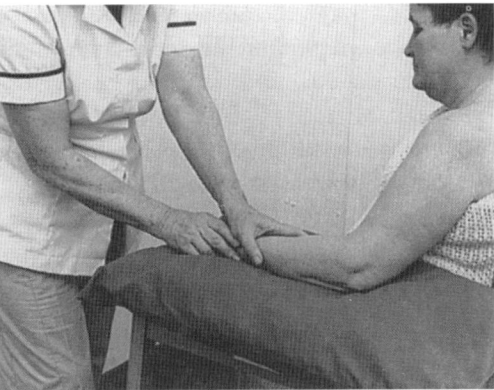

Abb. 4.2 Effleurage – dritte Arbeitslinie mit der äußeren Hand auf dem Unterarm

a

verläuft von der Palmarseite der Finger über die ventrale Seite des Unterarms und den Bizeps bis zur Achsel. Die sechste Linie der Streichung beginnt unter dem kleinen Finger und geht weiter über die ulnare Seite des Unterarms und den medialen Oberarm bis zur Achsel.

Bei jeder Streichung haben anfangs die Finger den meisten Kontakt und führen die Bewegung bis zum Handgelenk. Ab da verlagert sich der Kontakt von den Fingern auf die Arbeitshand, die schräg auf der Extremität liegt. Im Bereich der Achsel sollte die Hand mit verstärktem Druck mindestens bis auf Fingerlänge in die Achselhöhle hineingeschoben werden und dort kurz verweilen.

Die Linien der Streichung überlappen sich zum großen Teil, so daß der gesamte Arm gründlich behandelt wird.

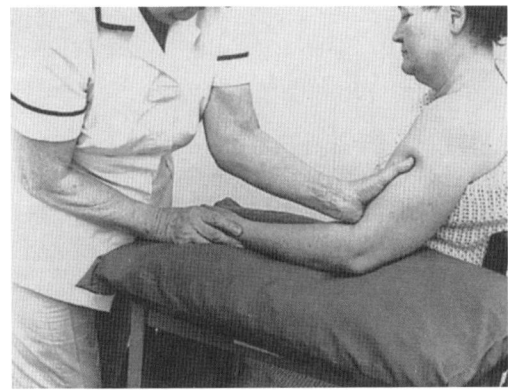

b

Teilstreichungen

Schulter

Die Schulter-Effleurage beginnt damit, dass die Hände über Kreuz an der Ventral- und Dorsalseite der Schulter angelegt werden. Im Verlauf der Streichung ziehen die Hände parallel und werden gedreht, um den M. del-

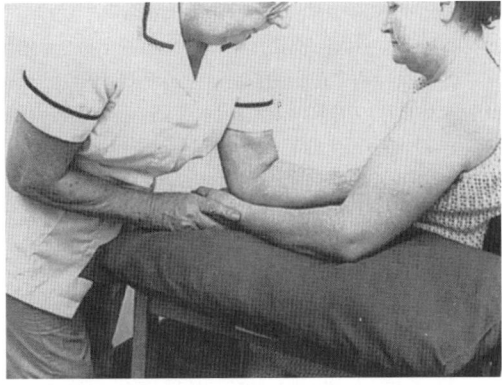

c

Abb. 4.3 Effleurage mit der inneren Hand: a) auf dem Handgelenk b) am Arm – hier auf guten Hautkontakt achten c) in der Achsel

Obere Extremität

toideus zu behandeln, während die Finger in
die Achselhöhle vorgeschoben werden.

Oberarm

Der Oberarm kann auch seperat mit einer
Effleurage behandelt werden. Sie beginnt am
Ellbogen und endet in der Achselhöhle, wobei
man die gleichen Arbeitslinien wie bei den
Streichungen voller Länge wählt (s. Abb. 4.1b,
4.3b).

Unterarm

Am Unterarm beginnt die Effleurage am
Handgelenk oder den Fingerspitzen und
endet an der Ellenbeuge, wo einige Lymphknoten liegen. Angewendet werden die entsprechenden Elemente der Streichungen
voller Länge (s. Abb. 4.1, 4.2, 4.3)

Hand

Die Hand-Effleurage kann entweder mit der
ganzen Hand oder – wenn nur einzelne
Strukturen massiert werden – mit Daumen
und Fingerspitzen durchgeführt werden.

Behandelt man die Mm. interossei dorsales
kann die Effleurage mit beiden Daumen
gleichzeitig in nicht unmittelbar benachbarten Zwischenräumen durchgeführt werden
(Abb. 4.4). Die Handfläche wird nur mit
einem Daumen bzw. einem oder mehreren
Fingern behandelt. Um anatomische Strukturen wie den M. abductor pollicis brevis und
M. abductor digiti minimi gleichzeitig zu
behandeln, kann man aber auch mit beiden
Daumen arbeiten. Die zwei Flexoren und die
beiden Opponensmuskeln können ebenfalls
mit beiden Daumen behandelt werden, da
eine Behandlung mit den Fingern zu wenig
differenziert wäre.

Finger

Die Finger können paarweise – zweiter und
vierter sowie dritter und fünfter Finger – mit
Effleurage behandelt werden. Der Daumen
wird für sich allein massiert. Man legt in bei-

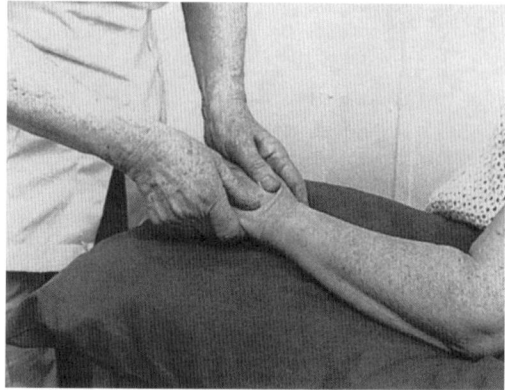

Abb. 4.4 Effleurage zwischen den Metakarpalia. Die
Handhaltung ist die gleiche wie bei der Knetung der
Zwischenräume.

den Händen jeweils eine der zu massierenden
Fingerspitzen auf ein Mittelglied der eigenen
Finger. Die Streichung wird mit dem Zeigefinger auf der einen Fingerseite aufwärts
(Abb. 4.5a) und mit dem Daumen auf der
anderen Seite abwärts (Abb. 4.5b) durchgeführt. Dies sorgt dafür, dass die Finger unter
der Behandlung gestreckt bleiben. Ist diese
Vorgehensweise nicht möglich, fasst man die
Fingerspitze vorsichtig zwischen Daumen
und Zeigefinger der einen Hand und streicht
auf jeder Seite des zu behandelnden Fingers
mit dem Zeigefinger und/oder Daumen
der anderen Hand entlang. Üblicherweise
streicht man nicht über die Dorsal- und Palmarflächen der Finger, sondern über die Fin-
gerseiten, weil dort der Drainageeffekt am
größten ist.

4.3
Knetung

Für alle knetenden Handgriffe, die hier
beschrieben werden, benutzt man die Zirkelung (kreisende Technik, s. Abb. 2.4b). Die
Größe eines Kreises hängt von der Größe des

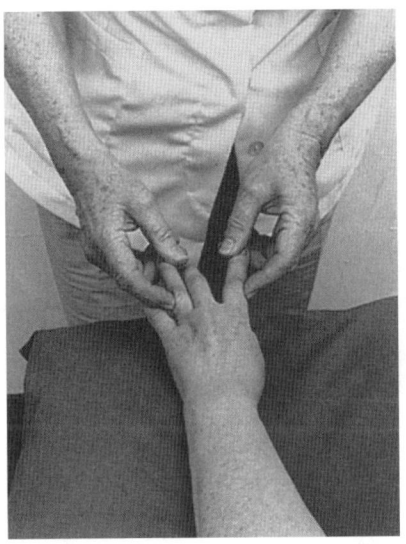
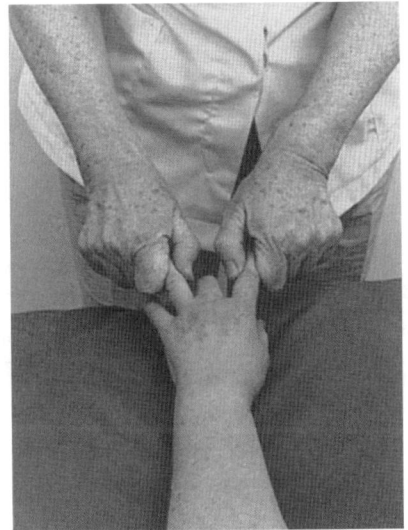

a   b

Abb. 4.5 Effleurage der Finger: a) mit den Fingern b) mit dem Daumen

Behandlungsgebiets ab. Der Therapeut muss sich vergewissern, dass er wirklich auf Muskeln oder Weichteilen arbeitet und darf über Knochenkanten und -vorsprüngen keinen tief reichenden Druck bei gleichzeitiger Bewegung ausüben. Der Druck sollte bei allen Handgriffen in das Zentrum des Armes und aufwärts gerichtet sein, um den Lymph- und den venösen Blutfluss von distal nach proximal zu unterstützen.

4.3.1
Kneten

Alternierende Zweihandknetung

Die alternierende Zweihandknetung wird an den Armen gewöhnlich in einem Zug von proximal nach distal, von der Schulter bis zu den Fingerspitzen, ausgeführt. Das setzt vorsichtiges „Manövrieren" mit den Händen voraus, damit der Hautkontakt auch bei der Arbeit an „Ecken" in vollem Umfang aufrecht erhalten bleibt. Die Hände des Therapeuten

sind leicht gewölbt und beginnen mit der Knetung über Schulter und M. deltoideus. Dann umfassen sie den Oberarm, um den M. triceps und den M. biceps zu bearbeiten. Am Ellbogen drehen sie sich so, dass sie schräg auf den Flexoren- und Extensorenseiten des Unterarms und der Hand liegen.

Zu Beginn nähern sich Arme und Schultergürtel des Therapeuten so weit, dass seine Hände auf dem Schultergelenk des Patienten ruhen und die Fingerspitzen sich oben berühren (Abb. 4.6a). Die Ellbogen sollten so stark gebeugt sein, dass die Unterarme parallel zum Oberarm des Patienten sind. Geknetet wird mit abwechselnd kreisenden Händen und nach innen gerichtetem Druck. Dabei werden die Hände so gedreht, dass die Handballen über der Mitte des M. deltoideus zur Ruhe kommen. Es werden etwa 6–8 Zirkelungen mit jeder Hand durchgeführt (Abb. 4.6b).

Als nächstes arbeitet man sich in ganz kleinen Etappen den M. deltoideus hinunter – dabei liegen die Hände parallel, so dass sich die Daumen berühren – bis die Finger die Achselhöhle erreichen. Während die Hände

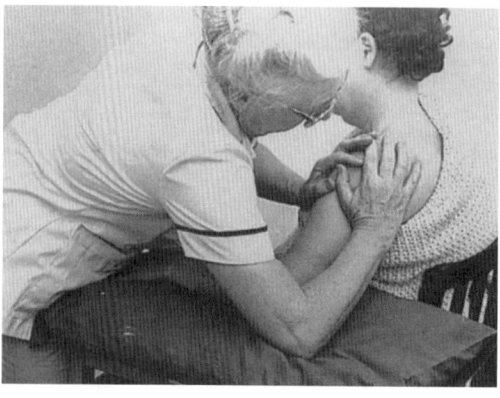
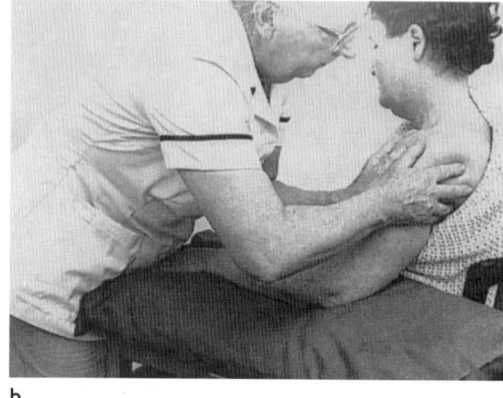

a   b

Abb. 4.6 Knetung des M. deltoideus: Haltung der Hände zu Beginn (a) und am Ende (b)

kurz ruhen, sollte sich ihre Mittellinie genau auf der Mitte der Muskelbäuche von Bizeps und Trizeps befinden. Die Finger können über die mediale Kante des Humerus hinaus greifen (Abb. 4.7).

Das Kneten sollte nun weniger in Form einer Kompression ausgeführt werden, sondern einen zusammenschiebenden Charakter bekommen. Da die Daumen aber weiterhin vertikal und sehr dicht nebeneinander auf beiden Seiten des lateralen Humerusrandes liegen bleiben sollen, übernehmen Daumen und Daumenballen auf der einen Seite und Handfläche und Finger auf der anderen Seite eines Muskels das Zusammenschieben.

Im weiteren Verlauf der Knetung bewegen sich die Hände allmählich zum unteren Drittel des Oberarmes, wobei man die Hand über dem Trizeps mehr zur Vorderseite des Ellbogens und die Hand über dem Bizeps mehr zur Rückseite des Ellbogens verlagert (Abb. 4.8). Die Hand auf der Vorderseite arbeitet dann auf der Stelle, während die Hand auf der Rückseite allmählich zur medialen Seite des Ellbogens und von dort auf die Flexorenseite des Unterarms gleitet. Leicht versetzt folgt ihr die andere Hand auf die Extensorenseite nach.

Bei der Knetung des Unterarms liegt die Hand auf der Flexorenseite quer über der

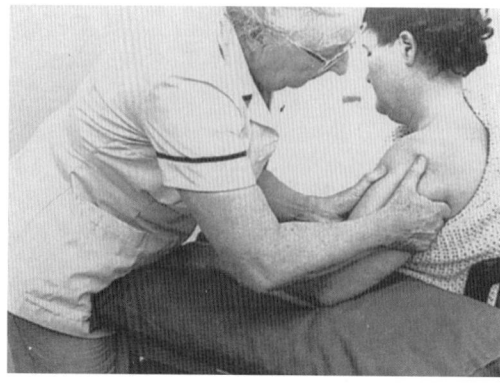
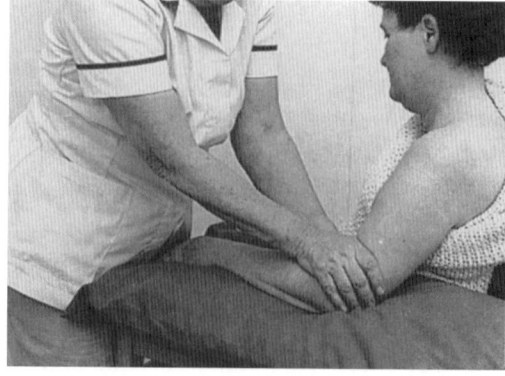

Abb. 4.7 Knetung von Bizeps und Trizeps   **Abb. 4.8** Knetung – Richtungswechsel am Ellbogen

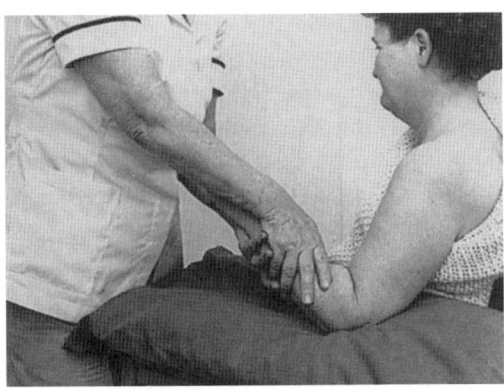

Abb. 4.9 Knetung des Unterarms – wird er angehoben, ist die Massage leichter durchzuführen und beide Hände haben trotz unterschiedlicher Position stets Hautkontakt.

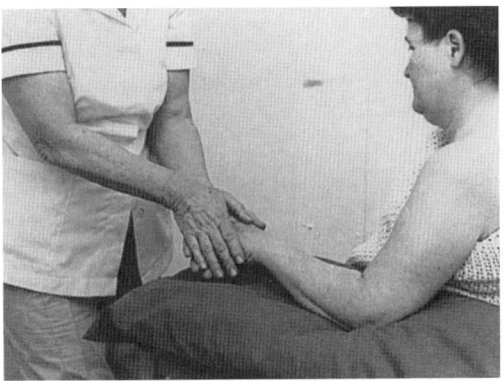

Abb. 4.10 Knetung der Hand

Extremität vor der ebenfalls querliegenden Hand auf der Extensorenseite. Letztere hat jedoch eine etwas vertikalere Ausrichtung (Abb. 4.9). Auf diese Weise haben beide Hände immer vollen Hautkontakt. Mit der Hand auf der Flexorenseite kann man den Unterarm des Patienten etwas hochheben, damit die Hände des Therapeuten leichter nach unten bewegt werden können. Sie versuchen sich gegenseitig „einzuholen", bis sie bei der Handfläche auf gleicher Höhe arbeiten (Abb. 4.10). Zum Schluss liegen die zu massierenden Finger mitten auf den Handtellern des Therapeuten. Jeder Einzelschritt dieser Technik kann auch nur auf einzelne, spezifische Muskeln angewandt werden.

Einhandknetung

M. deltoideus

Der M. deltoideus kann mit der ganzen Hand geknetet werden. Es ist leichter, ihn mit der äußeren Hand zu massieren und mit der inneren Hand den Arm des Patienten zu stützen. Um Gegendruck ausüben zu können und den Arm zu stabilisieren, erfolgt dies auf der medialen Seite genau unter der Achsel.

M. triceps

Der Trizeps wird mit der äußeren Hand geknetet. Die andere Hand übt Gegendruck aus, anfangs auf halber Höhe, danach im distalen Bereich des Bizeps.

M. biceps

Der Bizeps wird mit der inneren Hand geknetet. Die andere Hand übt Gegendruck aus, anfangs auf halber Höhe, danach im distalen Bereich des Trizeps.

Extensorengruppe des Unterarms

Die Extensorengruppe des Unterarms wird mit der äußeren Hand geknetet, ausgehend von der Ellenbeuge (einige dieser Muskeln haben dort ihren Ursprung) bis hinunter zum Handgelenk; zum Ende hin wird nur noch mit der Handfläche geknetet. Die innere Hand hält währenddessen das Handgelenk fest, um Bewegungen zu unterbinden und den Unterarm – falls notwendig – etwas anzuheben.

Flexorengruppe des Unterarms

Die Flexorengruppe des Unterarms wird in ähnlicher Weise wie die Extensorengruppe behandelt. Man beginnt mit der ganzen

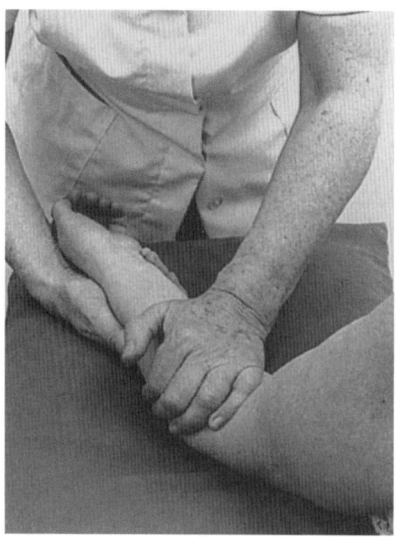

Abb. 4.11 Handflächenknetung der Flexorengruppe des Unterarms

tet, wobei die Finger bestmöglichst gestreckt sein sollten, um sich den Muskeln besser anpassen zu können. Die äußere Hand unterstützt die supinierte Hand des Patienten auf der Dorsalseite, während die Mitte der Handfläche und danach der Kleinfingerballen (Hypothenar) mit der inneren Hand behandelt werden. Anschließend tauschen die Hände die Rollen: Jetzt wird der Kleinfingerballen gehalten, damit die äußere Hand den Daumenballen (Thenar) bearbeiten kann.

Eine Fingerkuppenknetung kann über jedem schmalen Gebiet und über einzelnen kleinen (Hand-)Muskeln durchgeführt werden; dabei arbeitet man von proximal nach distal.

Fläche der inneren Hand in der Ellenbeuge, benutzt jedoch während des Hinunterarbeitens zum Handgelenk nur noch den eigentlichen Handteller. (Abb. 4.11). Das Handgelenk des Patienten wird mit der äußeren Hand gestützt.

Hand

Den Handrücken knetet man mit der Innenfläche der äußeren Hand. Die innere Hand unterstützt die Handfläche des Patienten so, dass sich die Finger auf der einen Seite befinden und der Daumen auf der anderen Seite. Außerdem sollte sie gewölbt sein, um einen „klebrigen" Kontakt der Handflächen zu vermeiden.

Manchen Schülern fällt es leichter, zuerst das einhändige Kneten zu erlernen, bevor sie mit beiden Händen arbeiten.

Fingerknetung

Die Handfläche wird gewöhnlich mit allen oder zumindest mit mehreren Fingern gekne-

Daumenknetung

Mit den Daumen knetet man üblicherweise die flacheren oder kleineren Muskelgruppen der oberen Extremität.

Flexoren- und Extensorengruppe des Unterarms

Die Behandlung der Flexoren- und der Extensorengruppe des Unterarms unterscheidet sich nicht. Der Unterarm wird etwas vom Kissen abgehoben, damit die Finger des Therapeuten auf die Rückseite gelangen können. Um mit der ganzen Länge der Daumen maximalen Kontakt zu erhalten, hält man die eigenen Unterarme flach und parallel zum Unterarm des Patienten. Dann beschreibt man mit den Daumen möglichst große Kreise, ohne dass dabei Zug auf die Haut ausgeübt wird. Bildet sich über dem Arbeitsdaumen eine Falte, bedeutet dies, dass der Kreisdurchmesser groß genug ist. Würde jetzt mit dem gleichen Druck weitermassiert, käme es zu einer schmerzhaften Zugwirkung auf die Haut (Abb. 4.12). Der Abstand der Daumen ist gerade so groß, dass der nicht massierende Daumen unmittelbar neben der seitlichen

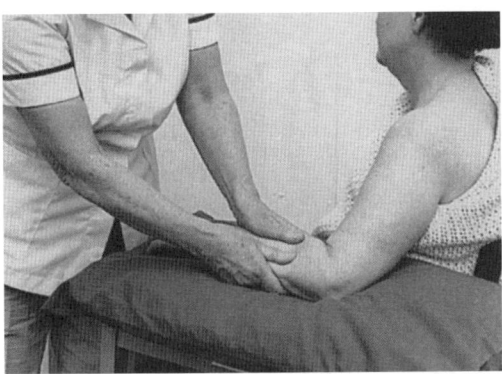

Abb. 4.12 Daumenknetung der Extensorengruppe des Unterarms. An der Spitze des rechten Daumens ist eine Hautfalte zu sehen.

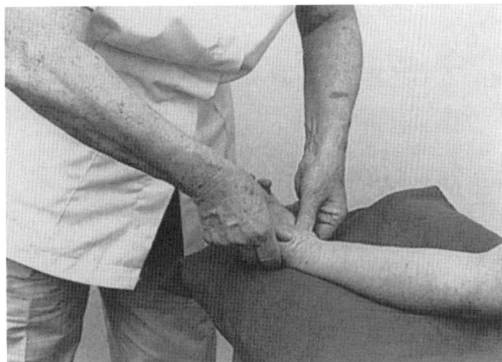

Abb. 4.13 Gleichzeitige Daumenknetung von M. abductor pollicis brevis und M. abductor digiti minimi

Kante des Arbeitsdaumens vorbei kann. *Es sollte nicht der gesamte Druck mit dem Daumengrundgelenk ausgeübt werden!* Um dies zu vermeiden, muß eine *sehr leichte* Beugung dieses Gelenks beibehalten werden, was auch eine Hyperextension des Daumens vermeiden hilft. Über den Muskelbäuchen wird der Druck verstärkt und distal (untere Hälfte bis Drittel des Unterarms) deutlich abgeschwächt. Die Extensoren werden von oberhalb der Ellenbeuge, die Flexoren von unterhalb der Ellenbeuge behandelt.

Intermetakarpalräume der Hand

Die Intermetakarpalräume des Handrückens werden mit den Seiten der Daumen geknetet. Hier erfolgt die Knetung in Form eines langen, schmalen Ovals und wird gewöhnlich parallel in zwei Zwischenräumen – erster und dritter, zweiter und vierter – vorgenommen. Die Handfläche wird mit den Fingern des Therapeuten gestützt und von proximal nach distal bearbeitet, nachdem zuvor eine Streichung der Zwischenräume in entgegengesetzter Richtung durchgeführt worden ist (s. Abb. 4.4).

Für die Daumenknetung von Thenar und Hypothenar bei supinierter Hand gibt es zwei Möglichkeiten:

- beide Daumen massieren abwechselnd zuerst den einen, danach den anderen Ballen
- jeder Daumen massiert jeweils nur einen Ballen, wobei die kleinen Handmuskeln paarweise behandelt werden können. So lassen sich M. abductor digiti minimi und M. abductor pollicis brevis gemeinsam und simultan kneten, ebenso der M. flexor pollicis brevis und der M. flexor digiti minimi (Abb. 4.13).

Die Mitte der Handfläche mit dem M. adductor pollicis wird dann mit beiden Daumen im Wechsel geknetet (Abb. 4.14). Dies verhin-

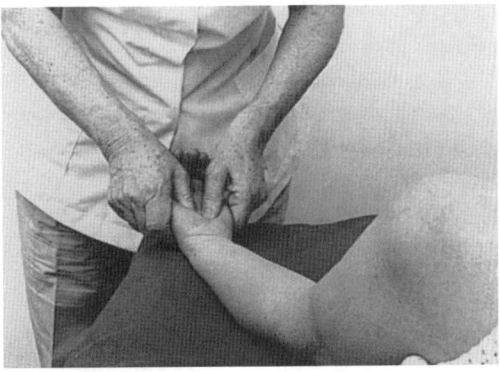

Abb. 4.14 Abwechselnde Daumenknetung in der Mitte der Handfläche

Obere Extremität

dert, dass das Handgelenk durch die Massagegriffe hin und hergeschoben wird. Massieren kann man mit Daumenspitzen oder -kuppen.

Finger

Bei pronierter Hand können die Finger auf zwei verschiedene Arten geknetet werden:

- Man hält den Finger mit der einen Hand an der Spitze fest und knetet mit den Kuppen von Daumen und Zeigefinger der anderen Hand gleichzeitig seine Ober- und Unterseite bzw. zuerst die eine, dann die andere Seite (Abb. 4.15).
- Man nimmt die Grundglieder zweier nicht benachbarter Finger auf das Mittelglied der eigenen Zeigefinger. Die Daumenkuppen sollten dabei auf gleicher Höhe der beiden Fingerrücken liegen. Geknetet wird zuerst mit dem Daumen und danach mit dem untergelegten Finger, während die Gegenkomponente jeweils das Widerlager bildet. Die beiden Hände arbeiten gleichzeitig, und zwar von proximal nach distal (Abb. 4.16). Die zwei anderen Finger werden in

gleicher Weise behandelt, danach der Daumen allein mit einer Hand, während die andere Hand stabilisiert.

4.3.2 Abhebendes Kneten

Diese Art der Knetung wird an den Muskeln der oberen Extremität gewöhnlich nur mit einer Hand und von proximal nach distal ausgeführt. Die äußere Hand des Therapeuten bearbeitet den M. deltoideus, den M. triceps und den M. brachioradialis, die innere Hand den M. biceps brachii und die Flexorengruppe des Unterarms. Mit der freien Hand wird der Arm nahe der Arbeitshand stabilisiert. Man geht in kleinen Abschnitten von etwa 1–2 cm voran.

M. deltoideus

Der M. deltoideus wird mit der äußeren Hand abgehoben, während die innere Hand den Arm medial in der Nähe des Ellbogens

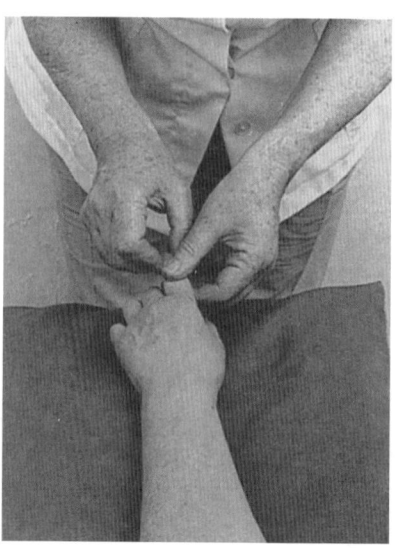

Abb. 4.15 Knetung eines einzelnen Fingers

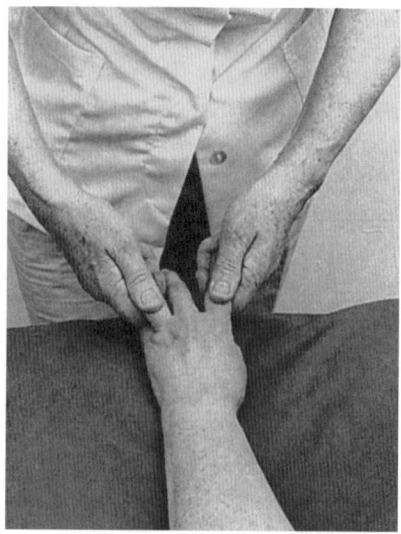

Abb. 4.16 Gleichzeitige Knetung von zwei nicht benachbarten Fingern

stabilisiert. Die Arbeitshand bildet eine „C"-Form (s. Abb. 2.16) und palpiert die knöchernen Ränder der Spina scapulae, des Akromions und der Klavikula. Danach gleitet die Hand auf den M. deltoideus hinunter und verläßt die Knochen vollständig. Die Handfläche bleibt die ganze Zeit über in Kontakt mit dem Deltamuskel, so dass dieser zusammengedrückt, aber eher weniger abgehoben wird. Der Unterarm des Therapeuten ist während der Behandlung stets parallel zum Arm des Patienten ausgerichtet. Das „Abheben" kommt zustande, indem man den Muskel fasst und danach das Handgelenk extendiert ohne Daumen und Fingerspitzen dabei zu drehen oder den Handballen anzuheben (Abb. 4.17). Ein empfindliches knöchernes Gebiet ist der Seitenrand der Bizepsrinne. Der Daumen sollte daher immer daneben und nicht direkt darauf liegen. Dort, wo der Muskel schmaler wird, verengt sich die „C"-Figur der Hand fast zu einem „V".

M. triceps
Zur Behandlung des Trizeps gleitet die Hand von der Sehne des M. deltoideus zur Rückseite des Arms in die Nähe der Achselhöhle und umfasst den Muskelbauch des Trizeps

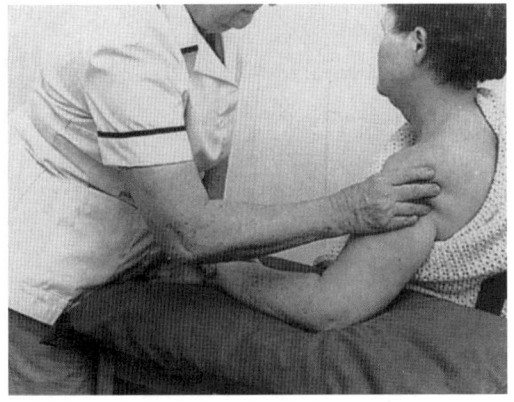

Abb. 4.17 Abhebendes Kneten am M. deltoideus. Die Hand bildet ein „C".

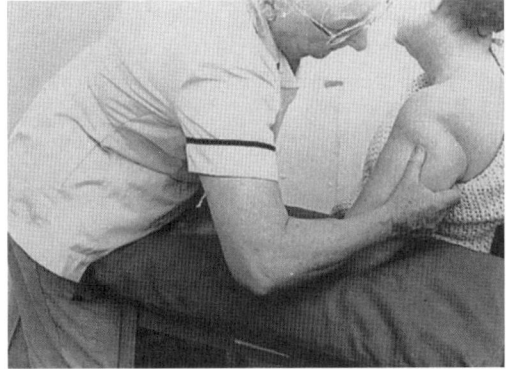

Abb. 4.18 Ahebende Knetung am M. triceps. Der Unterarm der Therapeutin befindet sich dorsal des Patientenarms. Die Hand bildet ein „C".

(Abb. 4.18). Die Fingerspitzen liegen dabei dorsal der medialen Seite des Humerus, der Daumen dorsal der lateralen Seite. Wieder ist es wichtig, dass die ganze Handfläche dem Muskelbauch aufliegt und der Unterarm niedrig und fast parallel zum Unterarm des Patienten gehalten wird. Zum Stabilisieren liegt die andere Hand auf dem Bizeps nahe der Ellenbeuge.

M. biceps
Wenn die Trizepsmassage beendet ist, schiebt sich die Hand, die vorher stabilisiert hat, nach oben zum proximalen Teil des Bizeps. Wieder liegen Fingerspitzen und Daumen vor den angrenzenden Rändern des Humerus, während die Handfläche ganz aufliegt und der Unterarm parallel zu dem des Patienten ist (Abb. 4.19). Während der Bizeps von proximal nach distal bearbeitet wird, stabilisiert die andere Hand den Arm zunächst auf der Dorsalseite des Ellbogens. Sie bewegt sich dann zur Außenseite des Handgelenks und hebt es supiniert an, damit die Arbeitshand zur Ansatzsehne des Bizeps fortfahren und nach medial zur Flexorengruppe des Unterarms gleiten kann.

Obere Extremität

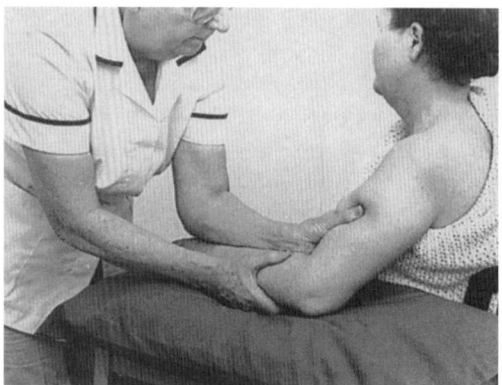

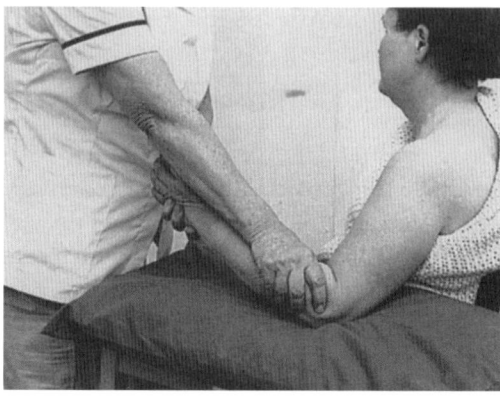

Abb. 4.19 Abhebendes Kneten am M. biceps. Der Unterarm der Therapeutin liegt parallel zu dem der Patientin.

Abb. 4.20 Abhebendes Kneten am M. brachioradialis. Die Hand bildet ein „V".

Flexorengruppe des Unterarms

Beim Abheben dieser Muskeln nimmt die Hand eine „V"-Form an (s. Abb. 2.17), dabei befinden sich die Finger hinten-innen (posteromedial) und der Daumen vorne-seitlich (anterolateral). Die Handfläche liegt wiederum ganz auf und je mehr man sich dem Handgelenk nähert, umso enger wird das „V" der Behandlungshand.

M. brachioradialis

Er wird mit der äußeren Hand massiert. Daher muss die zuvor arbeitende Hand geschmeidig dazu überwechseln, das Handgelenk zu stützen, während die äußere Hand den M. brachioradialis bis knapp oberhalb der Ellenbeuge hinaufgleitet (Abb. 4.20). Der Unterarm wird hoch gehalten, damit der Muskel entspannt ist. Dann fährt die „V"-förmige Hand mit der abhebenden Knetung fort bis zum Muskel-Sehnen-Übergang, der sich im distalen Drittel des Unterarms befindet. Viele setzen das abhebende Kneten auch in Form eines Zusammendrückens auf beiden Seiten des distalen Unterarms fort, um so kontinuierlich den Hautkontakt beizubehalten. An diesem Punkt einer Armmassage wird die Extensorengruppe des Unterarms häufig mit den Daumen geknetet. Alternativ kann

man auch zur Schulter zurückkehren, um dort eine walkende Knetmassage durchzuführen.

4.3.3 Walken

Eine walkende Knetmassage lässt sich am leichtesten auf langen Muskeln wie dem M. triceps und M. biceps durchführen. Auch ein schlaffer oder sehr entspannter M. deltoideus kann gewalkt werden. Allerdings ist dieser Muskel relativ kurz, was die Behandlung erschwert.

M. deltoideus und M. triceps

Um diese Muskeln zu walken, muss der Therapeut seine Stellung so ändern, dass er näher an den Patienten heranrückt und seinen patientennahen Fuß zwischen den sitzenden Patienten und den Behandlungstisch stellen kann. Bei der walkenden Knetmassage befinden sich die Finger auf der Dorsalseite des Arms und die Daumen auf der ventralen bzw. medialen Seite. Auf folgenden knöchernen Strukturen dürfen weder Finger noch Daumen liegen:

- beim M. deltoideus nicht in der Bizepsrinne
- beim M. triceps nicht auf dem seitlichen Humerusrand (Abb. 4.21).

Die Muskeln werden immer zuerst an ihrem proximalsten Ende gegriffen und in distaler Richtung bearbeitet, eventuell auch noch einmal in umgekehrter Richtung. Es sollte mit konstanten Bewegungen massiert und nur in kleinen Abschnitten (2–4 cm) vorangegangen werden.

M. biceps

Um den Bizeps zu walken, muss der Therapeut seine Position leicht in Richtung Außenseite des Behandlungstisches verändern. Die Finger liegen auf der medialen Seite und die Daumen auf der lateralen Seite, jeweils vor dem entsprechenden Humerusrand. Wieder wird vom proximalsten Anteil des Muskels nach distal gearbeitet und eventuell auch noch in umgekehrter Richtung. Die Abschnitte sind ähnlich klein zu wählen wie beim Trizeps.

Bei der walkenden Knetmassage ist darauf zu achten, dass kein unangenehmer Zug auf die Haut ausgeübt wird und dass die Richtungsänderungen der Hand sehr geschmeidig

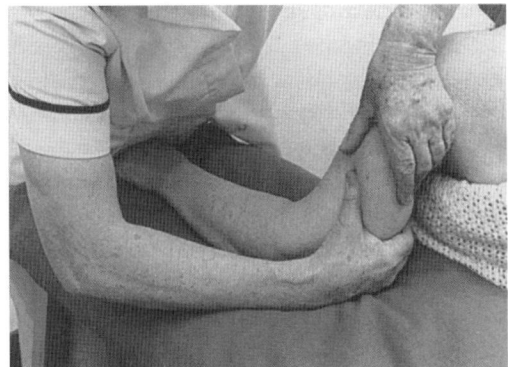

Abb. 4.21 Walkung des M. triceps. Um eine unangenehme Zugwirkung auf die Haut zu vermeiden, umgreift die Therapeutin den Muskel besonders weit.

erfolgen. Trockene Hände sind dabei eine große Hilfe.

M. brachioradialis

Der Muskelbauch des M. brachioradialis kann mit den Kuppen von Daumen, Zeige-, Mittel- und manchmal auch Ringfinger gewalkt werden. Der Arm des Patienten wird in mittlerer Pronations- und Supinationsstellung gehalten.

Handmuskeln

Sehr kleine walkende Massagegriffe können bei den Muskeln von Thenar und Hypothenar auch mit den Spitzen von Zeigefinger und Daumen ausgeführt werden. Auf diese Weise lassen sich die beiden Abduktoren (M. abductor pollicis brevis, M. abductor digiti minimi) und die beiden Flexoren (M. flexor pollicis, M. flexor digiti minimi) leichter behandeln.

4.3.4 Muskelschüttelung

M. deltoideus

Der relativ kurze M. deltoideus kann mit der äußeren Hand geschüttelt werden. Dabei darf der Daumen nicht in die Bizepsrinne rutschen.

M. triceps

Auch der Trizeps wird mit der äußeren Hand geschüttelt, und zwar von der Achselhöhle bis hinunter zum Ellbogen (Abb. 4.22).

M. biceps

Der Bizeps wird mit der inneren Hand von der Achselhöhle bis hinunter zum Muskelsehnenübergang geschüttelt.

M. brachioradialis

Ein kräftiger M. brachioradialis kann geschüttelt werden, indem die innere oder

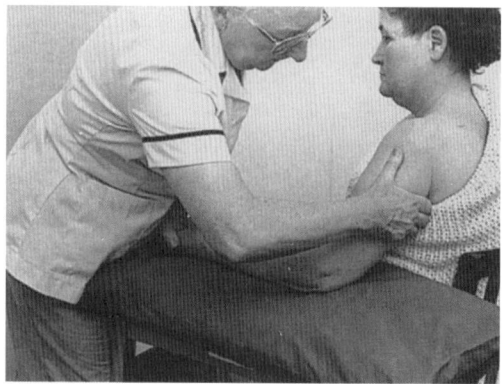

Abb. 4.22 Schüttelung, der Griff ist locker.

aber weiterhin Hautkontakt haben. Mit dieser rollenden Bewegung massiert man den Muskel in seinem Längsverlauf von oben nach unten und wieder aufwärts. Gearbeitet wird ziemlich schnell und mit leichtem Druck nach innen zur Mitte des Arms, so dass der Muskel von einer Seite zur anderen rollt.

Die Muskelrollung kann mit Daumen- und Fingerspitzen auch auf den beiden Abduktoren und Flexoren im Thenar- und Hypothenarbereich durchgeführt werden. Diese Technik eignet sich darüber hinaus zur Lockerung von Narben und Verwachsungen des Gewebes.

äußere Hand ihn zwischen Daumenkuppe und Außenseite des gebeugten Zeigefingers fasst.

Hand
An der Hand können sowohl Hypothenar als auch Thenar geschüttelt werden. Bei einigen Menschen gelingt es auch, den M. abductor pollicis brevis und den M. abductor digiti minimi zu unterscheiden und beide getrennt mit Hilfe von Daumen- und Zeigefingerspitze zu schütteln.

4.3.5
Rollungen

Jeder Muskel der oberen Extremität, der sich abheben und kneten lässt, kann auch gerollt werden. Am M. brachioradialis ist diese Technik oft leichter als eine oder abhebende Knetmassage anzuwenden.

Daumen und Finger liegen genau wie beim Walken beschrieben. Der Muskelbauch wird zuerst sanft mit beiden Daumen geschoben, während die Finger entspannt sind aber mit der Haut in Kontakt bleiben. Danach zieht man mit allen Fingerendgliedern am Muskel, während nun die Daumen entspannt sind,

4.4
Klopfung

4.4.1
Hacken und Klatschen

Beide Techniken werden gewöhnlich nacheinander zuerst auf der einen und dann auf der anderen Seite der oberen Extremität angewendet, so dass der Arm nur einmal gedreht werden muss.

Bei proniertem Unterarm des Patienten beginnt man in der hinteren Achselhöhle und arbeitet sich auf der Dorsalseite von Deltoideus und Trizeps zur Extensorengruppe des Unterarms vor. Bei sehr schlanken Menschen muss man die Behandlung mit der ulnaren Handkante in Unterarmmitte beenden, während Klatschmassagen bis auf den Handrücken fortgesetzt werden können. Dabei sollte man näher am Patienten stehen.

Anschließend wird der Unterarm supiniert und der Ellbogen nach medial verschoben, so dass der Arm bequem auf der Unterlage ruht. Der Therapeut steht entweder an der Außenseite des Behandlungstisches oder rückt näher zum Patienten. Man führt die Behand-

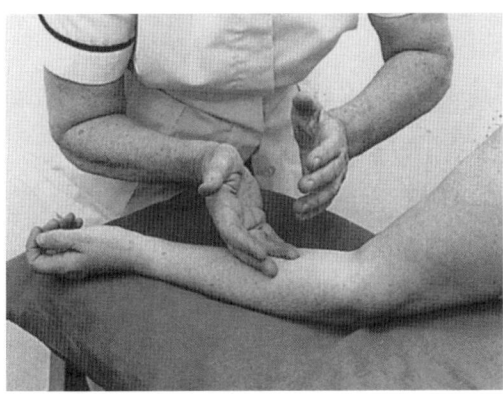

Abb. 4.23 Hacken mit der ulnaren Handkante: Flexorengruppe des Unterarms

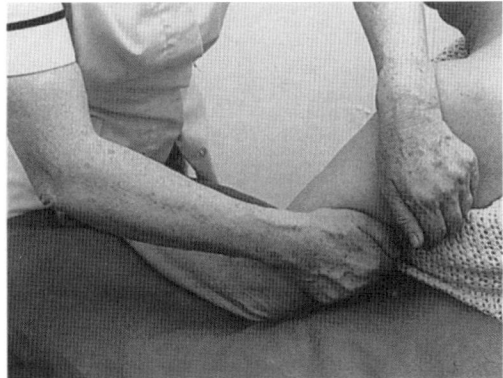

Abb. 4.24 Klatschen am Oberarms

lung von der Achselhöhle nach distal – auf der Ventralseite von Deltoideus, Bizeps, Flexorengruppe des Unterarms (Abb. 4.23) und Handfläche – durch und kehrt dann in Gegenrichtung wieder zurück.

Bei dieser Vorgehensweise erfolgt die Klopfung quer zum Längsverlauf der Muskelfasern. In beiden Arbeitsgängen ist es wichtig:

- bei jedem Muskel, der kräftig oder groß genug ist, im Zickzack zu arbeiten
- knöcherne Vorsprünge und große Sehnen auszulassen, d.h.

auf der Dorsalseite des Armes:
- lateraler Epicondylus
- dorsale Fläche der distalen Anteile von
- Radius und Ulna

auf der Ventralseite des Armes:
- Sehne des M. deltoideus
- Bizepsrinne
- Bizepssehne
- medialer Epicondylus
- die vorspringenden Karpalia.

Die Klatschmassage wird nach einem ähnlichen Muster durchgeführt, dabei wird die Hand aber auf den schmaleren Teilen des Arms stärker gewölbt (Abb. 4.24).

Obere Extremität

5 Massage der unteren Extremität

5.1 Vorbereitungen

Vorbereitung des Patienten

Sämtliche Kleidung unterhalb der Taille außer Slips oder Shorts wird ausgezogen. Notfalls muss auf Einmalartikel oder ein Lendentuch zurückgegriffen werden. Die Füße sollten sauber sein und nicht unangenehm riechen, sonst ist eventuell eine Fußwäsche vorzunehmen.

Vorbereitung der Behandlungsliege

Sie wird mit einer Unterlage und einem Baumwolllaken versehen, die mit Bändern fixiert werden. Benötigt werden zwei Kissen für den Kopf und ein großes bzw. zwei kleine für die Knie.

Behandlung in Rückenlage

Der Patient liegt am besten flach auf dem Rücken. Wenn diese Lage nicht angenehm oder nicht möglich ist, kann eine halb sitzende Position eingenommen werden. Dazu stellt man das Kopfteil der Liege höher. Allerdings sollte der Winkel nicht mehr als 45 Grad betragen, da sonst die Drainage behindert wird. Die Beine werden mit einem Laken und einer warmen Decke zugedeckt, für die obere Körperhälfte wird eine zweite kleinere Decke bereit gelegt. Bei Ödemen muss die

Extremität (durch Höherstellen des Fußteils der Liege oder mit Kissen gestützt) etwa 45 Grad hochgelagert werden (Abb. 5.1). In diesem Fall darf aber der Oberkörper nicht genauso erhöht sein, sondern lediglich ein zusätzliches Kissen unter den Kopf gelegt werden.

Um bequem arbeiten zu können, sollte die Höhe der Liege entsprechend angepaßt werden; Ist keine Höhenverstellung möglich behilft man sich mit einer Fußbank. Gegebenenfalls muss der Therapeut so stehen, daß er fußwärts schaut und in umgekehrter Richtung arbeitet. Dabei sollte jedoch gelegentlich Blickkontakt zum Patienten aufgenommen werden (Abb. 5.2).

Behandlung in Bauchlage

Der Patient liegt auf dem Bauch und wird durch Kissen unter Kopf und Bauch genauso stabilisiert wie bei der Rückenmassage

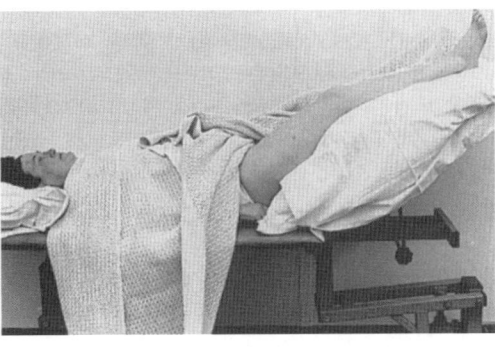

Abb. 5.1 Hochgelagerte untere Extremität

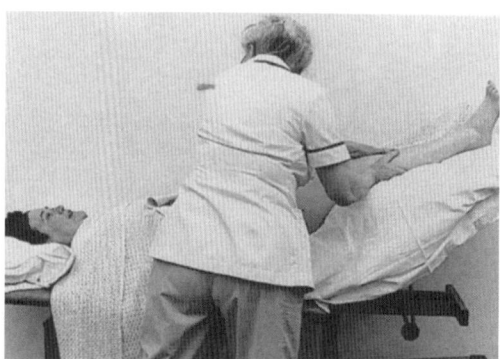

Abb. 5.2 Die Therapeutin steht so, daß sie fußwärts sieht, trotzdem sollte gelegentlich Blickkontakt zum Patienten aufgenommen werden.

(s. Kap. 6). Durch ein Kissen unter beiden Sprunggelenken sind die Knie leicht gebeugt. Auf der zu behandelnden Seite schiebt man weitere Kissen unter das Schienbein, damit das Knie dort noch stärker, aber nicht mehr als 45 Grad gebeugt ist (s. Abb. 13.4). Das Sprunggelenk sollte plantarflektiert sein. Diese Position ist besonders für die Behandlung von Muskeln der Oberschenkelrückseite und/oder der Wadenmuskulatur geeignet. Sind nicht genügend Kissen vorhanden, kann der Therapeut den Fuß auch auf seiner Schulter ablegen. Dabei sollte er sich aber möglichst an der Liege anlehnen bzw. halb darauf sitzen, da der Unterschenkel gegen Ende der Behandlung ziemlich schwer werden kann, insbesondere wenn man die ganze Zeit im Stehen gearbeitet und den Fuß gestützt hat.

Vor der Behandlung wird die gesamte Extremität abgedeckt und untersucht (s. Kap. 1). Dabei ist besonders auf den Zustand der Haut zu achten:

- Trockenheit
- Schwielen
- Abschürfungen
- Krampfadern
- Gelenkstellung – eventuell ist weitere Unterstützung nötig.

Beim Palpieren des gesamten Beines registriert man:

- Hauttemperatur
- Druckempfindlichkeit
- Muskeltonus.

Im folgenden wird die Behandlung der unteren Extremität in Rückenlage beschrieben.

5.2
Effleurage (Streichung)

Gesamte untere Extremität

Der Therapeut steht in Schrittstellung, wobei sich der vordere Fuß etwa in Höhe der Wade des Patienten, der hintere distal des Patientenfußes befindet. In der Regel wird mit beiden Händen massiert: Die patientennahe Hand bearbeitet die Fußsohle und die mediale Seite des Beins, die patientenfernere den Fußrücken und die laterale Seite des Beins.

Zur Behandlung des Fußes gibt es zwei Methoden:

- Ausgangspunkt für die Finger beider Hände sind die Zehen (Abb. 5.3a); die patientenfernere Hand überquert den Fußrücken zur ventrolateralen Seite des Sprunggelenks; unmittelbar danach streicht die patientennahe Hand unter dem Fußgewölbe hindurch zur ventromedialen Sprunggelenkseite.
- Die Alternative unterscheidet sich nur in Bezug auf die patientenfernere Hand. Sie beginnt jede Arbeitslinie auf dem Fußrücken – die Finger liegen auf der Fußwurzel (Tarsus), die Handfläche auf den Zehen. Die Fingerspitzen befinden sich in der Nähe des lateralen Malleolus. Diese Hand wird am Anfang der Streichung mit einem gewissen Druck auf dem Fußrücken gedreht, so dass die Finger auf die Außen-

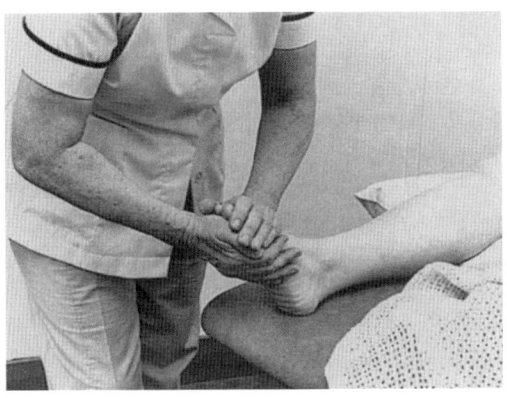
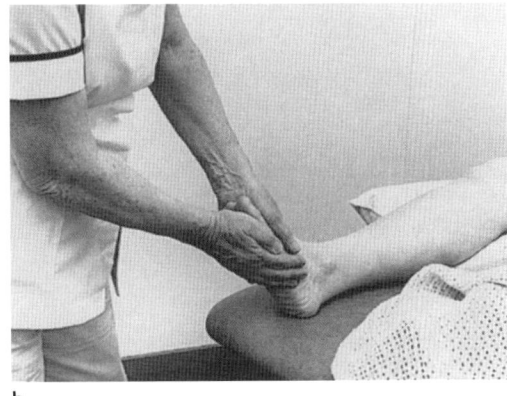

a   b

Abb. 5.3 Unterschiedliche Ausgangspositionen der Hände auf dem Fuß (a, b) für die Beineffleurage

seite des Fußes gelangen. Das weitere Vorgehen entspricht dem oben Beschriebenen (Abb. 5.3b). Bei schmerzhaftem Fuß oder Sprunggelenk sollte diese Methode gewählt werden, da der Gegendruck der Hände eine ungewollte Plantarflexion verhindert, die bei der ersten Methode unbeabsichtigt ausgelöst werden kann.

Bei beiden Methoden wird die Streichung mit abduzierten und gestreckten Daumen fortgesetzt. So umfassen die Hände zuerst die seitlichen (Abb. 5.4), dann die vorderen Be-

reiche des Sprunggelenks und werden schließlich auf der Vorderseite des Beins (Abb. 5.5) nach proximal geführt. Dort streichen sie über Knie und Oberschenkel bis zum Trigonum femorale. Dabei ist die Handhaltung so zu wählen, dass der Daumen der äußeren Hand neben dem Zeigefinger der inneren Hand liegt (Abb. 5.6). Abschließend wird der Druck verstärkt und eine kurze Pause eingelegt. Jede nachfolgende Streichung erfolgt nach dem gleichen Muster: Zusammenführen der Hände, sobald sie in den vorderen Bereich des Oberschenkels gelangt sind, Fort-

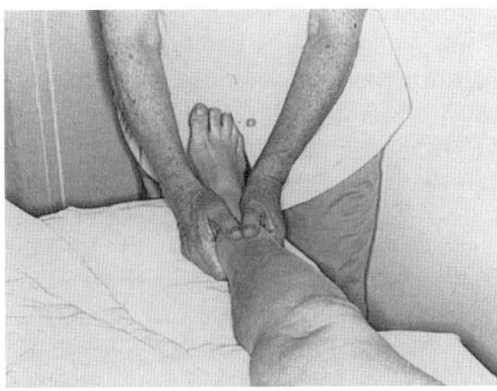

Abb. 5.4 Die Streichung wird über dem Sprunggelenk fortgesetzt. Dabei passen sich die Hände der Form an.

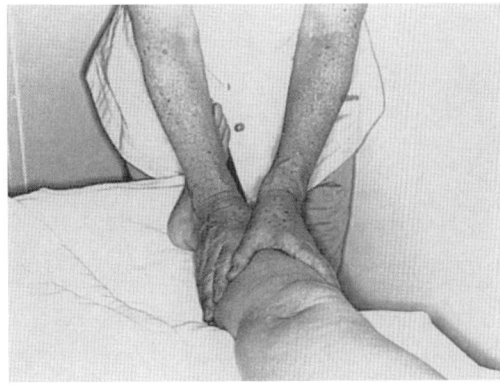

Abb. 5.5 Erste Streichung auf der Vorderseite des Unterschenkels

Untere Extremität

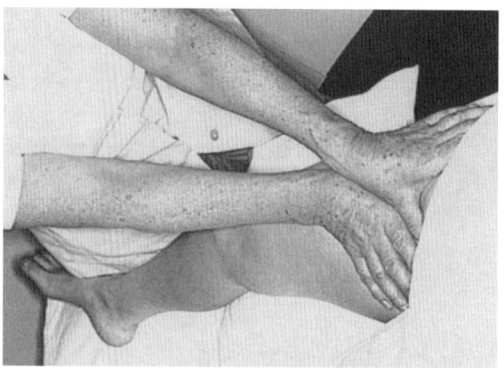

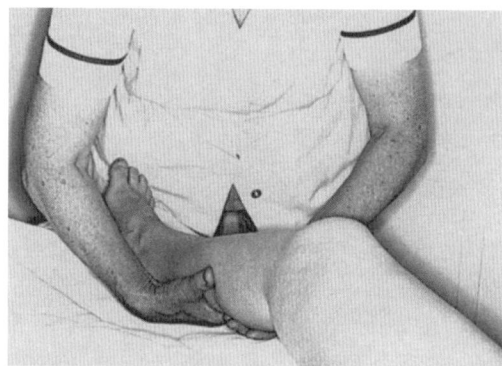

Abb. 5.6 Die Streichung endet am Trigonum femorale

Abb. 5.8 Dritte Streichung auf der Rückseite von Unter- und Oberschenkel

fahren bis zum Trigonum femorale, Druck-verstärkung und kurze Pause. Die zweite Streichung beginnt wie die erste, doch wer-den die Finger hinter den Knöcheln vorbei-geführt und die mediale und laterale Seite des Beins bearbeitet (Abb. 5.7). Die äußere Hand sollte der inneren Hand wieder etwas voraus sein. Beide bewegen sich etwa ab dem Über-gang vom mittleren zum oberen Ober-schenkeldrittel weiter nach ventral, um das Trigonum femorale zu umgreifen.

Die dritte Streichung beginnt wie die zweite, doch ab den Knöcheln streichen die

Finger an der Ferse vorbei die dorsale Seite des Beins entlang (Abb. 5.8). Wieder führt die äußere Hand knapp vor der inneren. Um vom Knie aufwärts die Dorsalseite des Oberschen-kels massieren zu können, muss der Thera-peut seinen Rücken ziemlich strecken und das Bein des Patienten leicht anheben. Im oberen Drittel des Oberschenkels gleiten die Hände auf die Vorderseite und beenden die Streichung am Trigonum femorale. Je nach-dem, ob gerade ein relativ schmales Sprung-gelenk, eine muskulöse Wade, ein knochiges Knie oder ein muskulöser Oberschenkel behandelt wird, ist der Druck unterschiedlich zu dosieren. Dies lässt sich am besten errei-chen, indem man die Schrittstellung anpasst und die Armreichweite durch Protraktion des Schultergürtels voll ausschöpft, bevor man die Körperposition verändert. Dabei sollten jedoch weder die Hüftgelenke gebeugt, noch die Wirbelsäule gekrümmt werden.

Teilstreichungen

Oberschenkelmuskulatur
Die Effleurage des Oberschenkels erfolgt nach dem beschriebenen Muster, beginnt allerdings erst am Knie und endet am Trigo-num femorale. Für die Massage der Rückseite

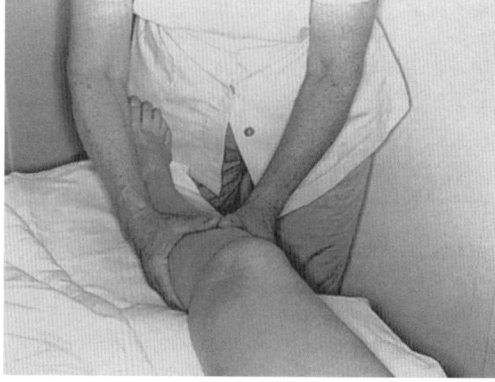

Abb. 5.7 Zweite Streichung auf beiden Seiten des Unterschenkels, die bis zum Oberschenkel fortge-setzt wird

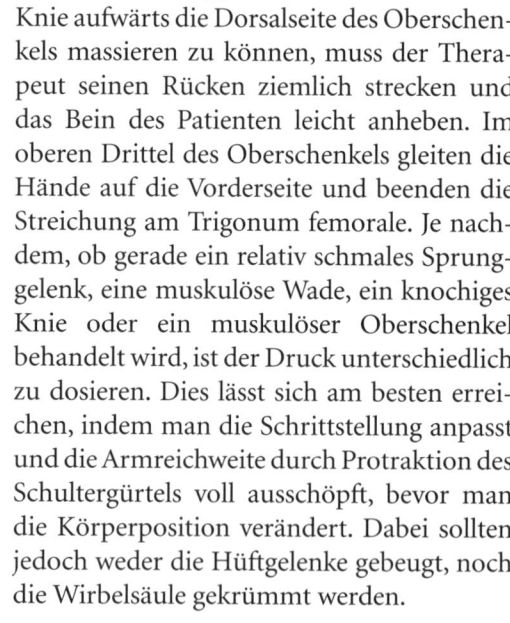

gleiten die Hände von beiden Seiten unter der Kniekehle hindurch.

Knie

Zur Effleurage des Knies liegen die Hände zunächst über Kreuz oberhalb der Patella (Abb. 5.9a) und werden dann auf beiden Seiten nach dorsal gezogen, bis sich die Handwurzeln in der Kniekehle berühren. Anschließend dreht man die Hände so, dass die Finger über die Kniekehle streichen können (Abb. 5.9b).

Unterschenkel

Die Effleurage des Unterschenkels beginnt am Fuß oder Sprunggelenk und endet in der Fossa poplitea. Die Arbeitslinien sind in diesem Teilstück identisch mit denen für das gesamte Bein.

Fuß

Die Effleurage des Fußes erfolgt von den Zehen zum Sprunggelenk nach einer der beiden bereits beschriebenen Methoden.

Die Effleurage der Intermetatarsalräume erfolgt mit den Seiten der Daumen, während gleichzeitig die Finger von der Fußsohle her stützen (Abb. 5.10).

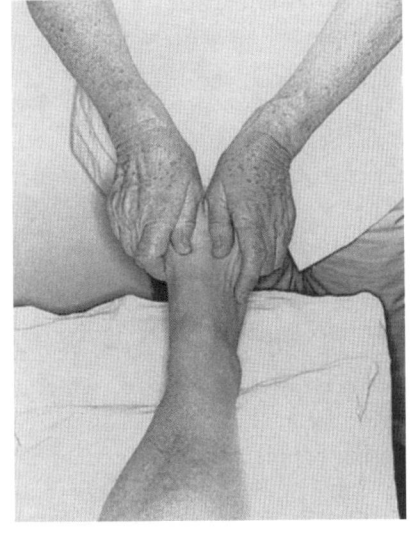

Abb. 5.10 Position der Hände für die Effleurage bzw. Knetung der Intermetatarsalräume des Fußes

Zehen

Bei der Effleurage der Zehen wird der große Zeh separat behandelt. Man stützt ihn mit der Spitze des Mittelfingers, während Daumen und Zeigefinger an seinen Seiten entlang streichen (Abb. 5.11). Da die übrigen Zehen sehr klein sind, können ihre Seiten nur einzeln nacheinander massiert werden: An der Zehenspitze vom Mittelfinger gestützt, wird

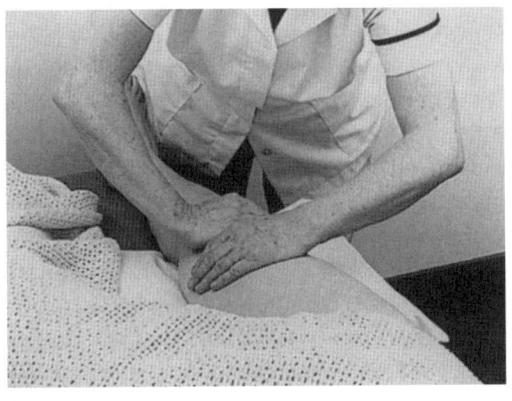

a

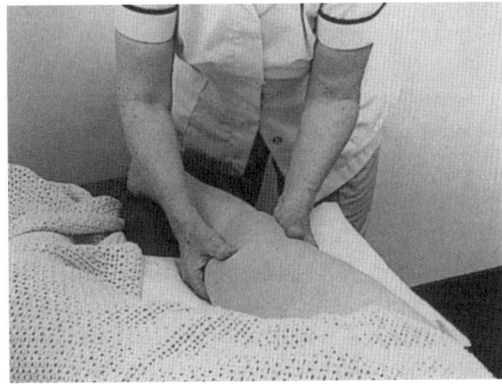

b

Abb. 5.9 Effleurage des Knies: a) Beginn b) Abschluss

Untere Extremität

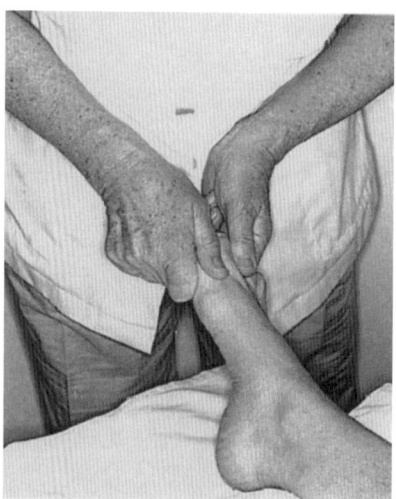

Abb. 5.11 Position der Hände für die Effleurage und für die Knetung der Zehen

zuerst die eine Seite mit dem Daumen, dann die andere Seite mit dem Zeigefinger behandelt.

Achtung: Die Grundregeln der Effleurage sind unbedingt einzuhalten, vor allem darf mit der führenden Hand nicht der stärkste Druck ausgeübt werden.

Wenn die Effleurage am Oberschenkel fortgesetzt werden soll, können Unterschenkel und Fuß wieder zugedeckt werden.

5.3
Knetung

Knetungen am Bein können alle in Form des Knetens (Zirkelungtechnik) durchgeführt werden (s. Abb. 2.4b), wobei die Durchmesser der Kreise natürlich an die Größe des Behandlungsgebiets angepasst sein müssen. Man darf nur Muskeln oder Weichteile massieren und sollte tiefen Druck bei Bewegungen über knöchernen Strukturen vermeiden. Der Druck ist bei allen Handgriffen am Bein nach innen und leicht aufwärts gerichtet, um

den venösen Blut- und Lymphfluss von distal nach proximal zu unterstützen.

5.3.1
Kneten

Oberschenkel

Der Oberschenkel wird gewöhnlich mit beiden Händen abwechselnd geknetet. Dabei werden mediale und laterale ebenso wie Ventral- und Dorsalseite gemeinsam massiert.

Zur Anatomie: Die ischiokrurale Muskulatur erstreckt sich vom Tuber ossis ischii bis zur Tibia und der M. rectus femoris zieht vom Os ilium bis zur Patella. Es gibt also zwei Muskelgruppen, die sich über die gesamte Oberschenkellänge erstrecken. Folglich kann die Massage – außer auf der Oberschenkelinnenseite – so proximal wie möglich begonnen und bis zum Knie fortgeführt werden.

An der Oberschenkelinnenseite nimmt die Adduktorengruppe den größten Teil der oberen Hälfte und der M. vastus medialis die untere Hälfte ein. Der M. vastus lateralis ist von der sehr straffen Fascia lata bedeckt und erstreckt sich fast über die ganze Länge der Oberschenkelaußenseite. Während es lateral also einen Muskel großer Länge gibt, ist der Muskel auf der medialen Seite nicht einmal halb so lang. In einer allgemeinen Massagepraxis werden die Adduktoren nur selten behandelt. Bei einer Sehnenzerrung des M. adductor longus in der Leistengegend können zwar bestimmte Massagegriffe an der proximalen Oberschenkelinnenseite angewendet werden, meist wird jedoch davon abgesehen, da die Innervation dieses Hautareals und der äußeren Genitalorgane identisch ist.

Der Therapeut steht etwa auf Höhe der Wade in Schrittstellung, den äußeren Fuß vorangestellt.

Für die lateralen und medialen Arbeitslinien beginnt die äußere Hand bei halbem Tempo den Oberschenkel nach distal bis zu der Höhe zu kneten, auf der die innere Hand etwa in Oberschenkelmitte medial liegt. Beide Hände arbeiten nun alternierend bis zum Knie weiter (Abb. 5.12a). Bei der Knetung der Muskeln auf der Vorder- und Rückseite des Oberschenkels gibt es folgende Möglichkeiten:

- Der Therapeut steht genau wie bei den lateralen/medialen Arbeitslinien, schiebt die patientennahe (mediale) Hand von der Innenseite unter den Oberschenkel und behandelt die ischiokrurale Muskulatur. Die andere Hand massiert auf der Vorderseite (Abb. 5.12b).
- Der Therapeut dreht sich so, dass er quer über den Oberschenkel blickt, und schiebt die patientennahe (äußere) Hand von der Außenseite unter den Oberschenkel, während die andere (zuvor mediale) Hand die Vorderseite bearbeitet (Abb. 5.12c).

Um bei diesen großen Muskeln eine Tiefenwirkung erzielen zu können, muss man sich mit gestrecktem Rücken vorbeugen und mit den Händen immer vor der Ebene der Schultern arbeiten. Während nun die Hände den Oberschenkel von proximal nach distal kneten, verschiebt sich der Körperschwerpunkt weiter nach hinten. Gleichzeitig wird aber mit Hilfe von Beckenbewegungen das Gewicht ständig von einem Fuß auf den anderen verlagert. Bei Knetungen mit der äußeren Hand sollte das Gewicht mehr auf dem vorderen Fuß und bei Knetungen mit der inneren Hand mehr auf dem hinteren Fuß ruhen.

Während der Oberschenkelmassage sollte man sich immer die Anatomie vergegenwärtigen. Hilfreich ist dabei die Vorstellung gerader Linien, die auf der gesamten Länge im Inneren der zu behandelnden Muskulatur verlaufen. Genau auf diesen Linien sollte sich die massierende Hand bewegen. So lässt es sich vermeiden, über zwei Muskeln hinweg

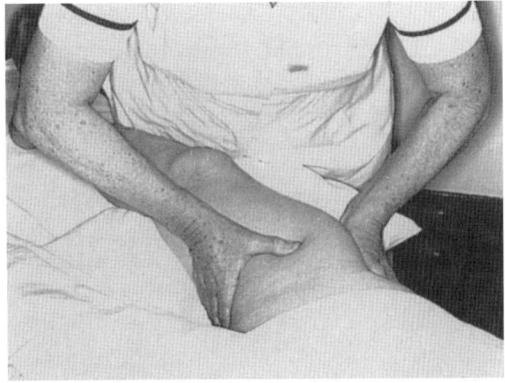

a

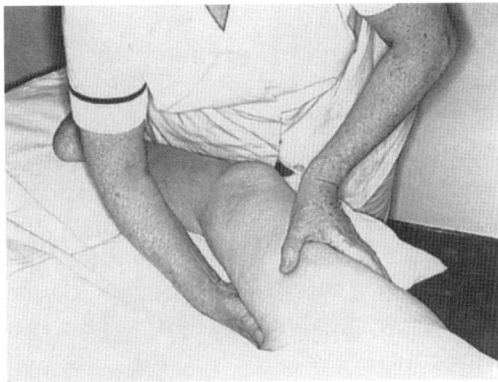

b

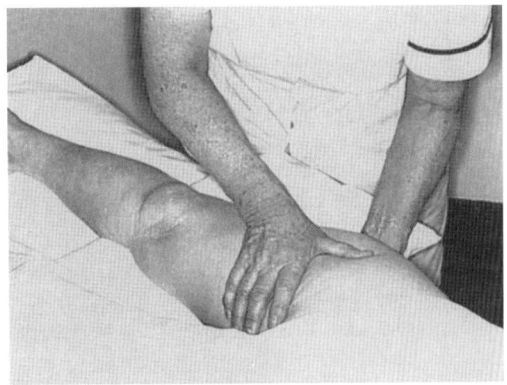

c

Abb. 5.12 Kneten des Oberschenkels: a) Innen- und Außenseite; b) eine Methode für die Vorder- und Rückseite; c) alternative Methode für die Vorder- und Rückseite

oder auf einer ganzen Muskelgruppe zu arbeiten. Dies ist nicht nur anstrengender, sondern auch weniger wirkungsvoll und für den Patienten unangenehmer.

Knie

In dem Bereich, der alle Strukturen vom oberen Rand der Synovialmembran bis eine Handbreit unterhalb der Kniekehle umfasst, ist eine Knetung mit der ganzen Hand möglich. Man beginnt die Massage mit beiden Händen auf der Vorderseite, wobei sich die Handballen am Oberrand der Patella berühren. Auf dem Weg nach distal rücken die Hände zum Umrunden der Patella auseinander und treffen sich danach wieder. Anschließend schiebt man die Hände von links und rechts unter den distalen Oberschenkel, bis sich die Finger überlagern, und massiert auch auf der Oberschenkelrückseite bis auf gleiche Höhe wie beim ventralen Arbeitsgang.

Daumenknetung um die Patella

Gearbeitet wird möglichst mit voller Daumenlänge:

- jeder Daumen knetet auf einer Seite der Patella, d. h. sie starten eng beieinander und trennen sich erst am Knochenrand (Abb. 5.13a), oder
- beide Daumen liegen nebeneinander und kneten abwechselnd, während sie sich rund um die Patella bewegen (Abb. 5.13b).

Fingerknetung am Knie

Um die knöchernen Kniestrukturen herum wird mit den Fingerspitzen geknetet, dabei ruhen die Daumen auf angrenzendem Gebiet. Die Fingerspitzen der einen Hand liegen in einer Linie auf der Sehne des M. biceps femoris, die der anderen Hand auf den Sehnen des M. semimembranosus und des M. semitendinosus.

Wer die Knetung nur zu Übungszwecken durchführt, kann sie am Unterschenkel und Fuß fortsetzen und so verfahren, wie unten beschrieben – in diesem Fall wird der Oberschenkel wieder bedeckt. Handelt es sich jedoch um eine Behandlung, müssen erst alle

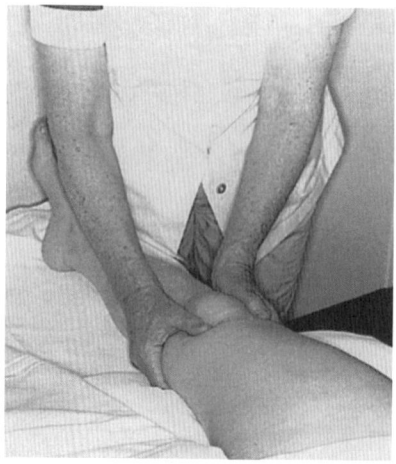 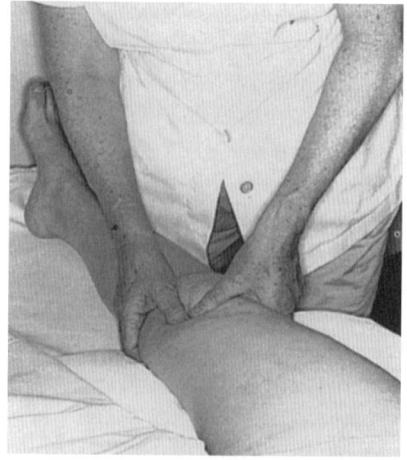

a   b

Abb. 5.13 Zwei Möglichkeiten (a und b) der Daumenknetung um die Patella herum

anderen Massagetechniken am Oberschenkel angeschlossen werden (Friktion und Klopfmassage, s. unten).

Unterschenkel

Der Therapeut steht in Schrittstellung distal der Füße des Patienten. Ein Anstellen des zu behandelnden Beins erleichtert den Zugang zur Wade, allerdings läßt sich auch in Rückenlage eine Zweihandknetung am gestreckten Bein vornehmen. Dazu muss man das Kniekissen weiter unter den Oberschenkel schieben, bis die Unterkante etwa in Höhe der Kniekehle liegt. Die Hände werden nun von beiden Seiten unter die Wade geschoben, bis die Finger übereinander liegen. Der Handballen auf der Innenseite sollte hinter dem medialen Rand der Tibia und der Handballen auf der Außenseite hinter der Fibula aufliegen (Abb. 5.14).

Während des Knetens bleiben die Finger weiter übereinander liegen. Manche Therapeuten verschränken die Finger regelrecht ineinander, doch kann dies im schmaleren Sprunggelenkbereich Schwierigkeiten bereiten. Man kann die Hände im weiteren Verlauf der Knetung immer stärker übereinander schieben, eventuell sogar bis die eine Hand die andere völlig überlagert. Die untere Hand führt dann die Knetung durch, während die obere Hand mitkreist und sie bei Bedarf verstärkt.

Handflächenknetung
der vorderen Schienbeinmuskulatur

Die Hand wird mit der Palmarseite und eng angelegtem Daumen so auf der vorderen Schienbeinmuskulatur platziert, dass die Finger die Haut nicht berühren. Die andere Hand fixiert das Bein. Die Knetung erfolgt nach distal und sobald sich der Muskelbauch verjüngt, muß sich die Hand etwas nach ventral bewegen. Nachfolgend wird die Knetung über den Fußrücken bis zu den Muskelansätzen des medialen Fußrandes und zu den Zehen fortgesetzt (Abb. 5.15).

Handflächenknetung der Mm. peronei

Nur mit der Handfläche und eng anliegendem Daumen arbeitet man ohne Fingereinsatz vom proximalen Teil der Mm. peronei an der Außenseite der Wade hinunter bis knapp oberhalb des lateralen Malleolus.

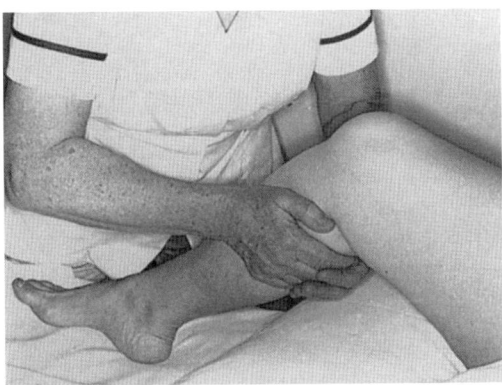

Abb. 5.14 Knetung der Wadenmuskulatur; für die Fotografie wurde das Knie leicht gebeugt.

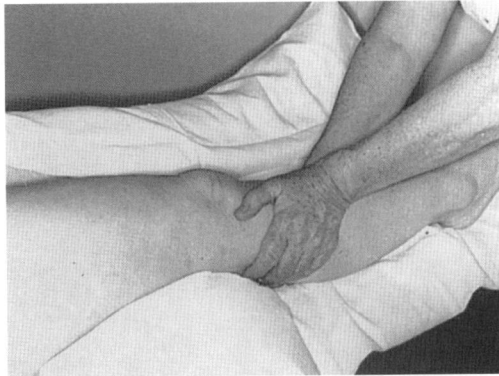

Abb. 5.15 Handflächenknetung der vorderen Schienbeinmuskulatur

**Daumenknetung
der vorderen Schienbeinmuskulatur**

Bei leicht innenrotiertem Bein legt man beide Daumen so flach wie möglich auf den proximalen Teil der ventralen Schienbeinmuskulatur. Die Hände umgreifen dabei die Wade so, dass die Finger den Unterschenkel halten, während die Handflächen nicht direkt aufliegen (Abb. 5.16). Bei der Knetung werden die Daumen möglichst in voller Länge eingesetzt. Indem sie sich Stück für Stück aneinander vorbeischieben, wird die Muskelgruppe in ganzer Breite behandelt. Auf dem Weg nach distal bewegen sich die Daumen weiter nach ventral, bis die Knetung auf der Vorderseite des Sprunggelenks beendet wird. Es besteht die Möglichkeit, bis zu den distalen Sehnenansätzen an Fußwurzel und Zehenknochen weiterzuarbeiten.

Daumenknetung der Mm. peronei

Bei leicht innenrotiertem Bein neigt sich der Therapeut ein wenig zur Seite, um seine beiden Daumenkuppen leichter auf dem proximalen Teil der Mm. peronei platzieren zu können (Abb. 5.17). Die Hände liegen wie oben beschrieben der Wade an. Nur mit den Daumenkuppen massiert man im Längsverlauf der Muskeln nach distal bis zu den Sehnen, die hinter dem lateralen Malleolus verlaufen.

Fuß

Um den Unterschenkel zu stützen und die Ferse frei zu lagern zieht man das Kissen weiter nach unten. Die äußere Hand wird so auf den Fußrücken gelegt, dass sich die Finger seitlich und der Daumen unterhalb des medialen Malleolus befinden (Abb. 5.18). Die andere Hand umgreift die Fußsohle. Dabei schmiegt sich der Daumenballen an das innere Längsgewölbe, während die Finger seitlich und der Daumen unterhalb des medialen Malleolus liegen.

Bei den zusammenschiebenden Knetungen nach distal müssen beide Hände einen gewissen Druck ausüben, damit sich der Fuß nicht ständig vor und zurück bewegt. Die Knetung wird fortgesetzt, bis zum Schluss die Zehenspitzen in den Handflächen ruhen.

Daumenknetung des Fußrückens

Der Muskelbauch des M. extensor digitorum brevis lässt sich knapp vor dem lateralen Malleolus tasten. Dort legt man beide Daumen-

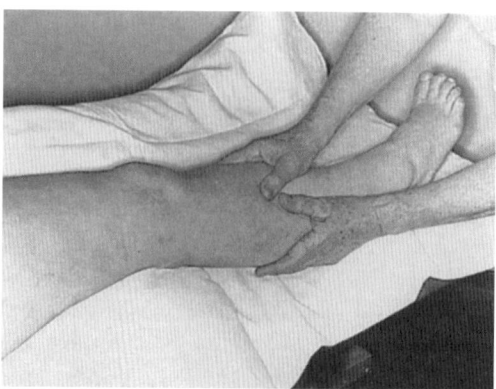

Abb. 5.16 Daumenknetung der vorderen Schienbeinmuskulatur. Es hat sich eine kleine Hautfalte gebildet.

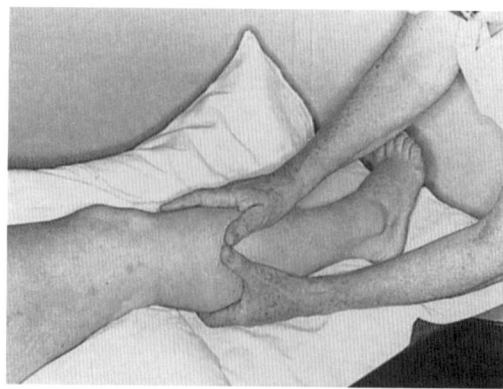

Abb. 5.17 Daumenknetung der Mm. peronei

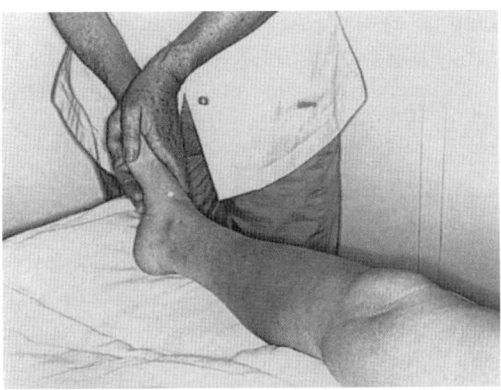

Abb. 5.18 Knetung am Fuß, Endstellung

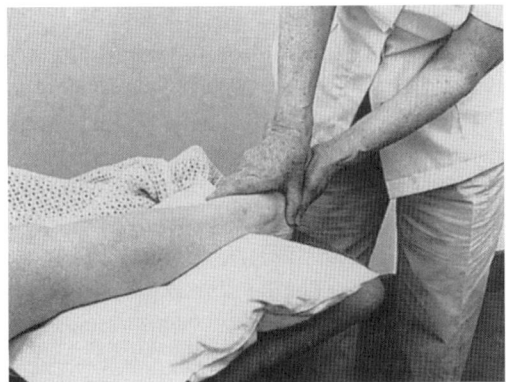

Abb. 5.20 Daumenknetung des M. abductor digiti minimi. Die Therapeutin steht leicht rotiert und lateralflektiert, um einen günstigen Zugang zu haben.

kuppen auf. Während die Fußsohle gut von den Fingern festgehalten wird, arbeitet man den Fußrücken entlang bis zu den Zehen. Dabei wird der Daumen immer flacher aufgelegt, bis man schließlich mit seiner ganzen Länge massiert.

Daumenknetung der Fußsohle
Um den M. abductor hallucis und die Mitte der Fußsohle (Abb. 5.19) behandeln zu können, Lehnt sich der Therapeut vor und legt die Daumen von der Fußinnenkante her auf. Dagegen erreicht man den M. abductor digiti

minimi mit dem Daumen besser über die Fußaußenkante (Abb. 5.20).

Nach Palpieren des M. abductor hallucis beginnt man die Knetung mit den Daumenkuppen an der Ferse und arbeitet sich bis zum Grundgelenk der großen Zehe vor. Die Finger liegen dabei auf der Fußaußenkante (Abb. 5.19).

Um die Mitte der Fußsohle von der Ferse bis zum Quergewölbe massieren zu können, muss man sich weiter vorbeugen.

Der Therapeut palpiert den M. abductor digiti minimi und führt mit den Daumenkuppen die Knetung des Muskels bis zum kleinen Zeh durch (Ausgangsstellung s. Abb. 5.20). Nur mit entsprechendem Druck wird dies nicht als kitzelnd empfunden.

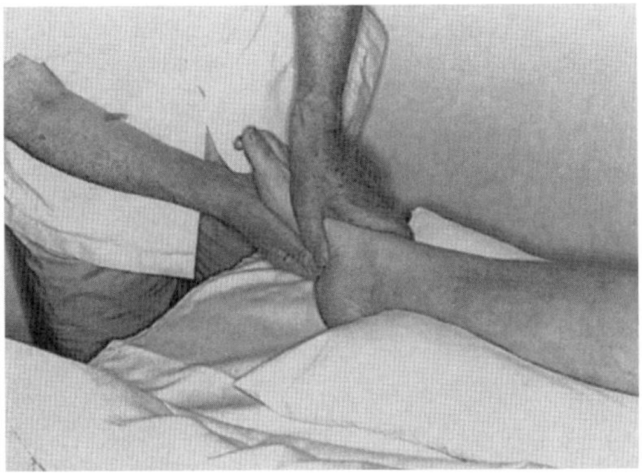

Daumenknetung
der Intermetatarsalräume
Diese Intermetatarsalräume werden immer paarweise palpiert – erster und dritter bzw. zweiter und vierter. Man setzt dazu die Daumenkuppen in zwei Zwischenräumen am proximalen Ende auf und führt mit beiden gleichzeitig schmale ovale Bewegungen in Längsrichtung der Zwischenräume aus.

Abb. 5.19 Daumenknetung des M. abductor hallucis

Untere Extremität

Die Finger dienen dabei als Widerlager auf der Fußsohle (s. Abb. 5.10). Die beiden anderen Zwischenräume werden entsprechend behandelt.

Daumen- und Fingerknetung der Zehen
Die Großzehe wird mit der inneren Hand geknetet, wobei der Daumen auf dem Zehenrücken liegt und der Zeigefinger sich um Innen-, Außen- und Plantarseite der Großzehe legt. Massiert wird von proximal nach distal mit einer zusammenschiebenden Knetung (s. Abb. 5.11).

Die übrigen vier Zehen werden einzeln zwischen Daumen- und Zeigefingerspitze gehalten und auf der dorsalen und plantaren Seite geknetet (s. Abb. 5.11). Je nachdem wie steif oder beweglich sie sind, können unter Umständen auch zwei Zehen gleichzeitig behandelt werden.

5.3.2
Abhebendes Kneten

Oberschenkelmuskulatur

In Rückenlage eignen sich dafür die Mm. vastus medialis, vastus lateralis und vastus intermedius sowie der M. rectus femoris. Die ischiokrurale Muskulatur lässt sich zwar leichter in Bauchlage behandeln, ist aber auch in Rückenlage zugänglich, wenn das Knie ein wenig angebeugt und der Oberschenkel außenrotiert wird. Zuerst sollte das einhändige Arbeiten (s. Kap. 2, Abhebendes Kneten) geübt werden.

Von einhändigem abhebendem Kneten zu beidhändigem, alternierendem abhebendem Kneten
Es ist ratsam, zunächst eine leicht zugängliche Muskelgruppe zu wählen, vorzugsweise die Muskeln der Vorderseite. Man steht in

Schrittstellung an der Längsseite der Behandlungsliege gegenüber dem Oberschenkel.

Mit der Hand, die dem Fuß des Patienten näher ist, wird der M. rectus femoris von seinem proximalen Ende nach distal bis zur Patella geknetet (Technik s. Kap. 2.2.2). Die andere Hand liegt währenddessen auf dem proximalen Oberschenkel. Nach einem Handwechsel wird die Hand, die dem Kopf des Patienten näher ist, zur Arbeitshand und massiert von oberhalb der Patella nach proximal bis zur Leiste. Jede Hand bewegt sich also rückwärts.

Wenn die Hand- und Körperbewegungen dieser Technik gut beherrscht werden, folgt das Arbeiten mit beiden Händen in Vorwärtsrichtung. Das bedeutet: Beim *Nachlassen des Drucks* gleitet die Hand vor – nicht zurück –, bis erneut eine Druckphase folgt.

Die Fähigkeit, in unterschiedliche Richtungen arbeiten zu können, lässt sich schließlich so perfektionieren, dass eine Hand vorwärts und die andere Hand rückwärts arbeitet und das hochgehobene Gewebe auf diese Weise „durchgereicht" wird (Abb. 5.21).

Das gleiche Vorgehen wird auch beim M. vastus medialis praktiziert; allerdings muss man sich dabei mit gestrecktem Rücken so weit vorbeugen, dass sich die Schultern parallel über der Innenseite des Oberschenkels

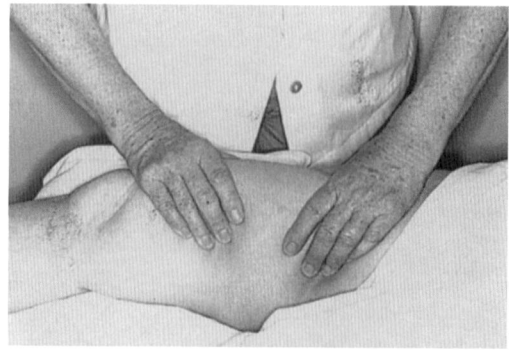

Abb. 5.21 Abhebendes Kneten an der vorderen Oberschenkelmuskulatur – beidhändig alternierend

befinden (Abb. 5.22). Jede Arbeitslinie beginnt entweder in Oberschenkelmitte oder in Höhe der Kniekehle. Bei der Massage der Außenseite des Oberschenkels kann es erforderlich sein, mit dem Standbein einen halben Schritt zurückzutreten und Knie und Hüften zu beugen, damit die Unterarme eine Ebene mit der Außenseite des Oberschenkels bilden. Man beginnt in Höhe der Kniekehle oder unmittelbar unter dem Trochanter major. Um überhaupt einen Effekt durch die festen, seitlichen Faszien hindurch erzielen zu können, muss stärkerer Druck ausgeübt werden; in einigen Fällen ist auch gar keine Bewegung möglich. Bei einer therapeutischen Massage ist in diesem Gebiet eine Extraknetung erforderlich.

Die ischiokrurale Muskulatur auf der Oberschenkelrückseite lässt sich am besten erreichen, wenn das Knie angebeugt und der Oberschenkel außenrotiert ist. Mit unterstützender Beugung im Bereich der eigenen Hüften und der oberen Rückenpartie greift der Therapeut dann um die Innenseite des Oberschenkels herum und bearbeitet die Muskeln auf der Rückseite entweder von der Kniekehle aus oder von so weit proximal wie möglich.

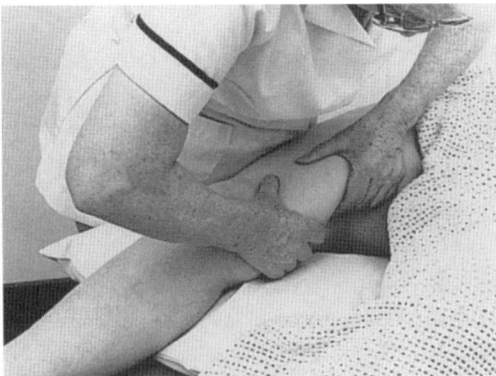

Abb. 5.22 Abhebendes Kneten am M. vastus medialis – beidhändig alternierend. Die Therapeutin beugt sich so weit vor, dass ihre Unterarme parallel zum Bein sind.

Beidhändiges, gleichzeitiges abhebendes Kneten

Diese Technik kann auch bei den mittleren Anteilen des Quadrizeps (s. Abb. 2.18) angewendet werden.

In Bauchlage wird der Patient wie zur Rückenmassage gelagert (s. Kap. 6.1), zusätzlich werden ein bis zwei Kissen unter den Unterschenkel gelegt, um das Knie leicht zu beugen (s. Abb. 13.4). Die ischiokrurale Muskelgruppe kann dann mit abhebendem Kneten behandelt werden, in ähnlicher Weise wie der M. vastus intermedius und der M. rectus femoris. Bei sehr dicken Muskelbäuchen sind zwei Arbeitslinien – eine für den M. biceps femoris und eine für die Mm. semimembranosus und semitendinosus – vorzuziehen. Das Behandlungsgebiet reicht vom Tuber ossis ischii bis zur Kniekehle.

Wadenmuskulatur

Unabhängig von Rücken- oder Bauchlage kann auch die Wadenmuskulatur mit abhebendem Kneten behandelt werden. Allerdings läßt sich nur den Muskelbauch kneten, während der Übergang zur Achillessehne gewöhnlich gewalkt wird.

Ausgangsposition ist die Schrittstellung etwa auf Höhe der Wade. In Rückenlage hat man den besten Zugang, wenn das ganze Bein außenrotiert ist. Gearbeitet wird von der Kniekehle bis zum Muskel-Sehnen-Übergang (Abb. 5.23). Sehr kräftige Muskeln können gelegentlich genauso gut von lateral behandelt werden, in diesem Fall wird das Bein innenrotiert.

In Bauchlage müssen ein oder zwei Kissen unter Füße und Unterschenkel gelegt werden, damit die Wadenmuskeln an Knie- und Sprunggelenk entspannt sind und die oberen zwei Drittel der Wade von der Kniekehle bis zum Muskel-Sehnen-Übergang abgehoben und geknetet werden können.

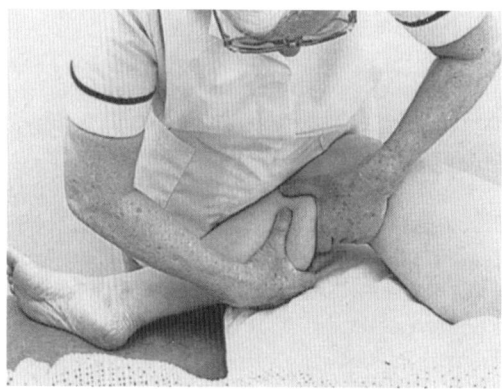

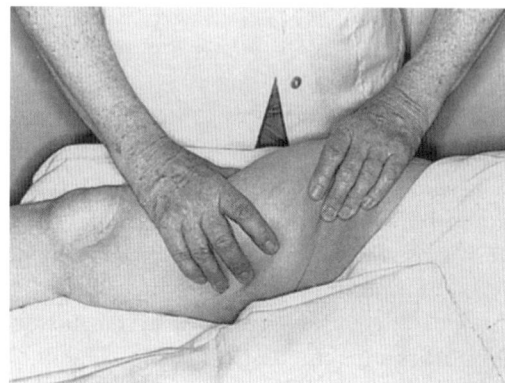

Abb. 5.23 Abhebendes Kneten an der Wadenmuskulatur – beidhändig alternierend

Abb. 5.24 Walken der ventralen Oberschenkelmuskulatur

5.3.3
Walken

Oberschenkelmuskulatur

Jeder Muskel des Oberschenkels kann mit dieser Technik behandelt werden. Ausgangsposition, Arbeitslinien und Muskellänge sind die gleichen wie beim abhebenden Kneten. Die größten Effekte lassen sich bei den ventralen, medialen und dorsalen Muskelgruppen erzielen – in genau dieser Reihenfolge (Abb. 5.24). Lateral kann die Walkung etwas schwieriger durchzuführen sein. Man muss immer darauf achten, wirklich den Muskel abzuheben und nicht bloß Haut und subkutanes Gewebe zu walken. Die Muskeln auf der Rückseite des Oberschenkels können sowohl in Bauch- als auch in Rückenlage behandelt werden.

Wadenmuskulatur

Das Vorgehen ist analog zu dem am Oberschenkel. In Rückenlage kann die mediale Hälfte der Wadenmuskulatur gut abgehoben und gewalkt werden, bei der lateralen Hälfte ist es schwieriger. Zwei Dinge müssen besonders beachtet werden:

- Auf oberflächliche Venen darf weder Zug noch starker Druck mit Daumen- oder Fingerspitzen ausgeübt werden, weil sonst Krampfadern entstehen können (zur Stellung der Händes s. Abb. 5.23).
- Im Bereich der Achillessehne kann man mit den Kuppen von Daumen, Zeige- und Mittelfinger walken (Abb. 5.25). Das Grundprinzip besteht darin, wechselnd starken Druck auf die Sehne auszuüben, wobei ein Abrutschen in die Hohlräume zwischen Sehne und Knöcheln sorgfältig vermieden werden sollte.

5.3.4
Muskelschüttelung

Oberschenkelmuskulatur

Der M. rectus femoris und der M. vastus intermedius können in ganzer Länge mit dieser Technik bearbeitet werden. Dabei liegt die patientennähere Hand auf dem proximalen Anteil der Muskeln und arbeitet nach distal bis zum oberen Rand der Kniekehle (Abb. 5.26a). Den M. vastus medialis kann man von

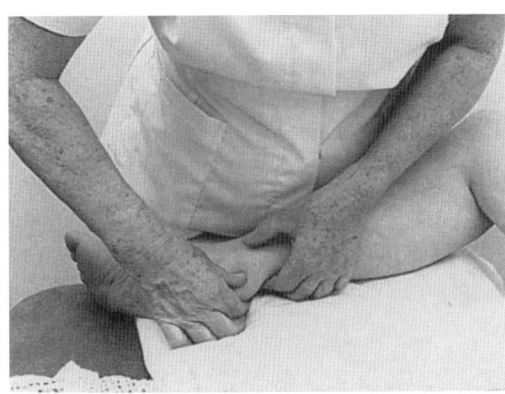

Abb. 5.25 Walken im Bereich der Achillessehne

etwa der Mitte der Innenseite des Oberschenkels bis knapp über dem Knie schütteln.

Die Muskeln auf der Rückseite des Oberschenkels werden in Bauchlage massiert. Bei schlanken Menschen können sie alle zusammen geschüttelt werden, doch bei sehr kräftigen Muskeln ist es besser, in zwei getrennten Arbeitslinien vorzugehen. Beim M. biceps femoris platziert man den Daumen genau auf den lateralen Rand des Muskels und die Fingerspitzen ebenso sorgfältig auf die medialen Ränder der Mm. semitendinosus und semimembranosus.

Wadenmuskulatur

Auch alle Wadenmuskeln sind für eine Schüttelmassage geeignet. Ausgeführt wird sie stets mit der patientennäheren Hand von der Innenseite aus: In Rückenlage wird das Knie leicht angebeugt und das Bein außenrotiert (Abb. 5.26b); in Bauchlage werden Unterschenkel und Fuß auf Kissen gelagert.

5.3.5 Hautrollung und Hautwalken

Knie

Für das Gewebe rund um das Knie kann die Hautrollung in kleinerem Umfang eine nützliche Technik sein (Abb. 5.27; Grundgriffe s. Kap. 2.2.4). Am Knie wird sie leicht abgewandelt mit Zeige- und Mittelfinger auf der einen Seite und flach gestreckten Daumen auf der anderen Seite angewendet. Wenn sie zu sehr in die Tiefe geht oder zu großräumig durchgeführt wird, ist sie unangenehm. Nützlich ist sie jedoch vor allem, wenn die Strukturen rund um das Knie durch Krankheit oder Trauma verdickt sind.

Untere Extremität

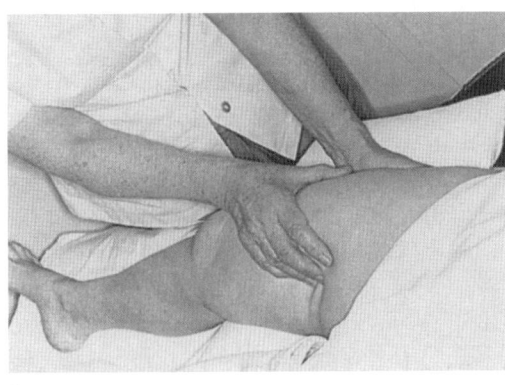

a

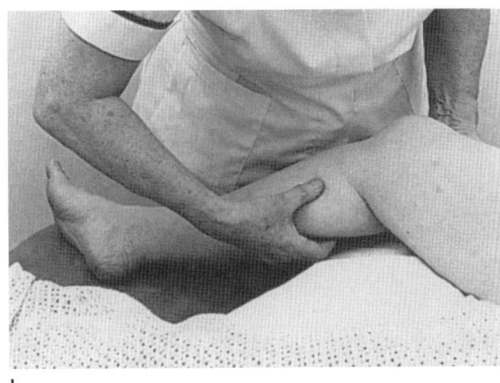

b

Abb. 5.26 Muskelschüttelung: a) des Oberschenkels, b) der Wade. Gegriffen wird nur mit Fingern und Daumen, die Handfläche liegt nicht auf.

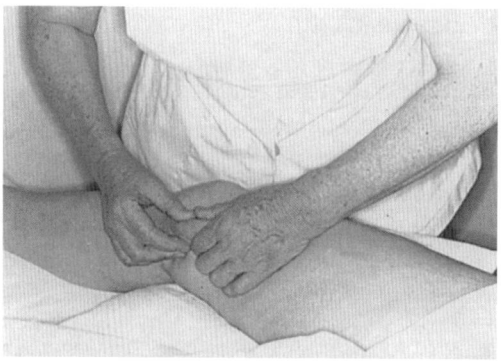

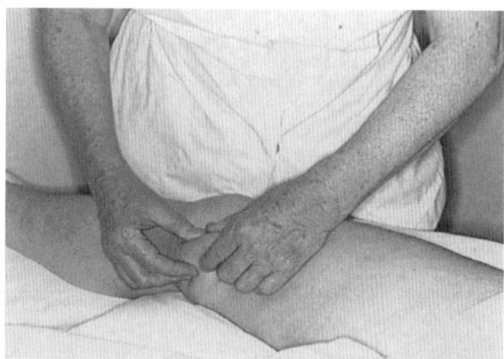

Abb. 5.27 Hautrollung mit Daumen und zwei Fingern rund um das Knie

Abb. 5.28 Hautwalken rund um das Knie

Aus ähnlichen Gründen wird auch das Haut-walken angewendet, das meist angenehmer ist, wenn kleine Hautbezirke angehoben und gewalkt werden (Abb. 5.28).

5.4
Klopfung

5.4.1
Hacken und Klatschen

Diese Techniken werden am Bein gewöhn-lich nur örtlich begrenzt durchgeführt. Beide Griffe können zunächst am Oberschenkel aus-geführt werden, bevor die Wade entsprechend behandelt wird. Hacken und Klatschen sollte nach der Knetung am Oberschenkel und vor dem Kneten am Unterschenkel erfolgen.

Die Arbeitslinien verlaufen nach oben und nach unten, wobei die Hände senkrecht zum Muskelfaserverlauf auftreffen.

Oberschenkelmuskulatur

Am M. quadriceps beginnt man mit den Klopfungen in der Oberschenkelmitte auf der

Innenseite und setzt sie den M. vastus media-lis hinunter fort bis zum Knie. Von dort geht es auf der Vorderseite aufwärts und über den M. rectus femoris zur Leiste. Durch eine Bewegung nach lateral erreicht man den M. vastus lateralis und arbeitet sich an ihm entlang nach unten. Erleichtert wird dies, wenn man einen Schritt zurücktritt und Knie und Hüften beugt. Danach arbeitet man ent-lang dieser Linien in umgekehrter Richtung (Abb. 5.29).

Knöcherne Strukturen müssen ausgelas-sen werden. Sehr kräftige Muskeln bedürfen meist einer Massage in Zickzacklinien, um wirklich komplett bearbeitet werden zu können.

Die Muskeln auf der Oberschenkelrück-seite sind in Bauchlage besser zu erreichen. Unter Umständen sollte man für die Mas-sagerichtungen nach distal und proximal eine mediale und eine laterale Arbeitslinie wählen, um zuerst die Mm. semimembranosus und semitendinosus gemeinsam und danach den M. biceps femoris zu bearbeiten. Auf jeden Fall dürfen die Klopfungen mit der ulnaren Handkante nur bis kurz vor den Muskel-Seh-nen-Übergang durchgeführt werden.

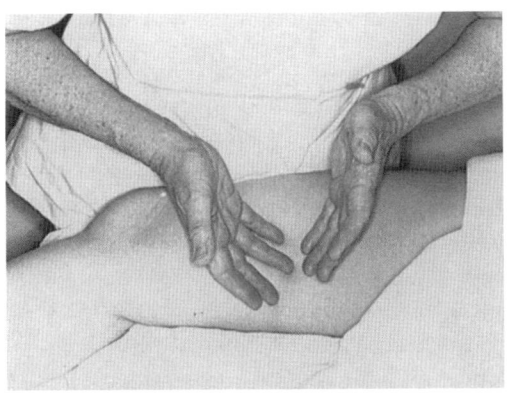
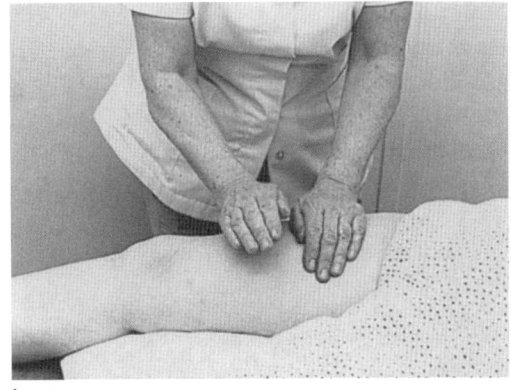

a   b

Abb. 5.29 Klopfungen am Oberschenkel a) Hacken b) Klatschen

Wadenmuskulatur

Um eine Klopfmassage an der Wadenmuskulatur vornehmen zu können, muss das Bein außenrotiert und das Knie leicht gebeugt sein (Abb. 5.30). Nur Muskelbäuche dürfen auf diese Weise behandelt werden, nicht die Achillessehne. Vorsicht ist auch bei Krampfadern geboten.

Vordere Schienbein- und Peroneusmuskulatur

Diese Muskeln lassen sich am besten behandeln, wenn das Bein innenrotiert ist, v.a. für die Massage der Mm. peronei. Auch die Schrittstellung mit leicht gebeugten Hüft- und Kniegelenken erweist sich als günstig, damit die Unterarme parallel zum massierten Bein ausgerichtet werden können. Es wird immer bis in Höhe des lateralen Malleolus gearbeitet und der Druck verringert, sobald sich der Muskel verjüngt.

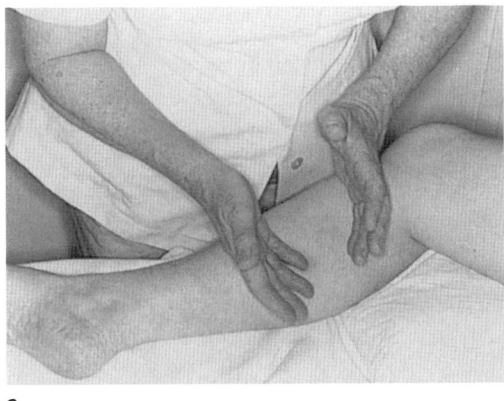
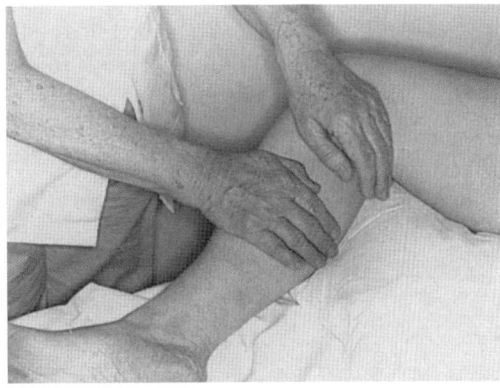

a   b

Abb. 5.30 Klopfungen an der Wade a) Hacken b) Klatschen

Untere Extremität

Fußmuskulatur

Klopfungen mit der ulnaren Handkante sind am Fuß nur im Bereich des medialen Längsgewölbes der Fußsohle möglich (Abb. 5.31), manchmal auch im vorderen Quergewölbe. In ersterem Fall können beide Hände genommen werden, eine Drehung des Beins zur Seite erleichtert den Zugang. Im Falle des vorderen Längsgewölbes ist eher die einhändige Technik geeignet.

Bei der Technik der Klatschmassage arbeiten am besten beide Hände zusammen: eine auf dem Fußrücken und die andere auf der Fußsohle.

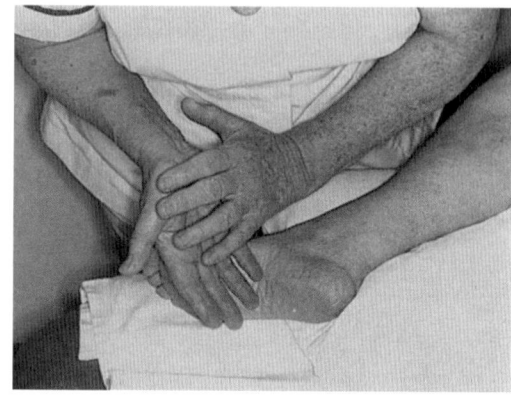

Abb. 5.31 Klopfungen mit der ulnaren Handkante am Fuß

6 Rückenmassage

Mit „Rückenmassagen" sind gewöhnlich der Lumbal- und Thorakalbereich gemeint, bei Massagen, die beruhigen und entspannen sollen, wird aber auch die Halsregion einbezogen. Rücken und Nacken können jedoch ebenso problemlos getrennt behandelt werden.

6.1 Vorbereitungen

Vorbereitung des Patienten

Der Patient wird gebeten, alle Kleidungsstücke bis auf Slip/Unterhose abzulegen, Frauen sollten auch den BH abnehmen.

Vorbereitung der Behandlungsliege

Die Behandlungsliege wird mit einer Unterlage und einem Baumwolllaken bedeckt, das gespannt und mit Bändern befestigt wird. Verfügt die Liege über einen speziellen Nasenschlitz, wird er genutzt; andernfalls nimmt man zwei Kissen und legt sie am Kopfteil rechtwinklig aufeinander, um Platz für die Nase zu schaffen. Außerdem wird ein kleines Kissen als Unterlage für den Bauch und eventuell ein weiteres Kissen für die Sprunggelenke bereit gehalten. Zum Zudecken werden ein Baumwolllaken und zwei Tücher – ein großes für den Rumpf und die Beine, ein kleineres, zusammengelegtes für die Brust – benötigt. Es dient als Unterlage, aber auch

dem Schutz der Intimsphäre, wenn Frauen den BH ablegen. Mit den Enden können auch die Arme zugedeckt werden (Abb. 6.1). Das Laken und das größere der beiden Tücher werden zusammen so weit nach unten gezogen, dass der obere Teil der Analfalte freiliegt. Danach kann man die Enden feststecken, damit Tuch und Laken recht stramm sitzen und nicht so leicht herunterrutschen (Abb. 6.1).

Untersuchung des Behandlungsgebiets

Zunächst prüft man die Hautbeschaffenheit und die Körperhaltung; kontrolliert wird auch, ob Achseln und Leistengegend gut zugänglich sind. Hält der Patient die Arme leicht abduziert, lässt sich mit der Hand feststellen, ob er stark schwitzt. Ist dies der Fall, hilft Talkumpuder. Durch Unterschieben eines Kissens im Bauchbereich bildet sich an

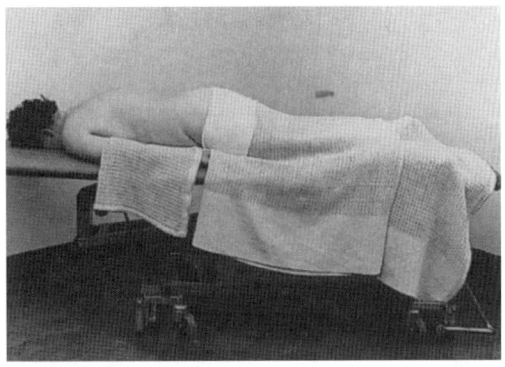

Abb. 6.1 Lage des Patienten und Anordnung der Tücher bei Massagen im Thorakolumbalbereich

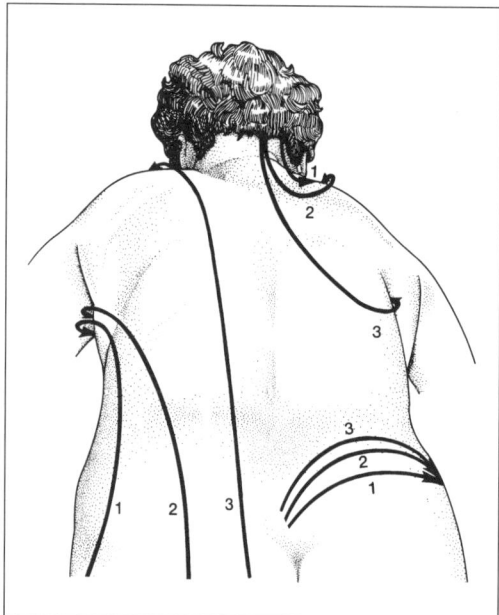

Abb. 6.2 Die einzelnen Arbeitsgänge bei der Effleurage im Lumbal-, Thorakolumbal- und Nackenbereich

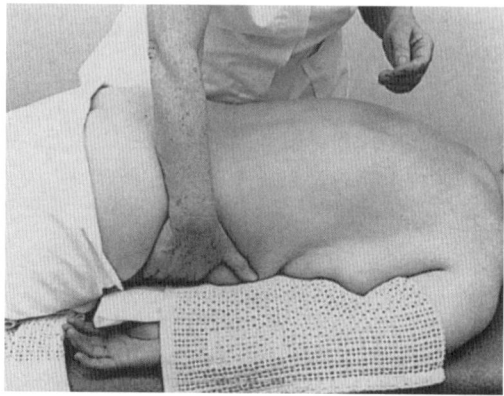

Abb. 6.3 Rückenmassage – Abschluss der lumbalen Effleurage

den Seiten eine dreieckige Lücke, welche den Zugang zur Leiste erleichtert. Die ausreichende Größe dieses Zwischenraumes sollte vor der Behandung geprüft werden (s. Abb. 6.3).

6.2
Effleurage (Streichung)

Für die Effleurage kann der Rücken in drei Bereiche unterteilt werden, die sich zum Teil überlappen (Abb. 6.2). Im Nacken verläuft die Strichrichtung supraklavikular zu den Achselhöhlen, am Rücken ebenfalls zu den Achselhöhlen und im Lendenbereich zu den Leisten. Meist wird gleichzeitig auf beiden Seiten gearbeitet. Man steht in Schrittstellung etwa auf Höhe des distalen Oberschenkels und neigt den Oberkörper zur Seite, um mit beiden Händen gleich starken Druck ausü-

ben zu können. Die Schultern sind parallel zu denen des Patienten ausgerichtet.

Effleurage im Lumbalbereich: man beginnt am tiefsten Punkt in der Mitte der Lumbalregion und endet, wie Abb. 6.3 zeigt, in der Leistengegend, indem die Finger in voller Länge von den Seiten aus dorthin vorgeschoben werden. Es sollten nacheinander etwa drei nach oben gewölbte Streichungen beschrieben werden, um auf diese Weise den gesamten Lumbalbereich zu behandeln (Abb. 6.2).

Auch die **Effleurage des Rückens** beginnt im Lumbalbereich. Die erste Linie wird über die Seiten zur Achsel geführt (Abb. 6.4a und b), die zweite beginnt eher mittig, endet jedoch ebenfalls in der Achselhöhle (Abb. 6.5a und b). In beiden Fällen befinden sich die Finger am Ende der Streichung in der Achselhöhle. Die dritte Linie in der Rückenmitte endet supraklavikular, nachdem sie bogenförmig über die Mitte der oberen Muskelanteile des M. trapezius (Pars descendens) gezogen wurde (Abb. 6.6). Bei allen Streichungen sollten die Hände so lange schräg auf dem Rücken liegen, bis die entsprechende Stelle erreicht ist, an welcher der Arbeitsgang unter Führung der Finger beendet wird. Nur so können sich die Hände allen Unebenhei-

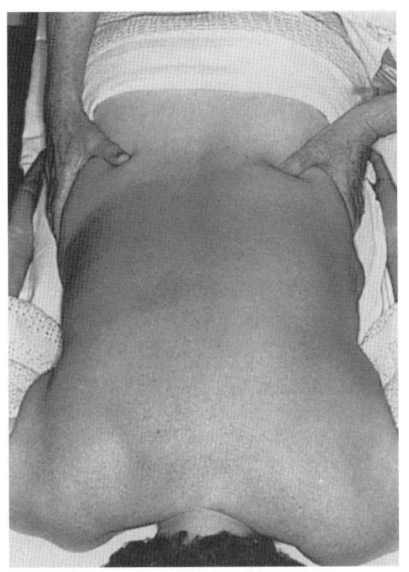 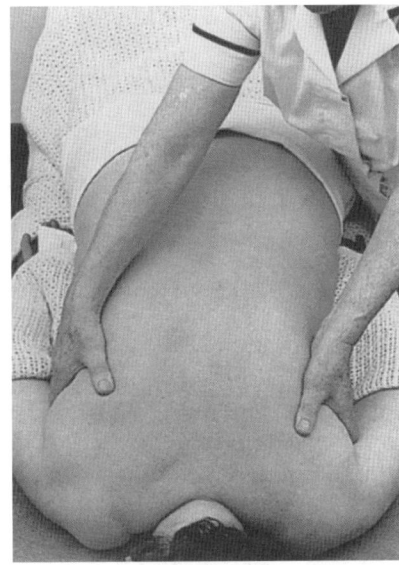

a b

Abb. 6.4 Rückenmassage: a) Ausgangs- und b) Endposition der Hände bei der äußeren Linie der Effleurage

ten des Rückens optimal anpassen. Eine Massage mit den Fingerspitzen wäre dagegen ungleichmäßig und stockend. Am Ende der Streichung wird der Druck leicht verstärkt und anschließend eine kleine Pause eingelegt.

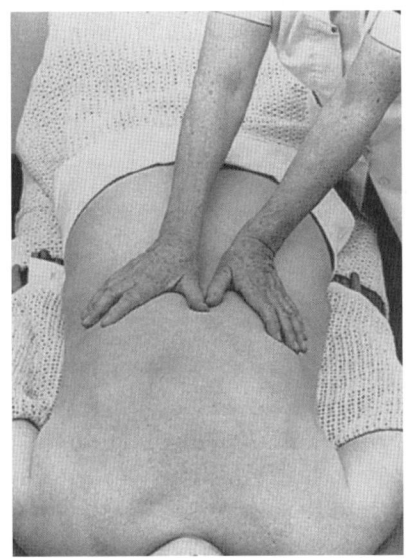 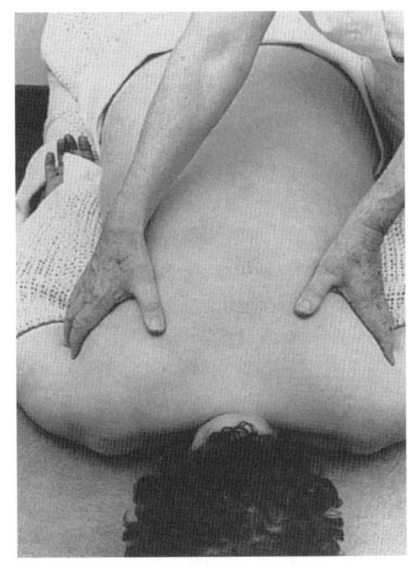

a b

Abb. 6.5 Rückenmassage: a) Ausgangsposition der Hände bei den beiden medialen Linien der Effleurage
b) Endposition nach der zweiten Arbeitslinie

Rücken

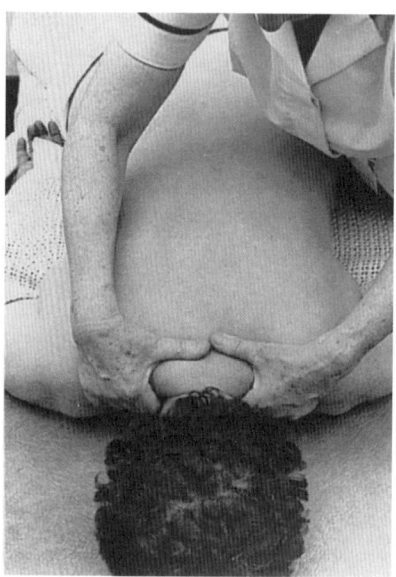

Abb. 6.6 Rückenmassage: Endposition der Hände nach der dritten Arbeitslinie der Effleurage

6.3
Knetung

Bei einer Rückenknetung müssen die Hände sehr viel flacher als auf den Extremitäten aufliegen und sich dennoch überall anschmiegen können. Der Druck ist zur Achselhöhle, also aufwärts und nach außen gerichtet (s. Abb. 2.4a). Er sollte in der Tiefe bis zur Muskulatur reichen. Wenn man Druckrichtung und -tiefe nicht sorgfältig kontrolliert, kann es passieren, dass der Oberkörper zu stark zusammengedrückt wird oder dass der Patient nach oben und unten bzw. von einer Seite zur anderen rutscht, was ebenso unangenehm ist.

6.3.1
Kneten

Alternierende Zweihandknetung

Die Arbeitsgänge verlaufen den Rücken hinab:
- von knapp unterhalb der Achsel zur Außenseite des Gesäßes
- über die Skapula zum Gesäß
- vom Angulus superior scapulae zum Gesäß.

Normalerweise arbeitet man in drei Linien. Bei einem schmalen Rücken sind eventuell zwei ausreichend, während ein breiterer Rücken unter Umständen sogar vier Arbeitslinien benötigt. Jede Knetung sollte die vorhergehende Linie um eine halbe Handbreite überlappen.

Massiert wird aus der Schrittstellung heraus, das äußere Bein vorangestellt und die innere Hüfte ungefähr in Höhe der Knie bzw. Oberschenkel des Patienten gegen die Behandlungsliege gelehnt. Während der Behandlung wird das Gewicht vom vorderen Bein auf das hintere verlagert, wobei der angelehnte Oberschenkel sich von der Liege entfernt. Um mit beiden Händen gleichmäßigen Druck ausüben zu können, neigt man den Oberkörper seitlich über die Liege, so dass beide Ellbogen annähernd gleich angewinkelt sind (Abb. 6.7).

Es ist möglich, dass der leicht schräge Winkel zur Längsachse des Rückens, in dem die Hände zu Beginn der Knetung aufliegen, sich im weiteren Verlauf noch vergrößert, so dass sie zum Schluss in der Lumbalregion beinahe im rechten Winkel ausgerichtet sind. Diese Veränderung der Handposition ist wichtig, um den maximalen Hautkontakt zu gewährleisten (Abb. 6.7) und die Lumbalregion tiefenwirksam bearbeiten zu können. Üblicherweise werden beide Hände abwechselnd eingesetzt, um eine größere Tiefenwirkung

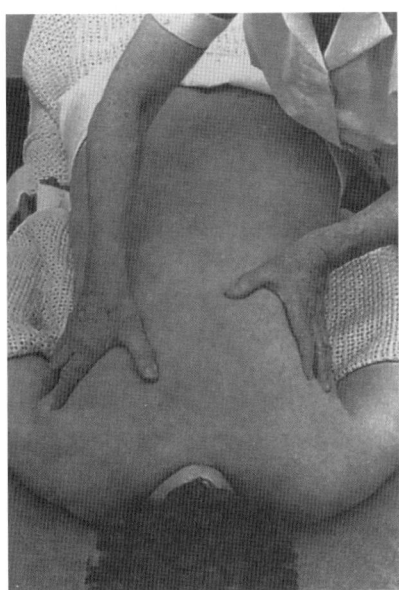

Abb. 6.7 Rückenknetung. Zu beachten sind die schräg aufliegenden Hände und die Größe der Kreise. Die Hände sind hier maximal voneinander entfernt, da sie sich auf den äußersten Punkten ihrer Kreise befinden.

oder Entspannung zu erzielen, es kann aber auch mit beiden Händen gleichzeitig gearbeitet werden. Allerdings ist darauf zu achten, dass der Patient dabei nicht auf der Liege hin-

und herrutscht. Aus dem gleichen Grund sollte an der oberen Rückenpartie auch nie mit gestreckten Ellbogen gearbeitet werden.

Einhandknetung

Jeder Bereich des Rückens kann auch mit nur einer Hand massiert werden. Der Therapeut steht in Schrittstellung, die Arbeitshand ist nicht vorgeschrieben. Während mit der einen Hand gearbeitet wird, liegt die andere Hand ebenfalls auf, damit jederzeit ein Wechsel möglich ist, sobald Ermüdungserscheinungen auftreten oder ein anderer Rückenbereich massiert werden soll.

Druckverstärktes Kneten (mit übereinander gelegten Händen)

Eine Knetung mit übereinander gelegten Händen wird durchgeführt, um eine stärkere Tiefenwirkung als bei einhändigem Vorgehen zu erzielen (Abb. 6.8 und 6.9). Die untere Hand bewahrt den Hautkontakt und die Druckrichtung nach oben außen zur Achselhöhle, doch der gemeinsame Einsatz beider

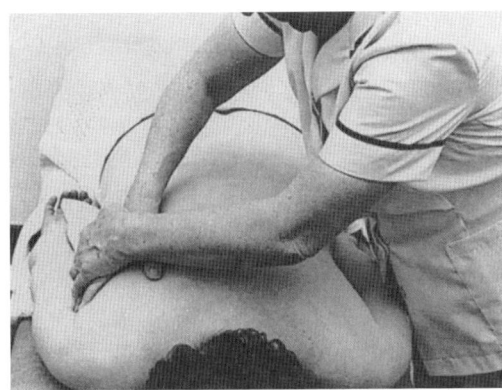

Abb. 6.8 Druckverstärktes Kneten mit übereinander gelegten Händen – auf der kontralateralen Rückenhälfte

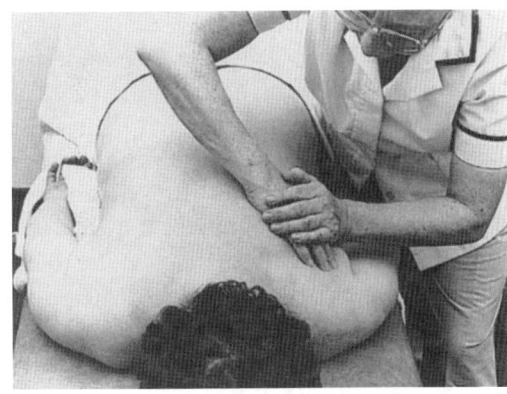

Abb. 6.9 Druckverstärktes Kneten mit übereinander gelegten Händen – auf der ipsilateralen Rückenhälfte. Hand-, Fuß- und Körperposition der Therapeutin unterscheiden sich deutlich von Abb. 6.8.

Rücken

Hände sorgt für mehr Tiefe, wobei die Kraft von den Beinen her übertragen wird.

Die Schrittstellung quer zur Liege eignet sich zur Behandlung der kontralateralen Seite (Abb. 6.8), die Schrittstellung parallel zur Liege zur Behandlung der ipsilateralen Seite (Abb. 6.9). Beim Arbeiten auf der gegenüberliegenden Seite weisen die Finger beider Hände nach außen (Abb. 6.8) und die Bewegung erfolgt im Uhrzeigersinn. Auf der zugewandten Seite sollten die Finger der unteren Hand nach außen zeigen, während die obere Hand im rechten Winkel auf ihnen liegt und den Druck verstärkt (Abb. 6.9). Auf dieser Körperseite kreisen die Hände gegen den Uhrzeigersinn. Die Arbeitslinien verlaufen gewöhnlich

• von der Achsel zum Gesäß
• über die Skapula zum Gesäß.

Einige Therapeuten ziehen es vor, stets von kranial nach kaudal zu massieren und lassen deshalb die Hände über den Rücken nach oben gleiten, um von dort aus wieder neu zu beginnen. Andere arbeiten lieber in einer kontinuierlichen Linie: Diese beginnt auf der kontralateralen Seite und führt von der Achselhöhle hinunter zum Gesäß und anschließend etwas nach medial verschoben wieder hinauf zur Skapula. Hier überqueren die Hände die Wirbelsäule und setzen die Massage auf der ipsilateralen Seite zunächst hinunter zum Gesäß und dann hoch zur Achselhöhle fort. Bei dieser Vorgehensweise kann es sich aber besonders bei der zweiten bzw. vierten Arbeitslinie (den Rücken hinauf) als schwierig erweisen, nicht übermäßigen Zug auf die Haut auszuüben. Der Trick dabei ist, während des Kreisens Druck auszuüben und dann zunächst mit dem Druck nachzulassen. So können Haut und Unterhautgewebe, die nach oben bewegt wurden, unter der Hand wieder zurückgleiten, bevor man mit dem nächsten Kreis und erneutem Druck beginnt.

Daumenknetung

Ausgangsposition ist die Schrittstellung mit Blickrichtung zum Kopfende.

Mit einem oder beiden Daumen im Wechsel kann jeder Bereich des Rückens lokal geknetet werden. Man sollte die Daumen so flach wie möglich einsetzen. Die Fingerspitzen ruhen zwar auf dem Rücken, um als Drehpunkte zu fungieren, werden aber nicht so tief eingedrückt, als wolle man mit ihnen arbeiten (Abb. 6.10).

Die Daumenmassage kommt am häufigsten entlang des M. sacrospinalis zum Einsatz. Jeder Daumen massiert auf seiner Seite neben den Dornfortsätzen, bei der Aufwärtsbewegung umkreisen sie einander, ohne dabei abgehoben zu werden. Die Arbeitsrichtung verläuft wieder von kranial nach kaudal, man beginnt etwa in Höhe der Skapulamitte und fährt fort bis zum oberen Sakralbereich. Der Therapeut beugt sich zunächst leicht nach

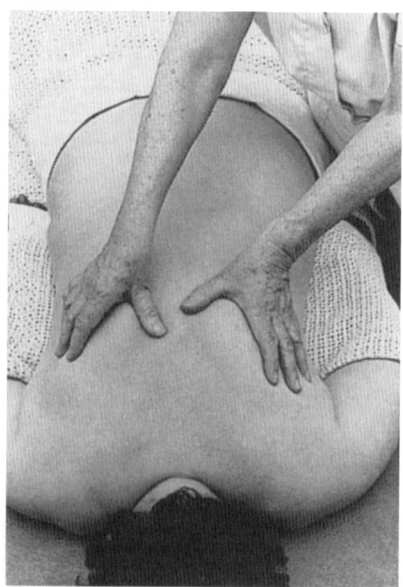

Abb. 6.10 Daumenknetung entlang der Wirbelsäule – der rechte Daumen arbeitet, während der linke ruht. Beide liegen schräg auf. An der Außenseite des rechten Daumens hat sich ein Hautwulst gebildet.

vorn und verlagert dann das Gewicht allmählich nach hinten – wie bei der abwechselnden Knetung mit beiden Händen.

Fingerknetung

Ausgangsposition ist die Schrittstellung mit Blick in Arbeitsrichtung.

Die Fingerknetung wird ebenfalls am häufigsten entlang des M. sacrospinalis durchgeführt, dabei liegen alle Finger einer Hand seitlich neben den Dornfortsätzen. Geknetet wird mit den Fingerkuppen. Um eine größere Tiefe zu erreichen, sollten die Daumen zu den Handflächen zeigen und nicht als Abstützung dienen.

An den Skapularändern oder bei spezifischen tieferliegenden Muskeln wie den Mm. rhomboidei oder dem M. levator scapulae ist auch eine lokal begrenzte Fingerknetung möglich. In diesem Fall arbeitet man immer von den Muskelrändern auf den Muskelbauch zu (Abb. 6.11), unter Um-

ständen ist dabei auch ein Positionswechsel erforderlich.

6.3.2 Hautwalken

Ausgangsposition ist die Schrittstellung quer zur Liege.

Diese Technik ist nicht als Alternative zur Hautrollung zu sehen. Da sie sich weniger dazu eignet, eine (erwünschte) Rötung hervorzurufen, sollte sie eher wegen ihres mobilisierenden Effekts angewendet werden.

Die Linien sind die gleichen wie bei der druckverstärkten Knetung mit übereinander gelegten Händen, d.h. sie verlaufen in jeder Rückenhälfte auf- und abwärts. Um die Haut hochzuschieben, legt man die Hände so wie bei der Hautrollung flach auf und drückt mit den gestreckten Fingern der einen Hand gegen die gestreckten Daumen der anderen Hand (Abb. 6.12). Die Hände dürfen nicht über die Haut rutschen und sollten wirklich eine Hautrolle umgreifen. Durch einen kontinuierlichen Wechsel zwischen den entgegengesetzten Druckkomponenten kommt dann der Walkeffekt zustande. Es muss gar nicht versucht werden, besonders tief zu

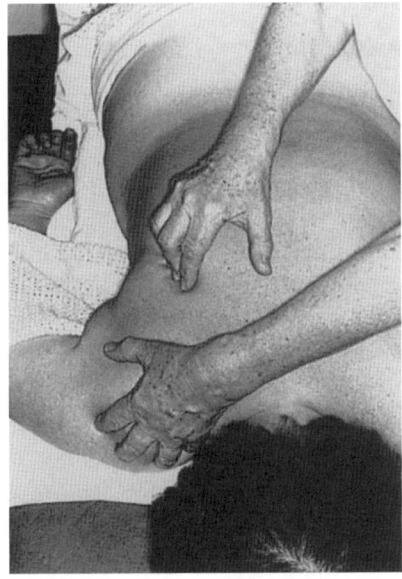

Abb. 6.11 Fingerknetung an den Rändern der rechten Skapula. Die linke Hand stabilisiert die Skapula.

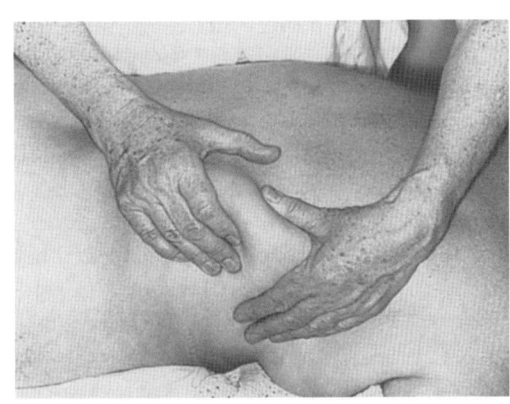

Abb. 6.12 Hautwalken

Rücken

arbeiten. Das Ziel besteht lediglich darin, die oberflächlichen Schichten anzuheben und zu walken. Einige Therapeuten verstärken diesen Handgriff zu einem muskelabhebenden Kneten, doch nach Auffassung der Autorin sind die Rückenmuskeln insgesamt zu flach für diese Technik.

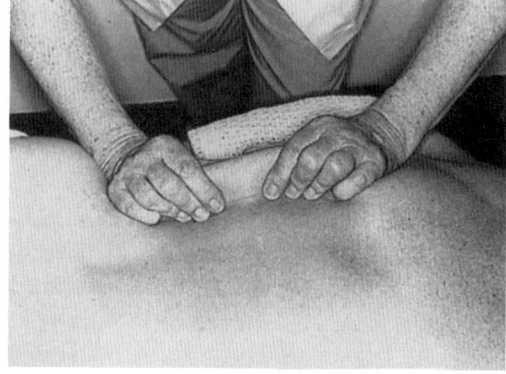

6.3.3
Rollende Massagegriffe

Abb. 6.13 Hautrollung auf der ipsilateralen Rückenseite

Hautrollung

Ausgangsposition ist die Schrittstellung quer zur Liege.

Die Technik ist in Kap. 2.2.4 beschrieben und wird am Rücken auf jeder Seite einzeln angewendet (s. Abb. 2.21 bis 2.24). Die Arbeitsgänge auf beiden Seiten entsprechen sich bis auf den Unterschied, dass auf der kontralateralen Seite von medial nach lateral und auf der ipsilateralen Seite von lateral nach medial massiert wird. Einige Therapeuten bevorzugen eine „ziehende" Bewegung von der Mitte zu den Seiten, dabei wird die Haut mit den Daumen abgehoben, so daß sich die Richtung der Arbeitsgänge genau umkehrt (Abb. 6.13).

Die Arbeitsgänge jeder Hautrollung beginnen am lateralen Rand der Spina scapulae und setzen sich bis unter die Achsel fort. Die kaudaler gelegenen Durchgänge verlaufen quer von der Mitte zur Seite. Auf der ipsilateralen Rückenhälfte arbeitet man in geraden Linien von der Seite zur Mitte, bis das Gebiet unter der Achsel erreicht ist, wo die Linien dann in Richtung Spina scapulae geführt werden. Das heißt, auf der ipsilateralen Seite wird rückenaufwärts und auf der kontralateralen Seite rückenabwärts gearbeitet.

In ähnlicher Weise können kurze Arbeitsgänge über dem Schulterbereich vom Akro-

mion bis zum Halsansatz durchgeführt werden. Sie verlaufen von der Spina scapulae und der Wirbelsäule nach vorn und zu den Seiten des Halses. Allerdings kann das für Patienten unangenehm sein, wenn das Unterhautfettgewebe in diesem Bereich sehr ausgeprägt ist. Die Arbeitsgänge sollten dicht nebeneinander liegen, damit sie das gesamte Hautareal abdecken und nicht nur einige wenige Linien.

Muskelrollung

Ausgangsposition ist die Schrittstellung quer zur Liege.

Die Muskelrollung des M. sacrospinalis wird auf jeder Seite einzeln durchgeführt. Beide Daumen bilden eine gerade Linie und werden auf der kontralateralen Rückenhälfte so platziert, dass sie zwischen den Dornfortsätzen und dem medialen Rand des M. sacrospinalis einen nach lateral gerichteten Druck ausüben können. Auch die Fingerspitzen bilden eine gerade Linie, von der ausgehend Druck auf die Ränder des M. sacrospinalis in der Nähe der Rippenwinkel bzw. der Querfortsätze der Wirbel ausgeübt werden kann. Nun wird in einer rollenden Bewegung abwechselnd mit den Daumen kräftig

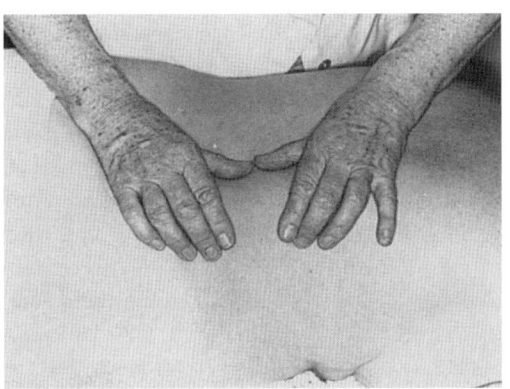

Abb. 6.14 Muskelrollung am M. sacrospinalis – Schub mit den Daumen

nach außen geschoben (Abb. 6.14) und mit den Fingerspitzen nach innen gezogen (Abb. 6.15). Während jeweils eine Hand Druck ausübt, lässt die andere nach und wird ein Stück weiter nach distal bewegt. Im stetigen Wechsel arbeitet man auf diese Weise eine Rückenhälfte hinunter und wieder hinauf.

Auf der ipsilateralen Seite arbeiten die Finger am medialen Rand des M. sacrospinalis und die Daumen entlang des lateralen Muskelrandes. Diese Arbeitlinien erstrecken sich von der Skapulamitte bis zum Kreuzbeinbereich.

Auch der M. latissimus dorsi kann an den Rändern mit der Rollmassage behandelt werden; bei sorgfältigem Palpieren gelingt das möglicherweise sogar mit dem M. levator scapulae. Letzterer wird allerdings meist im Zusammenhang mit Nackenbeschwerden behandelt.

6.4
Klopfung

6.4.1
Hacken und Klatschen

Ausgangsposition ist die Schrittstellung quer zur Liege.

Auch bei den Massagetechniken der Klopfungen arbeitet man in vier Linien wie bei der Knetung, d.h. je zwei links und rechts der Wirbelsäule, mit Beginn unter der kontralateralen Achsel.

Auf der kontralateralen Rückenhälfte arbeitet man ganz weit lateral von kranial nach kaudal, bewegt sich dann weiter medial und setzt die Massage fort bis unterhalb der Spina scapulae (Abb. 6.16). Danach tritt man

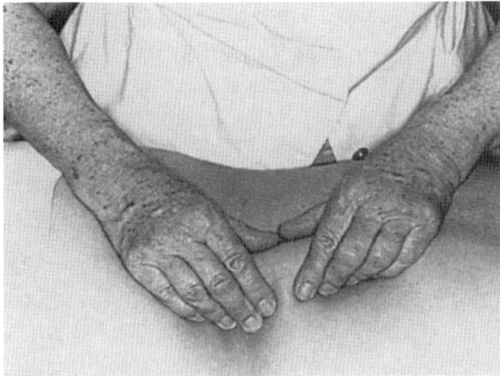

Abb. 6.15 Muskelrollung am M. sacrospinalis – Zug mit den Fingern

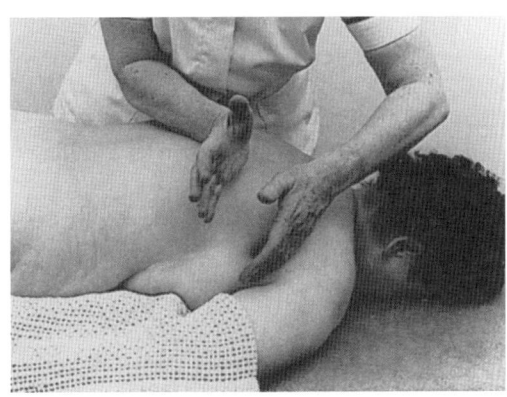

Abb. 6.16 Hacken mit den ulnaren Handkanten am Rücken – quer zum Faserverlauf des M. latissimus dorsi

Rücken

einen Schritt zurück und wechselt unter leichtem Abheben der Hände (beim Hacken werden sie dabei auch stärker proniert) die Rückenhälfte. Auf der ipsilateralen Seite geht es zuerst neben der Wirbelsäule nach kaudal und weiter lateral wieder hinauf zur Achsel.

Soll der Hals in die Behandlung mit eingeschlossen werden, arbeitet man auf der kontralateralen Seite des Halses nach unten zum oberen Anteil (Pars descendens) des M. trapezius. Unter Aussparung des lateralen Teils der Spina scapulae fährt man von der Achsel über den Rücken hinunter fort. Für die Massage der ipsilateralen Seite muss der Therapeut, sobald die Achsel erreicht ist, einen Positionswechsel vornehmen und sich kopfwärts ausrichten. Von der Achsel aus überspringen die Hände wieder die Spina scapulae und klopfen die ipsilaterale Halsseite.

Bei der Klatschmassage sollte in allen Rückenbereichen die gleiche Intensität ange-

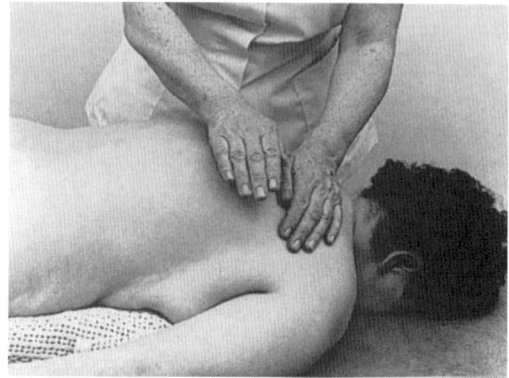

Abb. 6.17 Klatschen am Rücken

strebt werden, nur am Hals muss sie schwächer sein (Abb. 6.17). Beim Hacken sollte die Intensität variieren, so dass knochigere Bereiche nicht so kräftig wie dickere Gewebeschichten behandelt werden.

7 Gesäßmassage

Das Gesäß wird üblicherweise einzeln behandelt, die Massage kann sich aber unter Umständen bis in die Lumbalregion erstrecken. Einige Therapeuten behandeln beide Gesäßhälften gleichzeitig, bei der simultanen Bearbeitung besteht jedoch die Gefahr, dass die Gesäßhälften auseinander gezogen werden, was schmerzhaft sein kann. Meist lässt sich bei getrennter Vorgehensweise auch eine größere Tiefenwirkung erzielen.

7.1 Vorbereitungen

Vorbereitung des Patienten

Es werden ähnliche Vorkehrungen wie für die Rückenmassage getroffen, allerdings kann auf die Unterlage für den Brustbereich verzichtet werden.

Der Patient liegt auf dem Bauch. Wird nur eine Gesäßhälfte entblößt, steht man auf der kontralateralen Seite. Man fasst die Tücher ober- und unterhalb des Gesäßes, zieht sie zu sich her und schlägt dabei den mittleren Teil um. Dadurch ergibt sich ein von den umgeschlagenen Tüchern rechteckig begrenztes Behandlungsfeld.

7.2 Effleurage (Streichung)

Gewöhnlich werden drei Effleurage-Streichungen durchgeführt, die alle im Leistenbereich enden. Durch gebogene Arbeitslinien lässt sich eine als unangenehm empfundene Zugwirkung auf die Analfalte vermeiden. Die kaudale Hand beginnt mit der ersten Linie mitten auf der Gesäßhälfte. Orientierungspunkt für den Daumen ist die Spina iliaca posterior superior (SIPS) – erkennbar am Grübchen (Abb. 7.1). Die Hand wird nun so gedreht, dass der Daumen den ganzen Beckenkamm entlang streicht. Er wird anschließend adduziert, während man mit der Handfläche die Streichung nach unten und aussen fortsetzt, bis die gebeugten Finger zur oberen Leistenregion gelangen (Abb. 7.2).

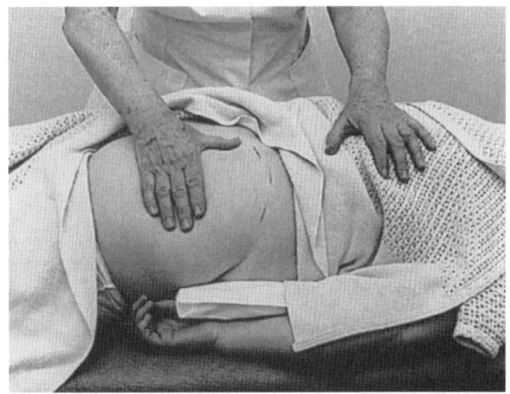

Abb. 7.1 Effleurage des Gesäßes – Ausgangsposition. Der Daumen liegt auf der Spina iliaca posterior superior und dreht sich etwas, um am Beckenkamm entlang zu streichen.

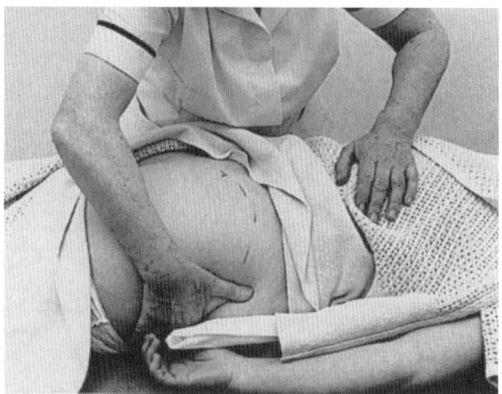

Abb. 7.2 Effleurage des Gesäßes – gemeinsamer Endpunkt der einzelnen Linien

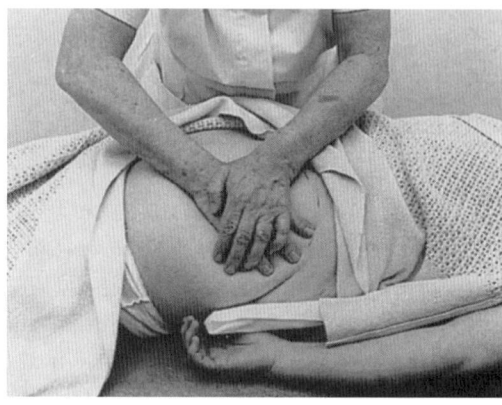

Abb. 7.3 Knetung des Gesäßes. Die kaudale Hand liegt quer zum Verlauf der Muskelfasern.

Die nächsten beiden Arbeitslinien beginnen und enden an den gleichen Punkten wie die erste und unterscheiden sich nur dadurch, dass der eine Bogen aufwärts und der andere abwärts geführt wird. Hat der Patient ein Kissen unter dem Bauch, entsteht zwischen Oberschenkel, Unterbauch und Unterlage eine dreieckige Lücke. Dort beginnt die Leistengegend unmittelbar über dem oberen Rand des Trigonum femorale.

7.3
Knetung

Auch bei der Knetung ist es üblich, die Gesäßhälften getrennt zu behandeln. Ausgangsposition ist die Schrittstellung quer zur Liege. Massiert wird die kontralaterale Gesäßhälfte.

Man arbeitet in zwei oder drei Linien, die sich an der Faserrichtung der Glutealmuskulatur orientieren – schräg von oben medial nach unten lateral. Eine Hand, normalerweise die kaudale, liegt quer zum Faserverlauf auf M. gluteus minimus und M. gluteus medius (Abb. 7.3) und knetet abwärts in Richtung ihrer Ansatzstellen am proximalen Femurende. Als nächstes bewegt man die Hand, die weiterhin schräg aufliegt, zum Ursprung des M. gluteus maximus auf dem Beckenkamm und arbeitet von dort nach unten und außen zur Fascia lata. Eventuell kann man noch eine dritte Linie weiter medial anschließen.

7.3.1
Kneten

Druckverstärkte Knetung (mit übereinander liegenden Händen)

Diese Art der Knetung sollte bei sehr großen Muskelmassen angewendet werden. Die Arbeitslinien sind dieselben wie oben beschrieben. Bei jedem Kneten, egal ob einhändig oder mit übereinander liegenden Händen, wird der Druck auf und in die Mm. glutei hinein ausgeübt, verstärkt bei der zweiten und dritten Arbeitslinie. Nur bei der äußeren Linie richtet man den Druck so, als wolle man den Muskel zu sich hin ziehen. Auch die Ellbogenknetung (s. Kap. 2.2.1) kann hier durchgeführt werden.

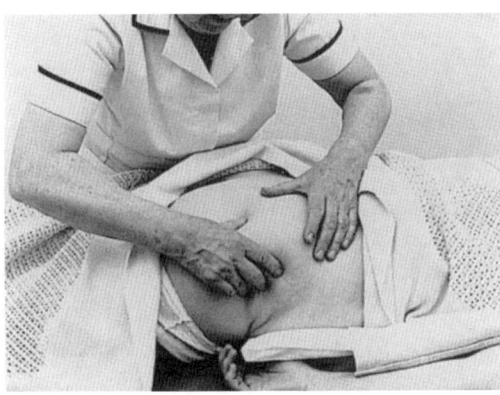

Abb. 7.4 Abhebendes Kneten im Gesäßbereich entlang des Faserverlaufs der Mm. glutei

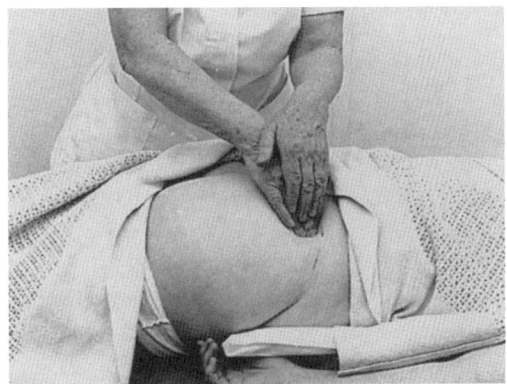

Abb. 7.5 Kreisförmige Friktion der Muskelansätze am Beckenkamm

7.3.2
Abhebendes Kneten

Auch bei dieser Technik wird wie oben beschrieben in schräg über die Muskelfasern verlaufenden Linien gearbeitet. Ausgangsposition ist die Schrittstellung, damit man in der Druckphase dieses Massagegriffs durch Vor- und Zurückverlagerung des eigenen Gewichts mehr Kraft aufbringen und eine größere Tiefe erreichen kann. Dadurch haben die Hände auch eine größere Spannweite und können die Muskeln leichter abheben und zusammenschieben (Abb. 7.4). Die Arbeitslinien sind kurz. Es ist auch möglich, abwechselnd einhändig den Muskel hinauf und hinunter zu arbeiten.

7.3.3
Walken

Diese Technik ist nicht bei allen Patienten durchführbar. Ausgangsposition und Arbeitslinien sind die gleichen wie bei der abhebenden Knetung. Allerdings wird der Muskelwulst zuerst abgehoben, indem die Finger der einen Hand sowie Daumen und Daumenbal-

len der anderen Hand gleichzeitig zudrücken, danach wird er von einer Hand zur anderen weitergereicht.

7.4
Reibungsmassage (Friktion)

Kreisförmige Friktion

Sie eignet sich besonders, wenn man lokale Tiefeneffekte erzielen möchte. Manchmal ist die Aufmerksamkeit speziell auf Aponeurosen am Rand des Beckenkamms zu richten, wo die Muskeln ansetzen. Mit Daumen oder Fingern kann man zunehmend tiefer zu einer schmerzenden Stelle oder einer Unterbrechung vordringen (Abb. 7.5).

Gesäß

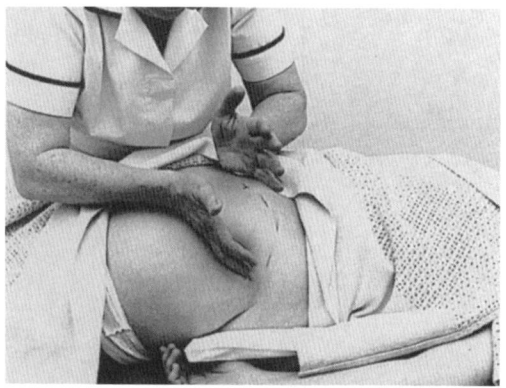

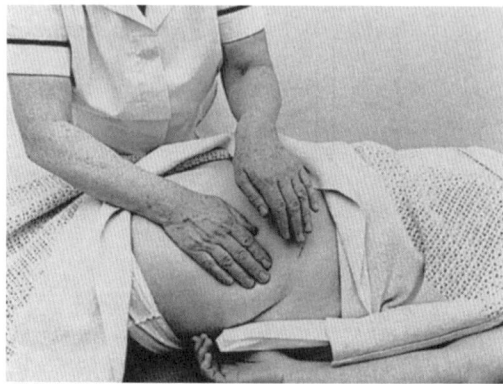

Abb. 7.6 Hacken mit den ulnaren Handkanten am Gesäß quer zum Muskelfaserverlauf

Abb. 7.7 Klatschmassage des Gesäßes quer zum Muskelfaserverlauf

7.5
Klopfung

7.5.1
Hacken und Klatschen

Die Arbeitslinien entsprechen denen bei der Knetung, so dass die Hände im rechten Winkel zum Muskelfaserverlauf auftreffen. Obwohl sich mit beiden Techniken (Abb. 7.6 und 7.7) eine beachtliche Tiefe erreichen lässt, können bei adipöseren Patienten unter Umständen Techniken wie Schlagen oder Trommeln erforderlich sein, um noch tiefer vorzudringen. So kann ein Brennen auf der Haut vermieden werden, außerdem sind sie für den Therapeuten weniger anstrengend.

8 Nackenmassage

Die Nackenmassage erstreckt sich vom Hinterhaupt bis zum unteren Thorakalbereich, so dass der gesamte M. trapezius behandelt werden kann.

8.1 Vorbereitungen

Für die Nackenmassage gibt es vier mögliche Ausgangsstellungen des Patienten.

Behandlung in Bauchlage

Es sind ähnliche Vorkehrungen wie für die Rückenmassage zu treffen, die große Decke muss jedoch bis zu den oberen Lendenwirbeln zurückgeschlagen werden (s. Abb. 6.1). Ausgangsposition ist die Schrittstellung, etwa in Hüfthöhe des Patienten. Der Therapeut lehnt sich seitlich zum Patienten.

Behandlung in Rückenlage

Der Patient liegt mit ein oder zwei Kissen unter dem Kopf auf dem Rücken. Laken und Unterlage sollten nicht fixiert sein, damit man sie vom Kopfende der Liege aus samt Kissen und Patient hochziehen kann, bis gerade noch die unteren Schulterblattwinkel (Angulus inferior scapulae) aufliegen (Abb. 8.1). Diese Position eignet sich besonders für die Massage bei sehr schmerzhaften Zuständen mit Schonhaltung des Nackens.

Behandlung in Seitlage

Für die Seitlage werden zwei Kopfkissen benötigt und ein weiteres Kissen für den Oberarm, das vor dem Patienten liegt. Diese Position eignet sich für eine einseitige Massage. Die große Decke wird so umgefaltet, dass Nacken und Schulterregion frei zugänglich sind (Abb. 8.2). Der Therapeut steht in Schrittstellung hinter dem Rücken des Patienten in Höhe der Taille.

Behandlung in vorgebeugter Sitzposition

Man schiebt einen Tisch an die Wand und legt einen Stapel Kissen darauf, gegen den sich der Patient mit Oberkörper, Armen und Kopf lehnen kann. Er sollte dazu auf einem Hocker oder einem Stuhl mit sehr niedriger Rücken-

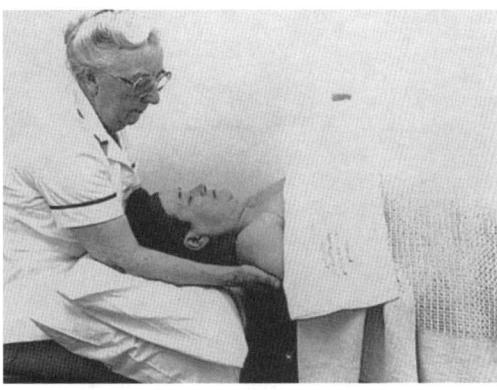

Abb. 8.1 Position von Therapeutin und Patientin zur Behandlung eines sehr schmerzhaften Nackens. Behandelt wird hier mit einer Effleurage vom Hals bis zur Achselhöhle.

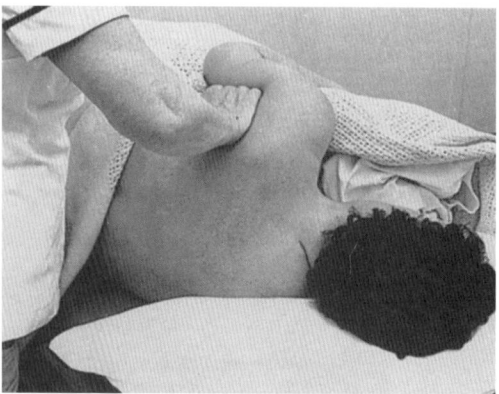

Abb. 8.2 Die Seitlage eignet sich besonders für eine einseitige Nackenmassage. Behandelt wird hier mit einer Effleurage vom Hals bis zur Achselhöhle.

lehne genau vor dem Tisch sitzen (Abb. 8.3). Man nimmt das oberste Kissen herunter und umhüllt den Kissenstapel mit einer Decke. Nachdem der Patient seinen Oberkörper entkleidet hat, legt er seine Arme auf den Stapel und beugt sich vor. Rücken und Nacken müs-

sen dabei gerade sein. Jetzt werden die oberen Ecken der Decke über seine Arme gezogen und auf dem Rücken in der Taille verknotet (Abb. 8.3). Frauen, die einen BH tragen, können ihn bei dieser Gelegenheit gut ablegen. Das vorher heruntergenommene Kissen wird wieder auf seinen Platz zurückgelegt und dient als Kopfstütze während der Massage. Wenn es erforderlich ist, kann man mit zwei über Kreuz gelegten Kissen Platz für die Nase schaffen. Dann kontrolliert man noch einmal, ob Rücken und Nacken weiterhin gerade sind. Besonders der Nacken darf nicht flektiert sein.

Für einen bequemen Zugang zur Thorakalregion muss man eventuell Hüft- und Kniegelenke beugen und sein Gewicht nach vorn bzw. hinten verlagern. Das geht am besten aus der Schrittstellung heraus. Manchmal ist auch ein Schritt nach rechts oder links notwendig, um bei bestimmten Handgriffen den Druck zu verstärken.

8.2 Effleurage (Streichung)

Die Nackenstreichung wird mit gestreckten Fingern durchgeführt. Sie beginnt an den Seitenpartien des Nackens und reicht bis zu den supraklavikulären Lymphknoten (Abb. 8.4). Eine zweite Linie verläuft von der Nackenmitte ebenfalls bis zu diesen Lymphknoten. Bei der dritten Linie ist die aufliegende Fläche der Hand größer: Man streicht an den Halsseiten und der Nackenmitte entlang, ändert dann durch eine Drehung die Richtung zum Innenwinkel der Skapula (Angulus medialis scapulae) und von dort weiter bis zur Achsel (s. Abb. 8.1 und 8.2).

Bei Bauchlage und vornüber gebeugter Sitzposition sollten die gleichen Streichungen wie bei der Rückenmassage angewendet werden (Abb. 8.4).

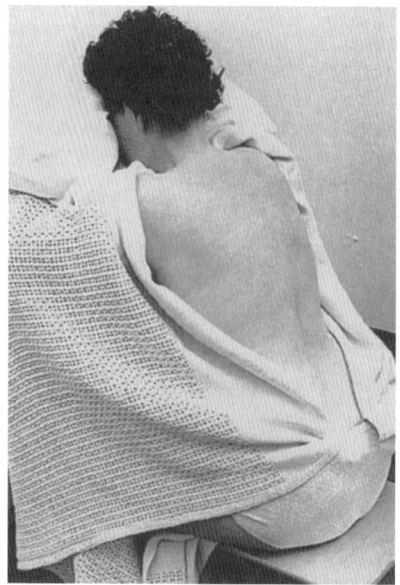

Abb. 8.3 Vorgebeugte Sitzhaltung für die Nackenmassage. Rücken und Nacken müssen gerade sein.

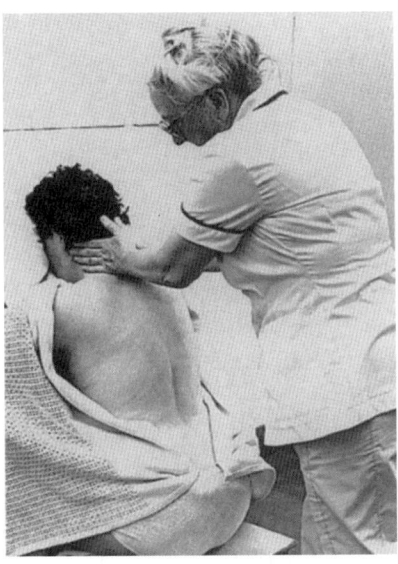

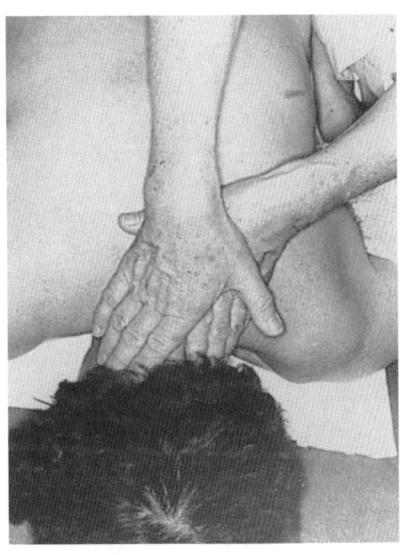

Abb. 8.4 Nackenmassage – Ausgangsposition für die äußere Linie der Effleurage

Abb. 8.5 Nackenmassage – Kneten der medialen Muskulatur

Bei Rücken- und Seitenlage geht man nach dem oben beschriebenen Muster vor. Wichtig ist, stets größtmöglichen Hautkontakt zu halten und zu bedenken, dass die Technik angenehm und wirkungsvoll sein sollte. Beim Abschluss der Effleurage an einer Lymphknotengruppe wird ein leichter Überdruck ausgeübt und eine Pause eingelegt.

8.3
Knetung

Der Hals ist ein relativ schwieriges Gebiet, weil er so begrenzt und bei manchen Menschen eventuell sehr kurz ist. In Bauchlage beginnt man mit der Knetung am Hals und geht dann zu der ganzhändigen Technik auf dem größeren Rückenbereich über (Abb. 8.5). Doch auch in jeder anderen Position des Patienten sollte die Knetung immer mit möglichst großer Handfläche erfolgen.

8.3.1
Kneten

Mit den Fingerkuppen wird der Nacken auf seiner Rückseite vom Okziput (Abb. 8.5) bis zum Halsansatz geknetet. Dann massiert man mit flachen Händen, möglicherweise auch überlappend, weiter bis zwischen die Schulterblätter. Die Seiten des Nackens werden mit den zwei distalen Glieder aller vier Finger (Abb. 8.6 und 8.7) bis hinunter zum M. trapezius geknetet. Der M. trapezius ist dann dick genug, um eine Auflagefläche für die ganze Hand zu bieten. Dabei liegen die Handflächen auf der Rückseite und die Finger auf der Vorderseite der oberen Faserstränge des M. trapezius und führen eine zusammenschiebende Knetung durch. Diese Handflächenknetung wird im oberen Thorakalbereich von dem Gebiet zwischen den Schulterblättern bis zur Achsel durchgeführt (Abb. 8.8).

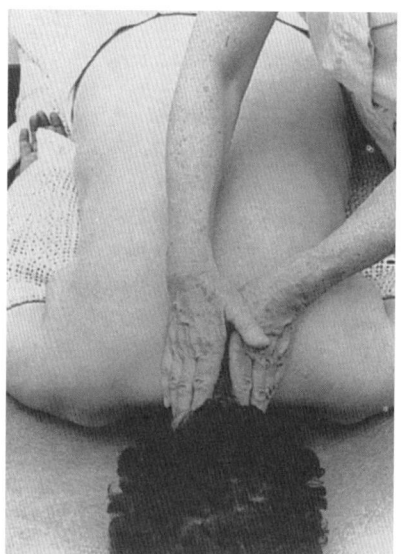

Abb. 8.6 Nackenmassage – Kneten der lateralen Muskulatur

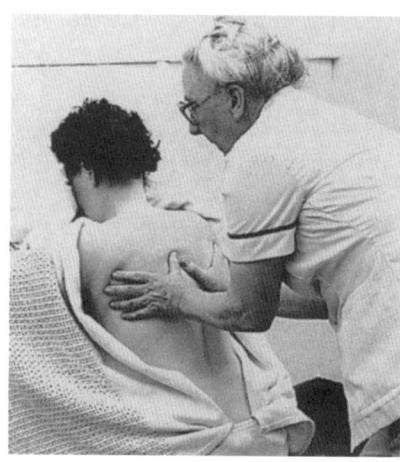

Abb. 8.8 Nackenmassage – das Kneten wird fortgesetzt auf den mittleren und unteren Anteilen des M. trapezius (Pars transversus und Pars ascendens).

Wenn man die Finger benutzt, muss jeglicher Druck auf Knochen (z. B. Dorn- und Querfortsätze der oberen Halswirbel) vermieden werden. Stattdessen richtet man den Druck aufwärts und nach innen zu den Muskelgruppen zwischen den Wirbelfortsätzen.

Passt man die Hand sorgfältig an, ist es möglich, die Nackenmuskeln von okzipital bis zur Skapulamitte ebenso wie die oberen, mittleren und unteren Anteile des M. trapezius auf ganzer Länge mit dieser Technik zu

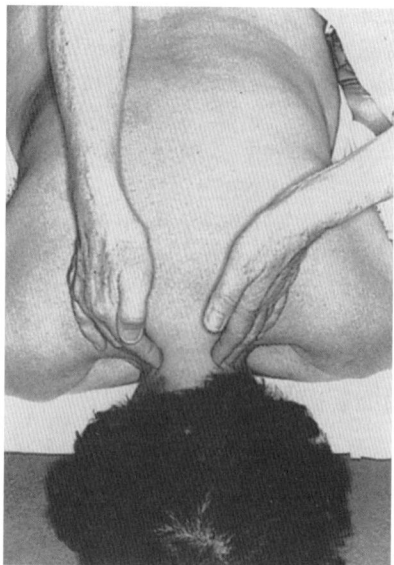

Abb. 8.7 Nackenmassage – Kneten der unteren lateralen Muskulatur

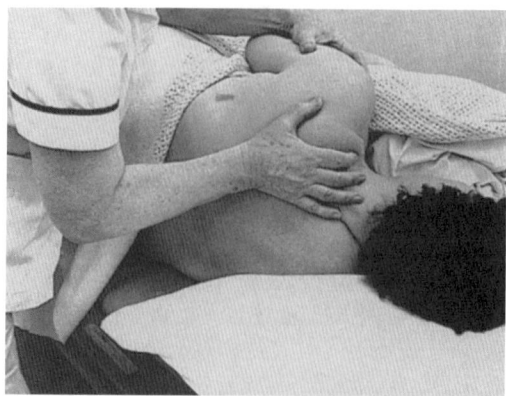

Abb. 8.9 Nackenmassage in Seitlage – das Kneten wird fortgesetzt auf dem M. trapezius.

Nacken

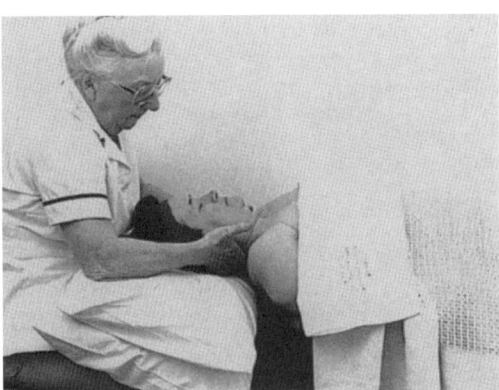

Abb. 8.10 Nackenmassage in Rückenlage – Fingerknetung der dorsalen Muskulatur

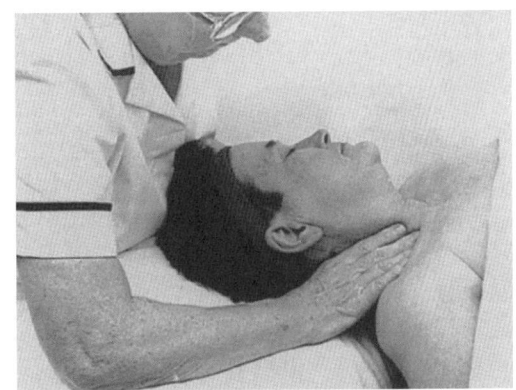

Abb. 8.11 Nackenmassage in Rückenlage – Fingerknetung der Mm. scaleni

behandeln (Abb. 8.9 bis 8.11). In Rückenlage können auch die Mm. scaleni mit flachen Fingern geknetet werden.

8.3.2
Abhebendes Kneten

Eine Hand wird um die ganze Nackenpartie gelegt und führt ein abhebendes Kneten der Muskeln durch. Dieser Massagegriff kann im unteren Trapeziusbereich in die gleichzeitige beidhändige Massage übergehen, bei der jede Hand auf einer Seite des Nackens arbeitet. Die Finger liegen auf der Vorderseite und die Daumen auf der Rückseite des Muskels. Der Übergang vom ein- zum beidhändigen Massieren muss geschmeidig erfolgen (Abb. 8.12).

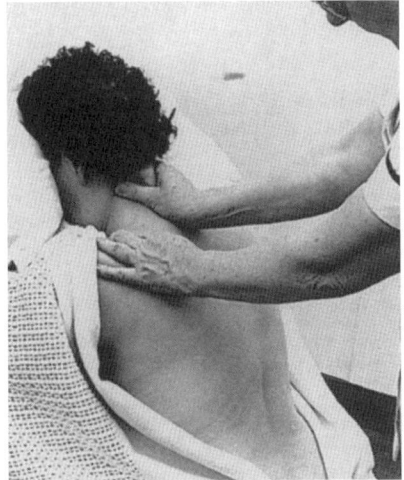

a

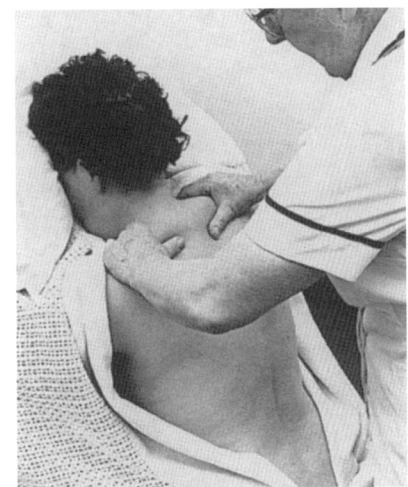

b

Abb. 8.12 Vorgebeugte Sitzhaltung: a) für eine abhebende Knetung der Nackenmuskeln b) Fortsetzung auf dem oberen Anteil des M. trapezius

8.3.3
Muskelrollung

Die Muskeln neben der Halswirbelsäule können gerollt werden, wenn man die Finger hinter den Querfortsätzen und die Daumen entlang den Dornfortsätzen auf der gleichen Seite wie die Finger platziert (wie bei den Mm. sacrospinales, s. Abb. 6.14, 6.15). Jede Seite wird abwechselnd massiert.

Wenn der Patient eine entsprechende Position in Rückenlage einnimmt, kann auch der M. sternocleidomastoideus (sehr vorsichtige, nur seitliche Druckausübung) gerollt werden (Abb. 8.13). Manchmal ist es einfacher, den Muskel zwischen Zeige- und Ringfingerspitze zu nehmen und ihn durch kleine Supinations- und Pronationsbewegungen zu massieren.

8.3.4
Skapularollung

Eine schmerzhafte Nackensteife ist häufig Ursache für eine Fehlhaltung der Skapula.

Bei der einseitigen Behandlungstechnik wird die Skapula „gerollt", d.h. unter Druckausübung passiv in Protraktion, Elevation, Retraktion und Depression bewegt. Dadurch werden die tiefen Schulterblattmuskeln vorübergehend gegen den Brustkorb gedrückt, wodurch sich vermutlich ihre Durchblutung verbessert.

Der Patient liegt in Seitlage, der Therapeut steht davor und umgreift mit der kranialen Hand den oben liegenden Arm des Patienten so, dass dessen Unterarm bequem von dem eigenen Unterarm gestützt wird. Die andere Hand übt Druck auf das Schulterblatt aus. Nun kreist man die Skapula in den oben beschriebenen Bewegungsrichtungen jeweils bis zum maximalen Umfang (Abb. 8.14).

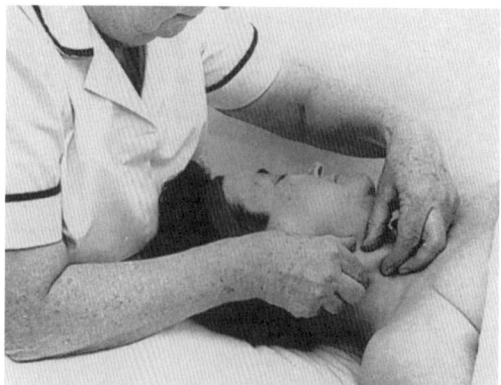

Abb. 8.13 In Rückenlage kann der M. sternocleidomastoideus gerollt werden.

8.4
Klopfung

8.4.1
Hacken und Klatschen

Diese beiden Techniken können wahlweise auch nur am Nacken durchgeführt werden. Man beginnt am Okziput und setzt die Massage fort bis zum seitlichen Schulterbereich. Von den beiden Arbeitslinien – die eine mehr seitlich die andere mehr hinten am Nacken – kann erstere bis zum vorderen oberen Teil des

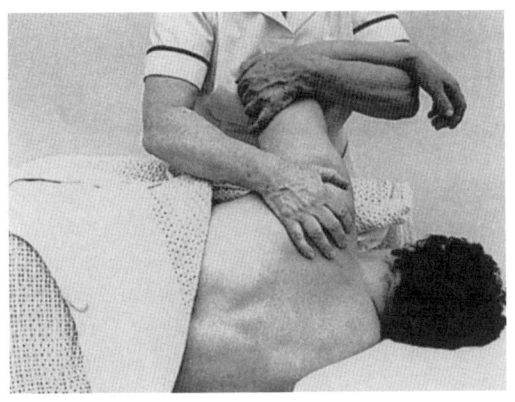
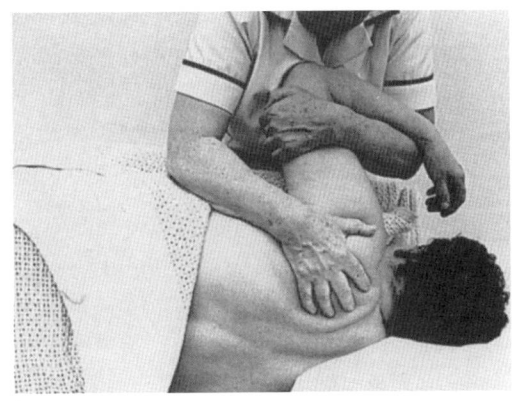

a b

Abb. 8.14 Skapularollung in Seitlage: a) Protraktion b) Retraktion

Pars descendens des M. trapezius, letztere bis zum dorsalen Teil desselben Muskels fortgesetzt werden. Die Technik für die Fortsetzung der Massage im oberen Brustwirbelsäulenbereich wurde bereits in Kapitel 6.4 beschrieben (s. Abb. 6.16 und 6.17).

Bei der Klatschmassage ist darauf zu achten, dass man hauptsächlich mit den flachen Fingern arbeitet und dass es nicht auf der Haut brennt (in diesem Fall würde das Geräusch scharf klingen).

Nacken

9 Gesichtsmassage

Bei einer Gesichtsmassage liegt der Patient üblicherweise in Rückenlage, mit einem Kissen unter dem Kopf und unter den Knien. Es ist bequemer für den Therapeuten, wenn er am Kopfende der Behandlungsliege sitzt und sich das Kopfkissen auf die Knie legt. Außerdem ist das Gesicht so besser zugänglich (Abb. 9.1) und er kann in dieser Position seinen Unterarm bei bestimmten Handgriffen abstützen. Allerdings muss während der Behandlung immer kontrolliert werden, dass durch die Entspannung des Patienten der Kopf nicht in das Kissen einsinkt, da sonst der Hals überstreckt wird und das Gesicht schräg liegt.

9.1 Vorbereitungen

Vorbereitung des Patienten

Hals und Schultern müssen unbekleidet sein und Träger herunter gestreift werden. Ketten und Ohrringe werden abgelegt und das Make-up sollte entfernt werden, weil es verschmieren könnte. Selbstverständlich muss die Brille abgesetzt werden; ob das auch für Kontaktlinsen zutrifft, muss mit dem Patienten geklärt werden. Wenn das Haar länger ist oder stören könnte, wird ein Stirnband benutzt.

Der Patient kann auf Wunsch bis unterhalb der Schlüsselbeine zugedeckt werden, sollte aber so weit auf der Liege nach oben rutschen, dass sein Kopf auf dem Kissen auf den Knien des Therapeuten ruht.

Handgriffe bei der Gesichtsmassage

Die meisten Griffe werden mit den Fingern oder den Fingerkuppen durchgeführt. Dabei sollte man darauf achten, dass sich die übrige Hand und auch der Daumen nicht im Gesichtsfeld des Patienten befinden.

Folgende Techniken werden im Gesicht angewendet:
- Effleurage
- Fingerspitzenknetung
- Walken
- Zupfen
- Trommeln
- Klopfungen mit den Fingerspitzen
- Vibrationsmassage über den Trigeminusaustrittsstellen
- Fingerknetung über den Trigeminusaustrittsstellen
- Vibrationsmassage der Nasennebenhöhlen

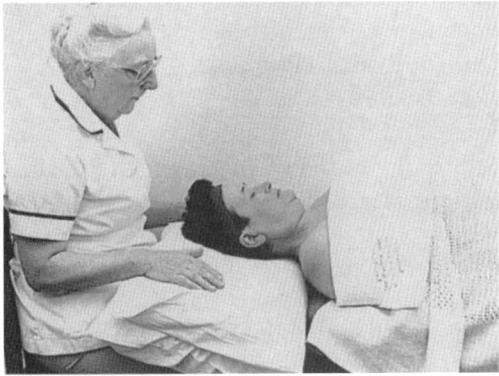

Abb. 9.1 Ausgangsposition

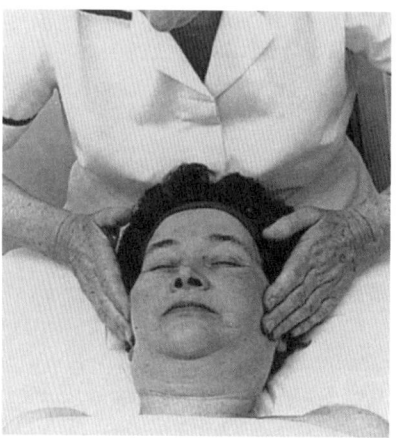

Abb. 9.2 Effleurage – gemeinsame Endposition der in den Abb. 9.3 bis 9.5 gezeigten einzelnen Striche

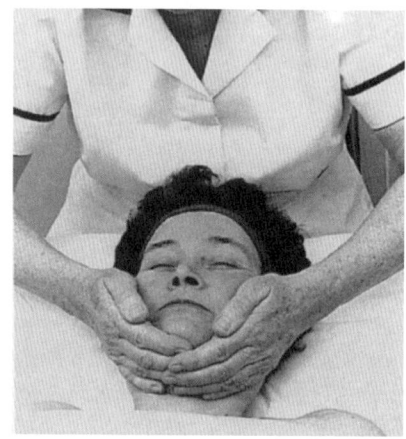

Abb. 9.3 Effleurage am Kinn

- Dehnende Streichung des M. occipitofrontalis (für Bewegung der Kopfhaut)
- Klatschmassagen des Platysmagebiets
- Modellierende Streichung einzelner Muskeln

9.2 Effleurage (Streichung)

Sie wird von der Mittellinie des Gesichts bis unterhalb des Ohrs (subaurikuläre Lymphknoten) durchgeführt, ohne dabei jedoch das Ohrläppchen zu bewegen.

Zu Beginn werden die Handflächen möglichst großflächig aufgelegt, während zum Schluss nur noch die Fingerkuppen streichen und die Handflächen abgehoben sind (Abb. 9.2).

Der **erste** Strich beginnt unter dem Kinn – unter Einsatz der ganzen Hand (Abb. 9.3).

Der **zweite** Strich beginnt mit gespreizten Fingern im Mundbereich – unter Einsatz der ganzen Hand.

Der **dritte** Strich beginnt an der Nase – zuerst mit den Fingerspitzen, dann mit der ganzen Hand (Abb. 9.4). In kleineren Gesichtern werden **zweiter** und **dritter** Strich häufig kombiniert.

Der **vierte** Strich beginnt in der Stirnmitte und verläuft in einem Bogen nach unten – unter Einsatz der ganzen Hand. Wenn die Stirn sehr hoch ist, schließt sich noch ein **fünfter** Strich an (Abb. 9.5).

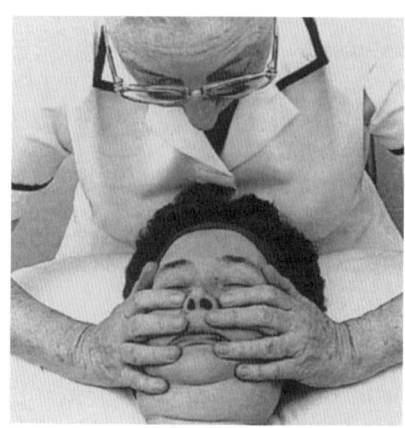

Abb. 9.4 Effleurage der Wangen

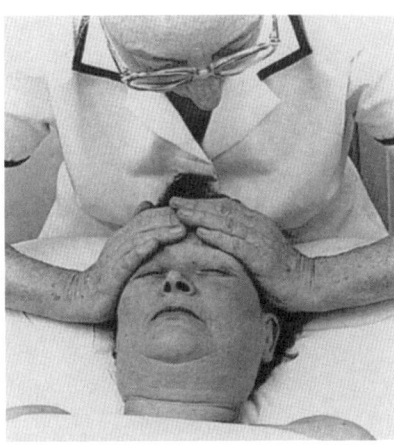

Abb. 9.5 Effleurage der Stirn

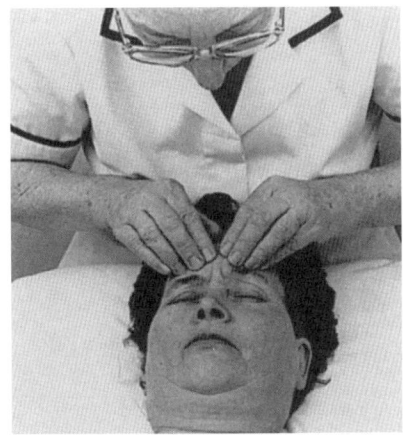

Abb. 9.7 Knetung der Stirn

9.3
Knetung

9.3.1
Kneten

Die Arbeitslinien entsprechen denen der Effleurage und verlaufen von der Gesichtsmitte zum subaurikulären Gebiet:

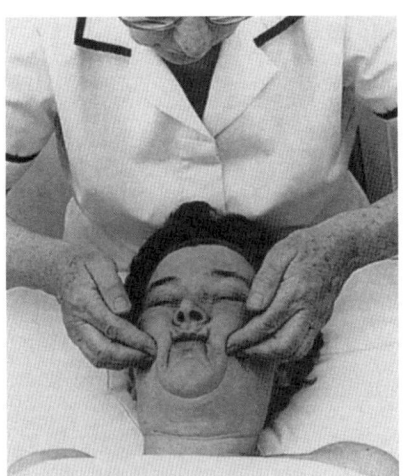

Abb. 9.6 Knetung der Wangen

- Bei der ersten Linie unter dem Kinn wird mit flachen Fingern geknetet; das gilt auch für den Abschluss der folgenden drei Linien auf den Wangen (Abb. 9.6).
- Auf der Linie vom Kinn zum Ohr wird mit den beiden distalen Fingergliedern geknetet.
- Auf der Linie von der Oberlippe zum Ohr benutzt man zum Kneten nur noch eine Fingerkuppe.
- Auf der Linie von der Nase zum Ohr kommen eine oder zwei Fingerkuppen zum Einsatz.
- Auf der Stirn sind zwei oder drei Arbeitslinien nötig, wobei mit zwei oder drei Fingerkuppen geknetet wird (Abb. 9.7).

Bei allen Handgriffen muss ein leicht straffender Zug nach aufwärts und einwärts angewendet werden, damit die empfindlichen Muskeln nicht gezerrt werden.

9.3.2
Walken

Bei dieser Form der Massage im Gesicht werden mit Zeigefinger- und Daumenkuppe

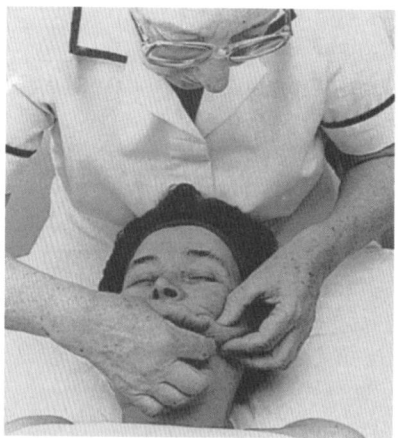

Abb. 9.8 Walken der Wangen

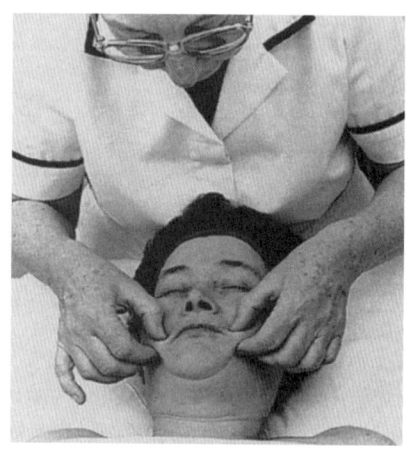

Abb. 9.10 Zupfen der Wangen

ganz kleine Bewegungen ausgeführt. Man beginnt in einem Mundwinkel und fährt dann fort nach außen zum Ohr und über das Kinn zum anderen Ohr. Anschließend geht es zurück zum Mund, von dort wieder in Richtung Ohr, weiter über die Nase und eine Wange (Abb. 9.8) hinauf zur Stirn, über sie in

einer S-Linie zum Ohr der anderen Seite, erneut einwärts zur Nase und zurück zum Ausgangspunkt (Abb. 9.9).

Manchmal werden Bedenken gegenüber dieser Technik geäußert, dass im Falle einer Gesichtslähmung die Muskeln überdehnt würden. Doch wenn der Druck nur ganz leicht und das Tempo schnell ist, gibt es keinen Grund gegen diese Art der Massage.

9.3.3
Zupfen

Diese Technik wirkt stimulierend und wird mit Daumen- und Zeigefingerspitze durchgeführt, die das Gewebe buchstäblich zupfen, d. h. fassen und ganz schnell wieder loslassen (Abb. 9.10). Würde länger festgehalten, wäre es ein Kneifen. Das Zupfen kann ein- oder beidhändig simultan und in ähnlichen Linien wie das Kneten durchgeführt werden.

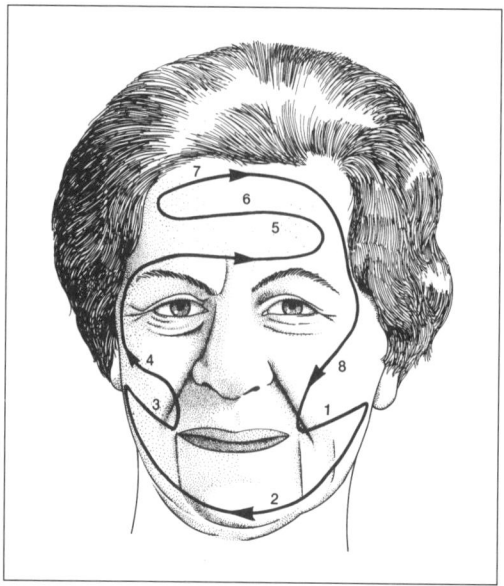

Abb. 9.9 Linienführung bei der walkenden Knetung

9.4
Klopfung

9.4.1
Trommeln

Je nachdem wie groß das Behandlungsgebiet im Gesicht ist, wird mit ein, zwei oder drei Fingerspitzen „getrommelt" (Abb. 9.11). Mit mehreren Fingerspitzen kann dies entweder gleichzeitig oder schnell hintereinander wie beim Klavierspielen erfolgen. Der „Anschlag" sollte so fest sein, dass die Haut bei jeder Berührung leicht eingedellt wird. Gleichzeitiges Trommeln ist übrigens schwieriger als die zeitlich versetzte Abfolge. Die Arbeitslinien entsprechen denen der Effleurage. Man kann wahlweise beide Gesichtshälften gleichzeitig behandeln oder eine nach der anderen. Bei einseitigem Vorgehen muss die andere Hand das Gesicht stabilisieren.

9.4.2
Klopfung mit den Fingerspitzen

Bei dieser Technik werden die mittleren drei Fingerspitzen mit ihrer palmaren Fläche eingesetzt. Zu Beginn ist die Hand proniert, während die Finger leicht gebeugt sind. Unter rascher Supination des Unterarms klopft man das Gewebe sanft mit den Fingerspitzen. Die Arbeitslinien sind die gleichen wie bei der Effleurage. Behandelt werden die beiden Gesichtshälften entweder gleichzeitig oder nacheinander. Diese Massage ist weniger stark als das Trommeln und kann deshalb bereits in der frühen Rehabilitationsphase nach einer Gesichtslähmung angewendet werden.

9.5
Massage einzelner
Gesichtsbereiche

9.5.1
Vibrationsmassage
über den Trigeminusaustrittsstellen

Diese Technik wird entweder mit der Zeige- oder der Mittelfingerspitze durchgeführt und im Bereich der Austrittsöffnungen der Augen-, Oberkiefer- und Unterkieferäste des N. trigeminus angewendet. Diese Öffnungen befinden sich ober- und unterhalb der Augenhöhle bzw. am Kinn. Man legt die Fingerspitze sacht auf eine solche Stelle und bewegt sie ständig in Form von kleinen Vibrationen, bis die Beschwerden zurückgehen. Diese Technik kommt in der Behandlung von Trigeminusneuralgien und Spannungskopfschmerzen zum Einsatz (Abb. 9.12).

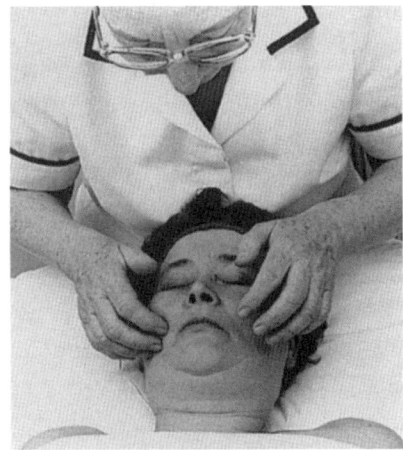

Abb. 9.11 Trommelnde Massage der Wangen

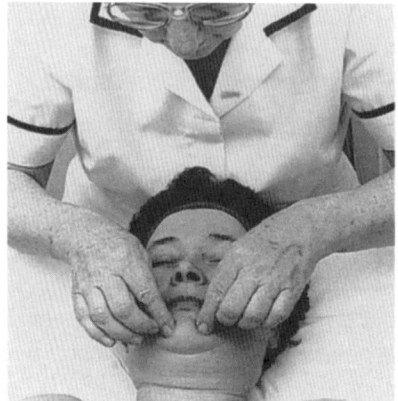

a

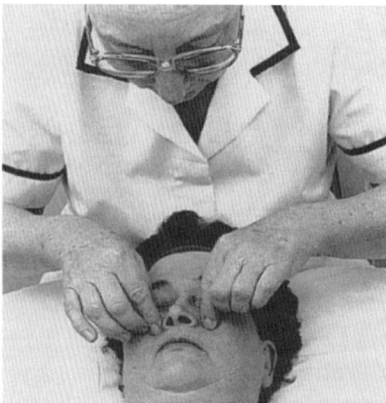

b

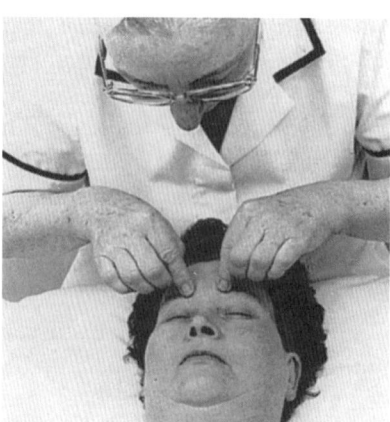

c

Abb. 9.12 Position der Finger für die Vibration oder Knetung der Austrittsöffnungen des N. trigeminus: a) im Kinnbereich, b) unter- und c) oberhalb der Augenhöhle

9.5.2 Fingerknetung über den Trigeminusaustrittsstellen

An den Austrittsstellen der Augen-, Ober- und Unterkieferäste des N. trigeminus, d. h. ober- und unterhalb der Augenhöhle (infra- bzw. supraorbital) und am Kinn werden mit den Zeige- oder Mittelfingerspitzen ortsständige Knetungen durchgeführt. Die Knetungstechnik wirkt mehr in die Tiefe als die Vibrationen und wird häufig im Anschluss an diese bei den gleichen Krankheitsbildern angewendet (Abb. 9.12).

9.5.3 Vibrationsmassage der Stirn- und Kieferhöhlen

Wenn die Hand so gehalten wird, dass nur die Daumen- und Fingerspitzen im Verbund aufliegen, können auf einem kreisförmigen Hautbezirk Vibrationen vorgenommen werden (Abb. 9.13). Als Behandlungsgebiete kommen Stirn- und Kieferhöhlen in Frage. Vermutlich wird durch die Vibrationen bei gestauten oder verlegten Nebenhöhlen ein mechanischer Effekt hervorgerufen. Der Patient kann diese Technik auch bei sich selbst anwenden. Es zeigt sich, dass die Wirkung auf die Stirnhöhle beim aufrechten Sitzen und auf die Kieferhöhlen in Seitlage größer ist, wobei die rechte Seitenlage für die Drainage der linken Kieferhöhle und umgekehrt eingenommen werden sollte.

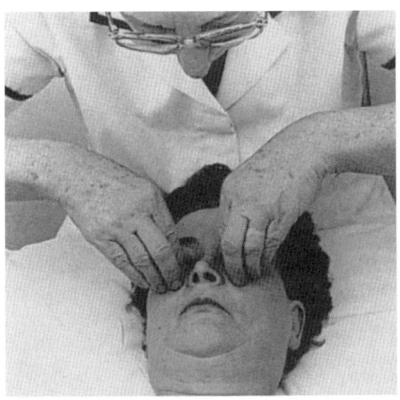 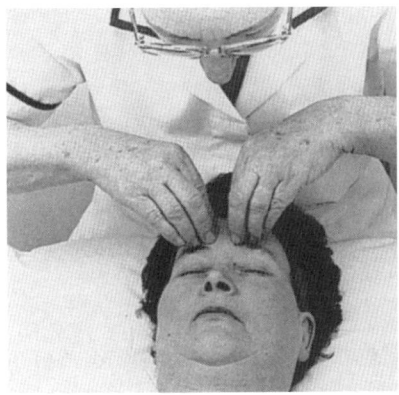

a b

Abb. 9.13 Vibrationsmassage mit allen Fingerspitzen: a) Kieferhöhlen b) Stirnhöhle

Gesicht

9.5.4
Dehnende Streichung
des M. occipitofrontalis

Man legt eine Hand auf die Stirn, die andere Hand an den Hinterkopf und bewegt beide gleichzeitig: Die Hand auf der Stirn schiebt die Kopfhaut auf die Augenbrauen zu, während die Hand am Hinterkopf die Kopfhaut aufwärts schiebt (Abb. 9.14). Die Bewegungen sollten flüssig und langsam erfolgen und auch der Richtungswechsel muss geschmeidig sein. Durch die Vor- und Rückwärtsbewegung der Kopfhaut werden die zwei Bäu-

che des M. occipitofrontalis gedehnt. Daher eignet sich diese Technik besonders für die Behandlung starker Stirn- und Schläfenkopfschmerzen aufgrund von Muskelspasmen.

9.5.5
Klatschmassage
des Platysmagebiets

Dieser Bereich unter dem Kinn wird mit leicht gewölbter Hand behandelt (Abb. 9.15). Die Hände kreisen dabei so umeinander, dass

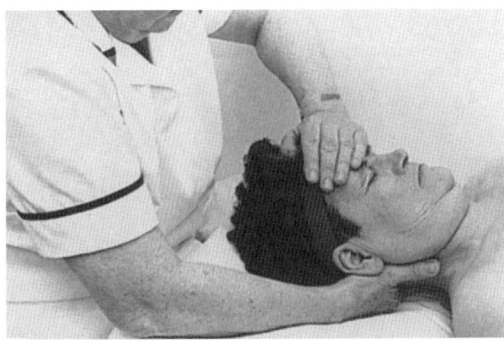

Abb. 9.14 Eine Hand liegt auf dem vorderen und die andere Hand auf dem hinteren Teil des M. occipitofrontalis, um Muskel und Kopfhaut zu bewegen.

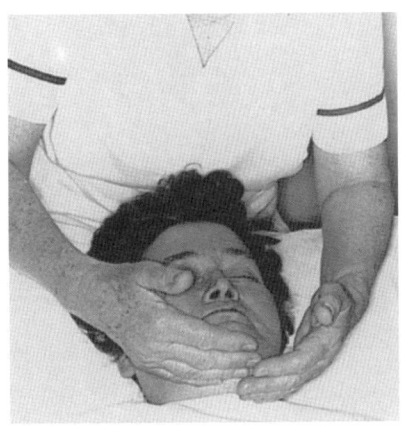

Abb. 9.15 Klatschmassage des Platysmas

sie in einer Vor- und Aufwärtsbewegung auf die Haut auftreffen. Man arbeitet mit flottem Tempo, muss aber stets darauf achten, nicht die Kehle zu berühren. Diese Technik kann der Patient auch selbst mit seinen Fingerrücken anwenden.

9.5.6
Modellierende Streichung der Muskeln

Man legt die Fingerspitzen der Reihe nach auf alle mimischen Gesichtsmuskeln und formt mit ihnen die Muskelaktivität des Patienten nach. Der Patient sollte versuchen:

- die Lippen zu schürzen
- den Mund zu öffnen
- lautlos zu lachen
- zu lächeln
- zu schnüffeln
- die Nase zu rümpfen
- finster zu schauen
- die Augenbrauen hochzuziehen
- die Augen zu schließen
- zu pusten oder pfeifen
- Missfallen auszudrücken.

10 Bauchmassage

Der Bauch wird eigentlich nur aus zwei Gründen massiert: bei Blähungen oder zur Anregung des Stuhlgangs.

10.1 Vorbereitungen

Vorbereitung des Patienten

Der Bauch muss im Bereich zwischen unterem Rippenbogen und Beckenknochen (Spina iliaca anterior superior, SIAS) entblößt sein. Dickere Kleidung im Brust- oder Beckenbereich sollte ebenfalls ausgezogen werden, damit der Zugang zum Bauch nicht durch Kleiderwülste behindert wird. Am besten werden nur Slip oder kurze Hose und ein BH getragen.

Die Behandlungsliege ist mit einem Unterlaken bedeckt. Die Behandlung wird in Rückenlage durchgeführt, mit einem Kissen unter den Knien, so dass die Unterschenkel leicht angewinkelt sind (Abb. 10.1). Kleinere Kissen sind hierbei besser geeignet als Kissen in Standardgröße. Der Kopf wird mit ein oder zwei Kissen etwas erhöht gelagert, zusätzlich kann man das Kopfteil der Liege ein wenig höher stellen. Auf die Brust wird ein schmales Tuch oder eine längsgefaltete Decke gelegt, um die untere Extremität wird eine Decke gewickelt, deren Enden unter dem Becken festgesteckt werden (Abb. 10.1). Um die Vorberitungen zu erleichtern, sollte der Patient sich zur Seite rollen.

Der Therapeut steht bei allen Massagetechniken rechts neben der Liege.

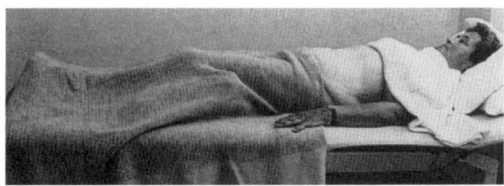

Abb. 10.1 Lagerung des Patienten für die Bauchmassage. Die Decke wird gut festgesteckt.

Palpation

Zuerst verschafft man sich einen Eindruck vom Zustand des Abdomens. Dazu wird die rechte Hand flach und locker auf den Nabelbereich gelegt und sanfter Druck ausgeübt. Dabei zeigt sich bereits, ob eine Abwehrspannung vorliegt. Während die Hand weiter auf der Bauchdecke ruht, fragt man den Patienten, wo es schmerzt und bewegt die Hand der Reihe nach zu den angegebenen Stellen, um sie vorsichtig, aber doch etwas tiefer und fester mit flachen Fingern abzutasten. Wenn die Beschwerden nicht genau lokalisiert werden können, hat sich folgende Vorgehensweise bewährt:

- Die Hand fährt am unteren Rippenbogen entlang von links nach rechts.
- Man tastet zuerst unterhalb des linken, dann unterhalb des rechten Rippenrands und achtet dabei besonders auf die Stelle, an der der rechte Seitenrand des M. rectus abdominis und die rippenseitige Begrenzung der Gallenblase zusammentreffen.

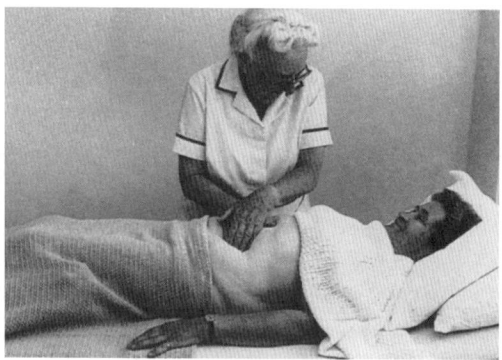

Abb. 10.2 Palpation des Abdomens

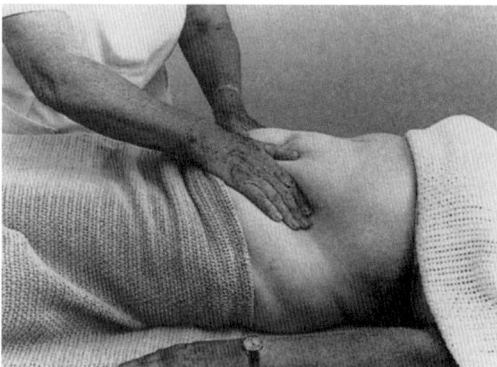

Abb. 10.3 Effleurage – man streicht von der Taille zur Symphyse

- Ausgehend vom rechten Darmbeingebiet wird mit übereinander gelegten Händen tiefer palpiert, unter besonderer Beachtung des McBurney-Punkts (ein Drittel der Strecke zwischen Nabel und SIAS) und des Darminhalts im aufsteigenden Kolon. Der Stuhl kann entweder als feste Rolle oder als Masse getastet werden. Man setzt die Palpation am linken und rechten Rippenrand fort und bewegt sich dann im Verlauf des absteigenden Kolons hinunter zum linken Darmbeingebiet (Abb. 10.2).

Bei schlanken Personen reicht bereits mäßiger Druck aus, doch bei Adipösen ist eine beträchtliche Tiefe erforderlich, um die Baucheingeweide ertasten zu können.

10.2
Effleurage der Bauchregion

Der Therapeut steht in Schrittstellung etwas unterhalb der Hüften des Patienten, beugt sich leicht nach rechts und legt die rechte Hand auf die rechte Seite sowie die linke Hand auf die linke Seite oberhalb der Hüften. Die Effleurage beginnt als gebogene Linie zur Mittellinie und endet knapp über der Leiste.

Die zweite und dritte Arbeitslinie verlaufen parallel zur ersten, setzen jedoch höher an, so dass der dritte Strich über den unteren Rippen startet (Abb. 10.3 und 10.4).

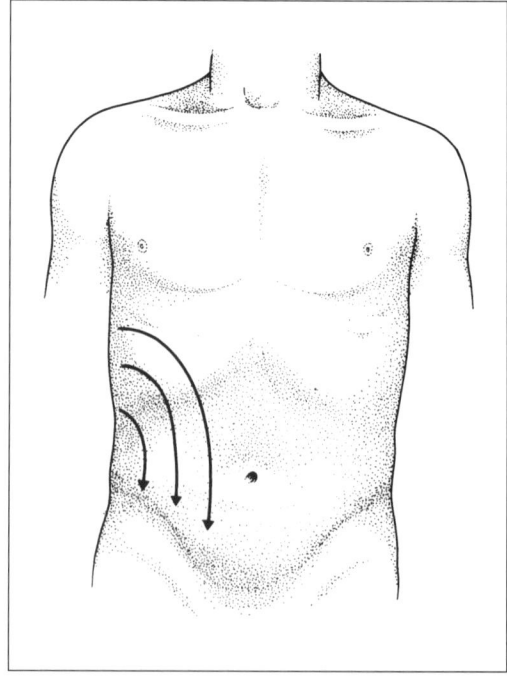

Abb. 10.4 Verlauf der Arbeitslinien bei Effleurage und Knetung

10.3
Knetung der Bauchwand

Bei der Knetung arbeiten beide Hände simultan entlang den gleichen Linien wie bei der Effleurage. Wenn die Hände abwechselnd gebraucht werden, besteht die Gefahr, dass der Patient hin und her rollt (Abb. 10.5a und b).

10.4
Streichmassage der Bauchwand

Ausgangsposition ist die Schrittstellung quer zur Liege in Bauchhöhe des Patienten. Die Streichung erfolgt in waagerechten Linien von links nach rechts über den Bauch. Dabei können sich die Hände abwechseln (Abb. 10.6a). Die einzelnen Linien sollten sich etwas überlappen.

Ein sehr gespannter Bauch kann auch mit der rechten Hand spiralförmig um den Bauchnabel herum massiert werden. Bei den kleinen Kreisen am Anfang ist die Fläche der Finger ausreichend, mit zunehmendem Durchmesser wird schließlich mit der ganzen Hand gestrichen (Abb. 10.6b).

10.5
Vibrationsmassage

Diese Technik läßt sich in drei Varianten durchführen.

Bei Schrittstellung und Blickrichtung quer zur Liege:

- wird mit der flachen Hand auf dem Nabelgebiet eine ortsständige Vibration durchgeführt, deren Amplitude zunächst klein ist und zunehmend größer wird, also tiefer geht.
- führt man die flachen Hände nacheinander über den Bauch auf den gleichen Linien wie bei der Streichung (Abb. 10.6a). Auch in diesem Fall wird mit sanften Vibrationen begonnen und die Amplitude allmählich vergrößert.

Bei kopfwärts gerichteter Schrittstellung in Hüfthöhe des Patienten:

- legt man die Hände links und rechts der Taille auf und massiert den Bauch mit kräftigen, vibrierenden Streichungen, bis sie den Abdominalbereich verlassen. Es ist auch möglich, die Bewegung fortzusetzen, indem man die Hände kurz abhebt und kreuzt (rechte Hand liegt links, linke Hand

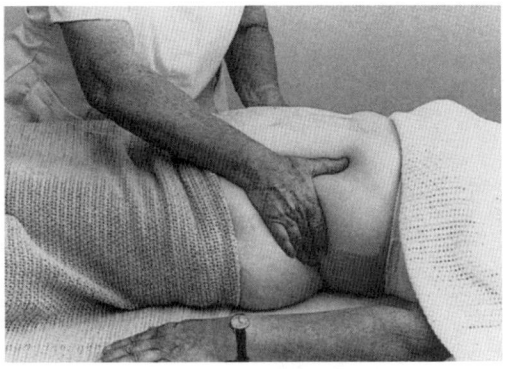

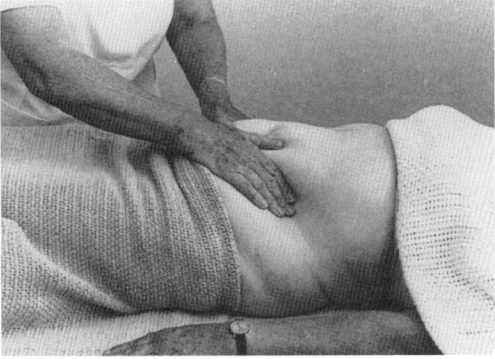

a
b

Abb. 10.5 Knetung der Bauchwand: a) Beginn in der Taille b) Abschluss im Leistenbereich

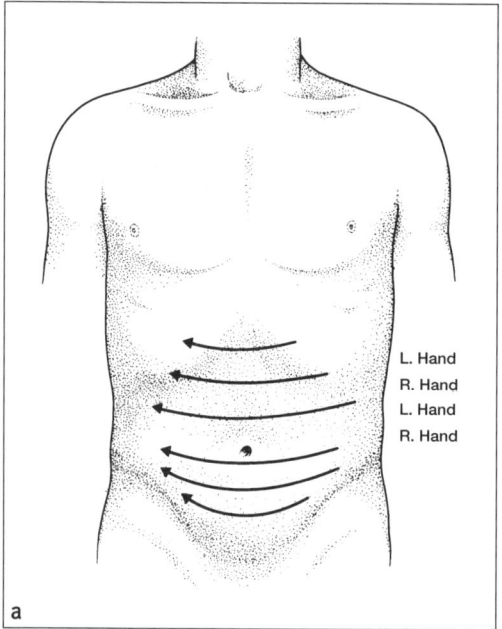

L. Hand
R. Hand
L. Hand
R. Hand

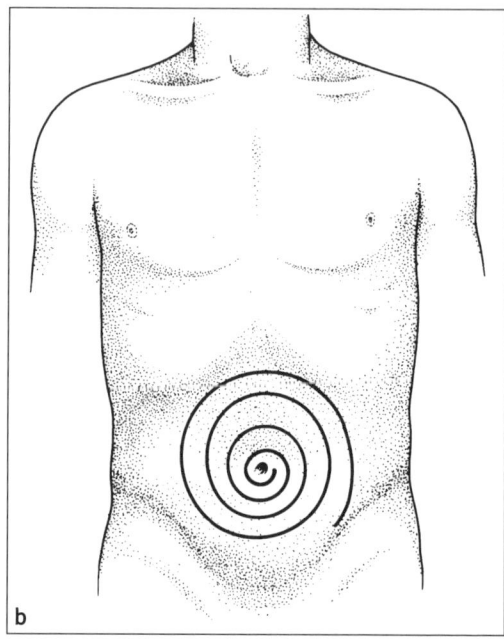

a   b

Abb. 10.6 Streichung: a) in horizontalen Linien b) spiralförmig in Kreisen

rechts in der Taille). Am Ende der Bewegung sind dann die Arme nicht mehr gekreuzt. Diese Technik wirkt in die Tiefe und vermittelt in den seitlichen Bauchbereichen die Empfindung des Hochgehobenwerdens (Abb. 10.7a und b).

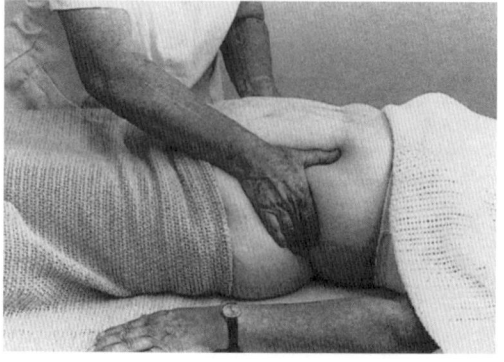

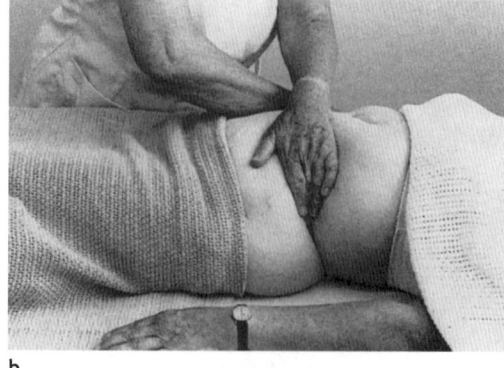

a   b

Abb. 10.7 Tiefe, vibrierende Streichung. Beginn mit a) nicht gekreuzten b) gekreuzten Händen

10.6
Kolonmassage

10.6.1
Kolonstreichung

**Colon ascendens
(aufsteigender Teil)**

Der rechte Handrücken wird in die leicht gewölbte linke Hand gelegt. Die Dorsalseite des linken Unterarms des Therapeuten liegt etwa bis zum Ellbogen entlang der Innenseite der linken Darmbeinschaufel (Fossa iliaca). Mit dem linken und danach mit dem rechten Unterarmrücken wird in Auf- und Auswärtsrichtung über den Verlauf des aufsteigenden Dickdarms gestrichen (Abb. 10.8a bis c).

Colon transversum (Querverlauf)

Die genaue Lage des Querkolons hängt vom Darminhalt und der Schwerkraft ab. Deshalb dient die Streichung in diesem Bereich vor allem dazu, die Hände zur linken Bauchseite zu bewegen. Wenn nach der Streichung über dem aufsteigenden Dickdarm nur noch der rechte Unterarm auf dem Bauch liegt und die Hände sich in der Luft befinden, werden sie so gewechselt, dass nun die linke Hand in der Handfläche der rechten ruht. Das rechte Handgelenk führt dann auf dem Weg quer über das Abdomen zur linken Seite der Taille (Abb. 10.9a).

**Colon descendens
(absteigender Teil)**

Die Hände liegen nun übereinander, beide Palmarflächen zeigen nach unten – die rechte

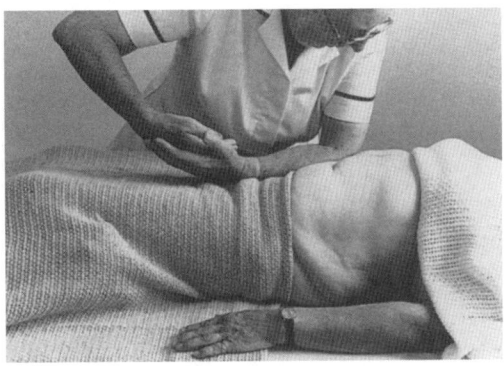

a

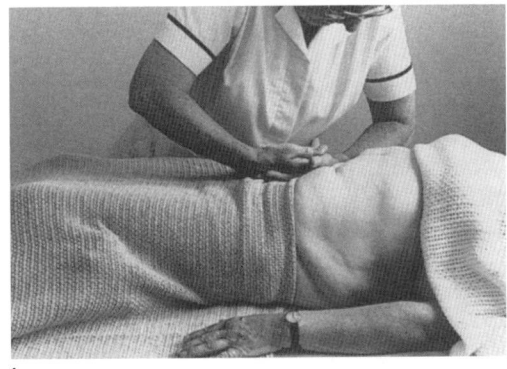

b

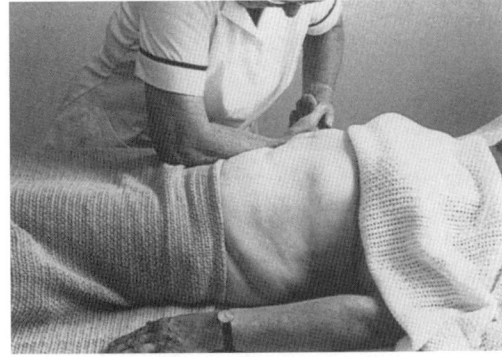

c

Abb. 10.8 Kolonstreichung: a) Beginn über dem Colon ascendens b) Fortsetzung der Bewegung nach oben und außen, c) Abschluss über dem Colon ascendens

Bauch

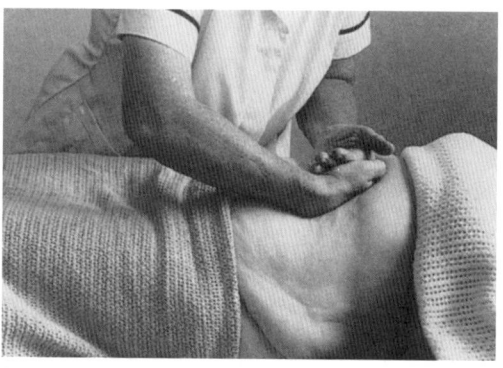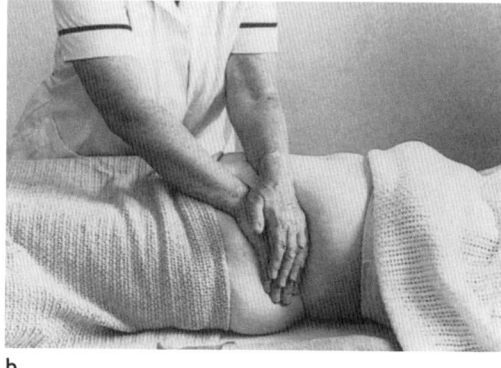

a   b

Abb. 10.9 Kolonstreichung: a) über dem Querkolon. Die Hände haben ihre Lage gewechselt und sind nach der Drehung bereit, (b) dem Verlauf des absteigenden Dickdarms zu folgen.

Hand liegt also mit der Innenfläche auf dem Bauch, die linke Hand auf ihrem Rücken. Beide Hände führen eine tiefe Streichung von der linken Taillenseite zur linken Darmbeinschaufel durch. Wenn der Daumen der rechten (untenliegenden) Hand adduziert und opponiert wird, so dass die Daumenspitze in der Handfläche unter den Grundgliedern des dritten und vierten Fingers liegt, kann die Tiefenwirkung noch gesteigert werden (Abb. 10.9a und b).

Colon descendens

Von der linken Taillenseite aus wird mit der rechten Hand in Richtung der linken Darmbeinschaufel gearbeitet. Durch Adduktion und Opposition des Daumens wird die Hand verschmälert. Ein nach unten und zur Bauchdeckenmitte gerichteter Druck gleichmäßiger Tiefe wird zum Schluss nur noch mit den Fingern ausgeübt, weil die Handfläche im Intimbereich abgehoben werden muss (Abb. 10.10a und b).

10.6.2 Kolonknetung

Colon ascendens

Man beginnt mit der Knetung an der Innenseite der rechten Darmbeinschaufel und arbeitet aufwärts in Richtung Taille. Die Finger der rechten Hand werden so überstreckt, dass sie sich leicht von der Haut abheben und die Knetung hauptsächlich mit dem Handteller durchgeführt wird. Der Druck ist gleichmäßig tief und nach oben und auswärts gerichtet.

10.6.3 Kolonrollen

Diese Technik eignet sich für den Fall, dass der Darminhalt wie eine wurstförmige Masse getastet werden kann. Man geht genauso vor wie bei der Muskelrollung (s. Kap. 2.2.4), allerdings ist der Bereich hier enger begrenzt. Die Fingerkuppen beider Hände liegen in einer Linie auf der einen Seite dieser Masse und die Daumen auf der anderen Seite. Man führt nun ein paar vorsichtige Rollbewegungen vor und zurück durch und bewegt dann die Hände ein Stück weiter. Diese Technik lässt sich sowohl am absteigenden als auch

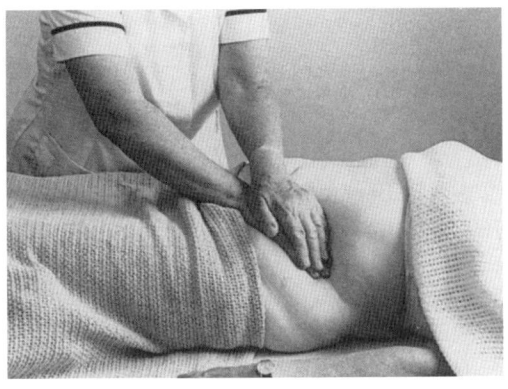 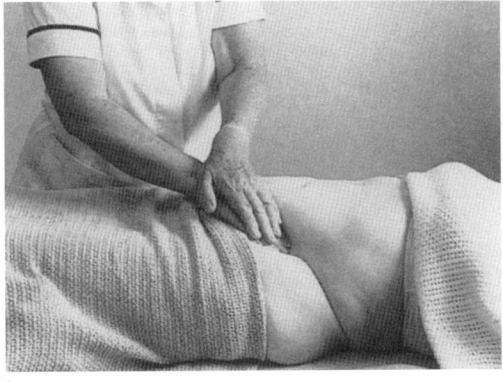

a b

Abb. 10.10 Kolonknetung im Bereich des Colon descendens: a) Beginn b) die richtige Tiefe

am aufsteigenden Teil des Dickdarms anwenden (Abb. 10.11a und b).

10.7
Zügiges Ausstreichen und Schütteln

Ausgangsposition ist die Schrittstellung. Die Hände liegen in den Seiten der Taille. Sie bewegen sich gleichzeitig mit einer tiefen und sehr schnellen Streichung aufeinander zu, wobei sie sich in der Mitte des Bauches kreuzen. So gekreuzt legt man sie erneut auf

die Taille und streicht tief und schnell wie zuvor, bis sie am Ende wieder nicht mehr gekreuzt sind. Dies wird entweder mehrmals wiederholt oder im Wechsel mit einer kräftigen Vibrationsmassage durchgeführt (s. Abb. 10.7a und b).

10.8
Hautwalken

Bei diesem Massagehandgriff liegen die Hände so auf dem Bauch, dass sich die Daumenspitzen fast berühren und alle Finger-

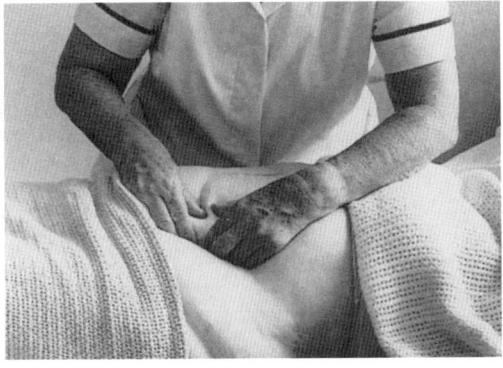 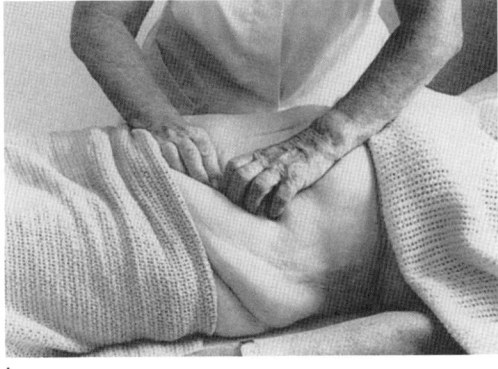

a b

Abb. 10.11 Kolonrollen: a) ziehende Bewegung mit den Fingern b) schiebende Bewegung mit den Daumen

Bauch

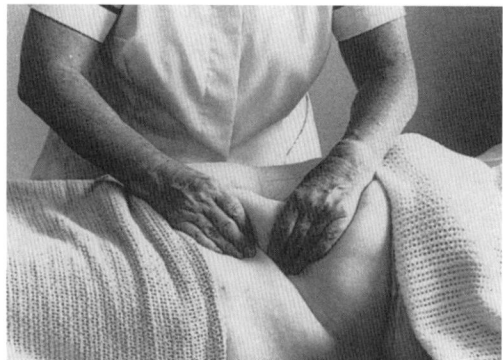

Abb. 10.12 Hautwalken am Bauch

kuppen eine Linie bilden. Durch Druck der Daumen und Finger wird die Haut hochgehoben (Abb. 10.12). Bei der anschließenden Walkung bewegen sich die Finger der einen Hand mitsamt der hochgehobenen Haut zum Daumen der anderen Hand.

10.9
Wichtige Hinweise

Sobald der Patient sich an die Hände des Therapeuten gewöhnt hat, kann die Bauchmassage mit beträchtlicher Tiefe durchgeführt werden. Deshalb empfiehlt es sich, mit leichtem Druck zu beginnen und relativ schnell an Tiefe zu gewinnen. Die meisten Baucheingeweide sind weich und bei tieferen Hand-

griffen gut verschieblich, wenn sie nicht an andere Organen geheftet sind, wie es zum Beispiel auf der Innenseite der Darmbeinschaufeln und an den Darmkrümmung (Flexura coli) der Fall ist.

Bei der Behandlung einer Obstipation wird folgendermaßen vorgegangen:
- Palpation
- Streichung des ganzen Abdomens
- Knetung des ganzen Abdomens
- Kolonstreichung – mit Beginn am absteigenden Teil des Dickdarms
- Kolonknetung – am absteigenden Teil des Dickdarms, eventuell an der Innenseite der Darmbeinschaufel beginnend, arbeitet man in Richtung der Darmkrümmung in Nähe des Milzpols (Flexura coli sinistra); als nächstes wird der aufsteigende Teil des Dickdarms geknetet, ausgehend von der Darmkrümmung an der Leberseite (Flexura coli dextra) bis hinunter zur Darmbeinschaufel.
- Kolonrollen: Der Darminhalt wird zuerst im absteigenden Teil von unten nach oben und danach im aufsteigenden Teil des Dickdarms von oben nach unten gerollt.
- Die Kolonstreichung wird wiederholt.
- Zum Abschluss erfolgt eine zügige Ausstreichung.
- Wenn die Bauchdecke nachgiebig ist, können auch Hackegriffe in vertikalen Arbeitslinien durchgeführt werden.

Teil II

Ausgewählte Anwendungs-
beispiele und Modifikationen
für die Behandlung

11 Sportmassage

Joan M. Watt

Im Sport wird Massage bereits seit alters her angewendet. „Für Athleten war seit den Tagen der ersten Olympischen Spiele Massage ein unverzichtbares Mittel, und in der Antike kannte man ein Spezialgerät, den Strygil, mit dem das Massageöl von der Haut entfernt werden konnte" (Williams 1974).

11.1 Grundlagen

Bevor die Sportmassage näher beschrieben wird, sollen einige Grundlagen der Behandlung erläutert werden:

- Diagnose
- Anamnese
- Kontraindikationen
- Behandlungsziele
- Lagerung
- Arbeitsmaterialien
- Vorbereitung der Haut
- Gelenkstellung
- Technik
- Überprüfung
- Reinigung
- Hinweise an den Sportler

Diagnose

Eine Diagnosestellung ist nur im Fall einer Sportverletzung erforderlich. Häufig bezeichnet man Sportmassagen als spezifisch, d.h. sie dienen nicht nur dazu, ein bestimmtes Problem zu behandeln, sondern werden darüber hinaus zur Vor- und Nachbereitung sportlicher Aktivitäten oder zwischen den sportlichen Einsätzen angewendet. Unspezifische Sportmassagen werden auch eingesetzt, um die körperliche Leistungsfähigkeit zu erhalten.

Anamnese

Es hat sich bewährt, eine ausführliche Vorgeschichte zu erheben, sowohl in Bezug auf ein bestimmtes Problem als auch zu der bisherigen Erfahrung mit Massage.

Kontraindikationen

Die Kontraindikationen sind in Kapitel 3 genannt. Bei Sportlern muss immer damit gerechnet werden, dass eine frische Verletzung vorliegt.

Behandlungsziele

Soll die Massage eher anregen oder entspannen? Das Behandlungsziel hängt auch vom Zeitpunkt ab, d.h. ob vor oder nach dem Sportereignis massiert wird.

Lagerung

Bei Massage eines Sportlers wird nicht in jedem Fall eine Behandlungsliege zur Verfügung stehen. Trotzdem muss *stets* gewährleistet sein, dass die notwendigen Massagegriffe optimal durchgeführt werden können und dass der Sportler während der Massage warm und bequem liegt.

Arbeitsmaterialien

Als Hilfsmittel kommen diverse Öle, hauptsächlich auf pflanzlicher Basis, Eis und nichtsteroidale, entzündungshemmende Gele in Frage. Handtücher in allen Größen und aufblasbare Kissen sind ebenfalls bereit zu halten.

Vorbereitung der Haut

Da viele Sportler ihre Beine vor einem Wettbewerb rasieren, sind kleine Schnitte nicht ungewöhnlich. Aseptische Bedingungen und absolute Reinlichkeit sind Grundvoraussetzungen bei der Behandlung.

Gelenkstellung

In Behandlungsräumen kann man sich an den Hinweisen zur richtigen Gelenkstellung in den vorausgehenden Kapiteln orientieren. Dagegen wird man am Rand von Spielfeld oder Wettkampfstätte improvisieren und auf alles, was verfügbar und einigermaßen geeignet erscheint, zurückgreifen müssen.

Technik

Dieser Punkt wird später in diesem Kapitel abgehandelt.

Überprüfung

Man sollte den Sportler fragen, ob die Intensität der Massage zu gering, zu stark oder gerade passend ist.

Reinigung

Das behandelte Gebiet sollte natürlich vor dem Wettkampf gründlich von Öl gereinigt werden. Bei einem Basketballer z.B. kann Öl, das von den Oberschenkeln an die Hände gerät, verheerende Folgen haben. Wasser und Seife gibt es zwar im Behandlungsraum, doch auf dem Sportplatz eher selten. In solchen Situationen sind feuchte Tücher oder adstringierende Lotionen nützlich.

Hinweise an den Sportler

Selbst wenn er regelmäßig massiert wird, sollte man den Sportler immer darauf hinweisen, welche Folgen der Massageanwendung zu erwarten sind. So kann z.B. eine stimulierende Massage vor einem Wettbe-

werb zwar ein Wärmegefühl erzeugen, darf aber nicht das Aufwärmen ersetzen.

11.2
Massagetechniken
in der Sportmassage

Neben den Massagegriffen, die in Kapitel 2 beschrieben sind, werden noch Akupressur und Eismassage angewendet.

11.2.1
Akupressur

Die gleichen Punkte wie bei der Akupunktur (acu = Nadel) werden bei einer Akupressur nicht mit der Nadel, sondern durch Finger- oder Daumendruck stimuliert. Inzwischen beschäftigt sich eine eigene Therapierichtung mit diesen „tsubos", also den spezifisch empfindlichen Punkten bei der Akupressur und auch beim Shiatsu (japanisch shi = Finger, atsu = Druck), bei dem Hände, Ellbogen, Füße und Knie zur Massage des Körpers eingesetzt werden (Jarmey und Tindall 1991).

In der Sportmassage wendet man Akupressur eher an bestimmten Triggerpunkten an. Bei diesen Punkten handelt es sich um - verspannte, manchmal verhärtete Stellen im Muskel- oder Bindegewebe, die immer schmerzhaft sind.

Sobald man eine solche Stelle ausfindig gemacht hat, drückt man sie mit dem Daumen oder einem Finger. Die Technik ist vergleichbar mit der kreisförmigen Friktion, jedoch wird bei der Akupressur nur ein Finger oder die Daumenspitze eingesetzt. Zur Dauer der Druckanwendung gibt es sehr unterschiedliche Auffassungen. Gute Ergebnisse lassen sich erzielen, wenn maximal eine Minute lang ein fester punktförmiger Druck mit einer leicht kreisenden Bewegung ausgeübt wird. Danach wird der Druck nachgelassen und das Vorgehen drei- oder viermal wiederholt. Diese Technik dient dazu, den Muskel in möglichst kurzer Zeit zu entspannen. Daher ist sie vor allem noch unmittelbar vor der sportlichen Betätigung geeignet, lokale Verspannungen im Muskel/Gewebe zu beseitigen. Akupressur und Shiatsu werden in zunehmendem Maße auch im Sport angewendet, wozu zahlreiche Theorien aufgestellt werden: Das Spektrum reicht vom einfachen Gebrauch zur Reduktion von Muskelverspannungen bis hin zu einer eigenen Wissenschaft mit dem ganzheitlichen Konzept der östlichen Medizin (Downer 1992).

11.2.2 Eismassage

Am einfachsten lässt sich eine Eismassage durchführen, wenn ein mit Wasser gefüllter Styropor- oder Plastikbecher gefroren wird. Man schneidet dann einen 1,25 cm breiten Ring vom oberen Rand des Bechers ab und massiert das Verletzungsgebiet so lange, bis eine Rötung auftritt. Für Sehnen oder schmalere Bezirke hat sich ein in ein Taschentuch gewickelter Eiswürfel bewährt.

11.3 Sportmassage

Man unterscheidet spezifische und unspezifische Sportmassagen.

11.3.1 Spezifische Sportmassagen

Eine spezifische Sportmassage wird in unterschiedlichen Situationen, aber immer aus einem ganz bestimmten Grund angewendet:

- für die Kondition
- als Therapie
- vor einem Wettkampf
- zwischen den Durchgängen eines Wettkampfes
- nach einem Wettkampf
- nach einer Reise.

Diese Sportmassagen müssen unter Umständen am Rande des Sportplatzes durchgeführt werden. Deshalb kann bei den Handgriffen und Techniken nicht immer exakt so vorgegangen werden, wie es in den vorhergehenden Kapiteln beschrieben wurde. Der Therapeut muss sich darauf einstellen und entsprechend anpassungsfähig sein, damit er auch unter diesen Bedingungen seine Fertigkeit optimal einsetzen kann.

Konditionsmassage

Der Aufbau des Konditionstrainings eines Sportlers hängt davon ab, welche Ziele er in diesem bestimmten Jahr erreichen möchte und ist je nach Sportart verschieden. Es sollte aber immer auf die Wettkampfsaison bzw. die Termine der großen Sportereignisse abgestimmt sein. Nach dem Prinzip der „Anpassung an spezifische Anforderungen" (Wallis und Logan 1964) durchläuft der Sportler eine Phase des sicheren und intensiven Leistungsaufbaus, um zum Zeitpunkt eines großen Wettbewerbs in Höchstform zu sein. Unter Umständen ist diese „Spitzenkondition" mehrmals im Jahr gefragt, z. B. wenn die Olympiaqualifikationen im Juni und die Olympischen Spiele im September stattfinden. Im Rahmen des Aufbautrainings spielt Massage eine wichtige Rolle.

Ziele
- **Schnellere Erholung nach einem harten Training:** Nach einer anstrengenden Trainingseinheit spürt der Sportler wahrschein-

Sportmassage

lich in unterschiedlichem Maße Beschwerden, Schmerzen, Erschöpfung und Gliederschwere. In diesem Zustand leistet Massage einen unschätzbaren Beitrag zur schnelleren Erholung.

- **Abkühlung:** In der Abkühlungsphase nach Höchstleistungen soll die körperliche Anspannung so schnell und schmerzlos wie möglich auf das gleiche Niveau wie vor dem Wettbewerb zurückkehren. In dieser Phase hilft eine Massage zur Unterstützung des Kreislaufs. Dadurch werden Abbauprodukte des Stoffwechsels schneller abtransportiert und die speziellen Abkühlungsübungen der Sportler effektiver.
- **Verhinderung eines Muskelkaters (Laktatazidose):** Bekanntlich folgt auf eine intensive sportliche Betätigung ein mehr oder weniger starker Muskelkater. Manchmal macht er sich erst bis zu 24 Stunden danach bemerkbar. Obwohl sich die Wirksamkeit der Massage bei Muskelkater nicht eindeutig beweisen lässt, sprechen doch einzelne Beobachtungen und Anzeichen – zumindest nach Auffassung der Befürworter der Sportmassage – dafür, dass richtig angewendete Massagetechniken einen günstigen Einfluss haben.
- **Psychologischer Effekt:** Wie wichtig der psychologische Effekt von Berührung ist, ist bislang noch nicht quantifiziert worden. Doch in anstrengenden Trainingszeiten kann eine Massage durch einen guten, erfahrenen Therapeuten einen merklichen Unterschied für das Wohlbefinden des Sportlers bedeuten und darüber hinaus die Kondition fördern.

Massagemittel
Öle; milde, wärmeerzeugende Cremes.

Reihenfolge der Handgriffe
- Leichte Effleurage – um den Sportler an die Berührung zu gewöhnen, dabei lässt sich auch überprüfen, ob ein trainings-

bedingtes Mikrotrauma der Muskulatur vorliegt.
- Tiefe Effleurage – um den venösen Rückstrom und die Lymphdrainage zu verbessern.
- Knetung – um die verschiedenen Gewebe zu mobilisieren.
- Tiefe Effleurage – s.o.
- Akupressur – bei spezifischen Spannungszuständen oder schmerzenden Stellen (Triggerpunkte).
- Streichung – zur Entspannung und um den venösen Rückstrom zu unterstützen.
- Klopf-/Schüttel-/Vibrationsmassage – zur Stimulierung und für allgemeines Wohlbefinden.
- Effleurage – um den venösen Rückstrom und Lymphfluss zu unterstützen und zur abschließenden Beurteilung des Gewebes.

Vorgehensweise
Beginn am Rücken, danach Massage der Extremitäten, schwerpunktmäßig die besonders beanspruchten Muskeln. Zum Abschluss häufig Fußmassage.

Dauer
Für die Ganzkörpermassage 1 – 1,5 h; eine Körperhälfte 0,5 – 0,75 h. Am besten wird die erste Massage bereits am Vortag des Intensivtrainings durchgeführt und dann bis zum Ende der Trainingsperiode täglich massiert.

Kontraindikationen
Wie schon in Kapitel 3 beschrieben, sollte der Therapeut besonders auf Mikrotraumen achten, welche durch besonders intensive Trainingseinheiten verursacht werden können.

Therapeutische Massage

Bei Sportverletzungen kann nach etwa 48 Stunden, wenn die Blutung aufgehört hat und therapeutische Massage eingesetzt werden. Hämatome dürfen nach 4 Tagen bzw. je nach Toleranzgrenze des Patienten behandlet werden.

Ziele

- **Kreislauf anregen:** 48 Stunden nach einem Trauma sollte der Abtransport von Stoffwechselendprodukten und überschüssiger Gewebsflüssigkeit beschleunigt werden. Dabei kann Massage deutlich unterstützend wirken.
- **Heilungsprozess beschleunigen:** Wie oben bereits erwähnt, tragen verbesserte Durchblutung und gute Versorgung des umgebenden Gewebes zum Heilungsprozess bei.
- **Verwachsungen lösen:** Nach einer Sportverletzung ist es wichtig, dass keine verwachsene, stark geschrumpfte Narbe im Gewebe zurückbleibt. Verwachsungen und Narben können immer wieder Ausgangspunkt neuer Beschwerden sein, die neue Traumen auslösen, welche wiederum zu größeren Bereichen von verklebtem und verwachsenem Gewebe führen. Massage kann hier einen wichtigen Beitrag zur Heilung leisten.
- **Beweglichkeit fördern:** Es ist ganz wesentlich, dass Sportler nach einer Verletzung mindestens wieder ihr vorheriges Beweglichkeitsniveau erreichen. Massage kann dabei eine sinnvolle Ergänzung zu den Dehnübungen darstellen.
- **Bewegungsumfang verbessern:** Nach vielen Verletzungen, egal ob von Knochen- oder Weichteilstrukturen, muss eine Phase der Ruhigstellung und/oder Bandagierung in Kauf genommen werden. Bevor jedoch wieder trainiert und an Wettbewerben teilgenommen werden kann, muss erst das volle Bewegungsausmaß wieder erreicht sein. Hier bietet sich häufige Massage als sinnvolle Unterstützung an.

Massagemittel

Öl, (wärmeerzeugende) Cremes, Eis, entzündungshemmendes Gel oder Creme.

Reihenfolge der Handgriffe

- Streichmassage – zur Gewöhnung an die Berührung und um empfindliche Stellen festzustellen.
- Effleurage – um den venösen Rückstrom und Lymphabfluss zu verstärken; die Tiefe hängt von der Verletzung ab.
- Knetung – um die Weichteile zu mobilisieren und leicht zu dehnen; auch um Muskelkrämpfe zu verringern.
- Effleurage – s.o.
- Reibungssmassage (Friktion) – setzt einen Gegenreiz (s. Kap. 2.3), um Narbengewebe zu lockern.
- Klopfung – hat einen anregenden Effekt (s. Kap. 2.4), wirkt wohltuend.
- Effleurage – s. o.
- Schüttelung – örtlich begrenzt oder an der ganzen Extremität angewendet, hilft sie Muskelverspannungen und -krämpfe aufzulösen.
- Akupressur – je nach Tiefe und Dauer der Druckanwendung kommt es durch Stimulation von Triggerpunkten zur Muskelentspannung oder Muskeltonuserhöhung.
- Bindegewebsmassage – um die tieferen retikulären Schichten der Lederhaut zu mobilisieren
- Rollende Massagegriffe – s. Kap. 2.2.4
- Effleurage – wie oben und zur abschließenden Beurteilung des Gewebes.

Vorgehensweise

Zunächst werden proximale und dann distaleBereiche des Körpers massiert, bevor man sich auf das eigentliche Problemgebiet konzentriert.

Dauer

Die Massage kann, je nach Gebiet und Empfindlichkeit, 10 – 30 Minuten lang durchgeführt werden. Wenn die Beschwerden des Patienten es zulassen bzw. der Trainingsplan es erforderlich macht, wird die Behandlung täglich durchgeführt.

Sportmassage

Kontraindikationen

Siehe oben. Außerdem dürfen während einer dreitägigen Zeitspanne um einen Trainings- oder Wettbewerbstermin keine Behandlungen von Narbengewebe oder Verwachsungen durchgeführt werden. Absolut kontraindiziert ist Massage, wenn der Patient sie nicht tolerieren kann.

Massage vor einem Wettkampf

Für viele Sportler gehört Massage inzwischen als fester Bestandteil zu dem Ritual, mit dem sie sich auf ihre sportliche Leistung einstellen. Der Zeitpunkt der Massage muss in diesem Zusammenhang sorgfältig geplant werden. Wenn in einer Mannschaft alle Sportler eine Massage benötigen, ist eine ausreichende Zahl von Masseuren die Grundvoraussetzung, damit die Massage überhaupt in zeitlicher Nähe und nicht schon Stunden vor der Aufwärmphase durchgeführt werden kann. Bei einem Einzelsportler orientiert man sich an der Melde- oder Startzeit; ist zum Beispiel die Anmeldung auf 10.10 Uhr und der Start selbst auf 10.30 Uhr angesetzt, beginnt die Aufwärmphase eine Stunde vorher; d.h. die Massage muss spätestens um 8.40 Uhr auf dem Programm stehen.

Die Aufwärmphase dient dazu, den Körper auf sportliche Aktivitäten vorzubereiten und ist durch folgende drei Komponenten gekennzeichnet:
- Anstieg der Körpertemperatur und Zunahme der Herz-Kreislauf-Funktionen
- systematisches Durchbewegen aller Gelenke und intensive Dehnung aller Muskeln
- sportartspezifisches Aufwärmen durch entsprechende Übungen, d.h. ein Rugbyspieler wird am Ende seiner Aufwärmphase Ballpässe und -angriffe üben, ein Hürdenläufer über Hürden springen und ein Diskuswerfer Wurfbewegungen durchführen.

Die Massage kann das Aufwärmen nicht ersetzen, wohl aber die Vorbereitung für den Wettkampf intensivieren.

Ziele
- **Vorbereitung der Muskulatur:** Massage verbessert die Durchblutung der besonders beanspruchten Bezirke und die Verschieblichkeit der Weichteile. Sie erleichtert damit die Dehnübungen.
- **Unterstützung des Aufwärmeffekts:** Wie der Begriff es schon ausdrückt, soll der Körper vor der sportlichen Betätigung warm werden. Dazu kann die Massage mit ihrem gefäßerweiternden Effekt beitragen.
- **Psychologischer Effekt:** Die Zeit auf der Massageliege wird von vielen Sportlern dazu genutzt, sich mental auf das kommende Ereignis vorzubereiten. Dies geschieht entwerder im Gespräch mit dem Therapeuten oder auch in sich gekehrt und schweigend. Dabei ist es natürlich von Vorteil, wenn sich beide so gut kennen, dass der Therapeut weiß, ob er reden oder still sein sollte. Die Massagebehandlung bietet sich auch für eine positive Verstärkung an oder um die Angst vor Verletzungen bzw. vor den Gegnern zu zerstreuen.

Massagemittel
Hier muss man abgestimmt auf die Sportart eine sorgfältige Auswahl treffen und nach der Massage eine gründliche Reinigung des Behandlungsgebiets vornehmen. Geeignet sind Öle, Cremes oder Talkum, nur auf wärmeerzeugende Mittel sollte man verzichten. Diese hautreizenden Mittel verursachen eine Weitstellung der Hautgefäße und sind deshalb eher abträglich für den Aufwärmeffekt. Die Vasodilatation sollte am stärksten unter der Lederhaut ausgeprägt sein, um das Aufwärmen zu unterstützen.

Reihenfolge der Handgriffe

- Streichmassage – damit der Sportler sich an die Berührung gewöhnen kann.
- Effleurage – um den venösen Rückstrom und Lymphabfluss zu fördern und besonders verhärtete, verspannte oder schmerzende Stellen festzustellen.
- Knetung – um die Verschieblichkeit der Weichteile zu verbessern und den Kreislauf anzuregen. Es können alle drei oder auch nur ein oder zwei dieser Griffe durchgeführt werden.
- Klopf-/Schüttel-/Vibrationsmassage – steigern das Wohlbefinden und lösen Muskelverspannungen.
- Effleurage – als Abschluss der Massage und zur Kontrolle, ob sich die erwünschten Effekte eingestellt haben.
- Akupressur der Triggerpunkte – kann an Stellen mit Muskelkrämpfen, -verspannungen oder gesteigertem Muskeltonus erforderlich sein.

Vorgehensweise

Abhängig vom jeweiligen Sportler. Einige möchten/benötigen nur eine Massage bestimmter Bereiche wie Oberschenkel- oder Wadenmuskulatur, während andere eine Ganzkörpermassage vorziehen.

Dauer

Die Länge der Massagebehandlung richtet sich danach, wie groß das zu massierende Gebiet ist und wie lange es dauert, bis sich die erwünschten Effekte wie eine Stimulation bzw. Abbau von Verspannungen oder eines gesteigerten Muskeltonus einstellen. Häufig reichen 20–30 Minuten aus, allerdings sollte die Höchstdauer nicht mehr als 1 h betragen. Um „in letzter Minute" noch eine Verspannung zu lösen, bietet sich eine fünfminütige Akupressur an, die am besten unmittelbar vor der Aufwärmphase durchgeführt wird. Sie eignet sich auch für die Kombination mit bestimmten Muskeldehntechniken der

„Propriozeptiven Neuromuskulären Fazilitation" (anspannen/entspannen [contract/relax], dehnen/entspannen [stretch/relax]). *Keine wärmeerzeugenden Mittel benutzen!*

Kontraindikationen

Sie wurden bereits genannt. Kontraindiziert ist eine Massage auch, wenn ein Sportler vor dem Wettkampf nie entsprechend behandelt wurde.

Massage während eines Wettkampfs

Wenn ein sportlicher Wettbewerb sich sehr in die Länge zieht, wird unter Umständen zwischendurch eine Massage erforderlich.

Ein Wettkampf mit mehreren Durchgängen an einem Tag (z. B. Qualifikation, Viertel-, Halbfinale und evtl. Finale) ist immer wieder von Ruhephasen unterbrochen, in denen Massage sehr gute Dienste leisten kann. Dies gilt auch für Leichtathletik-Disziplinen wie dem Zehnkampf der Männer und dem Siebenkampf der Frauen: Wenn hier nach jeder einzelnen Disziplin eine normale Aufwärm- und Abkühlungsphase eingehalten würde, wären die Sportler im eigentlichen Wettkampf zu müde.

In der Abkühlungsphase nach dem Training oder Wettbewerb machen die Sportler einen leichten Dauerlauf sowie spezielle Übungen, damit ihr Körper allmählich wieder zum Ruhezustand zurückkehrt. Auch in dieser Phase kann eine ergänzende Massage äußerst nützlich sein, die Übungen selbst jedoch nicht ersetzen. Eine Ausnahme sind Situationen, in denen ein Sportler zu erschöpft oder verletzt ist, um selbst aktiv zu werden. *Massage kann allerdings niemals das aktive Aufwärmen ersetzen!*

Sportmassage

Ziele

- **Erholung beschleunigen:** Nach anstrengender körperlicher Betätigung bilden sich Abbauprodukte in den Geweben, zu deren Abtransport Massage beiträgt, indem sie den Lymphfluss und venösen Rückstrom stimuliert.
- **Erfrischung des Sportlers:** In einem längeren Wettbewerb kommt es verständlicherweise zu Muskel- und allgemeiner Ermüdung. Gegen beides hilft eine stimulierende Massage.
- **Knotige Muskelverhärtungen (Myogelosen) beseitigen:** Nach anstrengender sportlicher Betätigung kann in bestimmten Muskelgruppen eine Verhärtung auftreten, die auf die üblichen Dehnübungen nicht anspricht. In diesem Fall hilft Massage nicht nur körperlich, sondern dient auch zur Beruhigung des Sportlers, dass sich daraus kein größeres Problem entwickelt.
- **Verhütung von Muskelkrämpfen und -verspannungen:** In der Wettkampfsituation können durch den erhöhten Flüssigkeitsverlust leicht Muskelkrämpfe auftreten. Während der Sportler seinen Flüssigkeitshaushalt mit geeigneten Getränken ausgleicht, kann Massage unterstützend eingesetzt werden, um die Blutversorgung des betroffenen Körperabschnitts zu verbessern.

Massagemittel

Hier muss auf die richtige Auswahl geachtet werden. Ist das Behandlungsgebiet von Schweiß, Sand oder Talkum bedeckt, wird es zuerst gesäubert. Die Poren sind weit geöffnet und sollten nicht durch ein Mittel, das die Wärmeausscheidung unterbindet, verstopft werden. Deshalb empfiehlt sich ein sehr leichtes Öl oder Seifenwasser. Auf keinen Fall wärmeerzeugende Mittel verwenden! Möglicherweise wird Eis benötigt, wenn eine frische Gewebsschädigung vorliegt.

Reihenfolge der Handgriffe

- **Streichmassage** – zur Gewöhnung an die Berührung, auch um die Temperatur und den Zustand des massierten Gebiets zu beurteilen.
- **Effleurage** – um den venösen Rückstrom und Lymphfluss zu verbessern und besonders verspannte Bereiche festzustellen.
- **Knetung** – sie fördert den Abtransport der Abbauprodukte und die Verschieblichkeit der Weichteile. Besonders gut eignet sich die Technik des Rollenden Massagegriffe (s. Kap. 2.2.4).
- **Akupressur** – wenn eine Stelle sehr verhärtet ist oder zu Krämpfen neigt.
- **Vibrations- und Schüttelmassage** – ist gegen Ende der Massage eine gute Möglichkeit zu überprüfen, ob die Extremität für die bevorstehende Belastung bereit ist und nicht zu Krämpfen neigt.
- **Effleurage** – als Abschluss der Massage und Übergang zum Aufwärmen.

Vorgehensweise

Abgestimmt auf die Bedürfnisse des einzelnen Sportlers. Zu Beginn eines Wettkampfs steht vermutlich eher die Beseitigung von Beschwerden in einem bestimmten Körperbereich im Mittelpunkt. Im weiteren Verlauf oder gegen Ende des Tages ist möglicherweise eher eine Ganzkörpermassage gefragt.

Dauer

Je nachdem, wieviel Zeit zur Verfügung steht, kann die Massage wenige Minuten oder eine Stunde dauern. Es ist am günstigsten, die Massage unmittelbar nach dem Abkühlen und/oder vor dem nächsten Aufwärmen durchzuführen.

Kontraindikationen

Wie bereits erwähnt. Jeder frisch traumatisierte Bereich muss gemieden werden.

Massage nach einem Wettkampf

Nach der körperlichen Anstrengung folgt bei Sportlern die Abkühlungsphase. Massage kann diese Übungen ergänzen und ihre Wirkung steigern. Bei bestimmten Gelegenheiten (Marathon, Langstreckenlauf oder auch Verletzung) kann es sogar sein, dass an Stelle einer aktiven Abkühlung auf Massage und passive Bewegungsübungen zurückgegriffen werden muss.

Ziele
- Abtransport von Stoffwechselprodukten – wie oben beschrieben.
- Körperfunktionen normalisieren. Nach jeder körperlichen Anstrengung arbeitet das Herz-Kreislauf-System auf Hochtouren und durch ein abruptes Ende kann der Blutdruck abfallen. In dem Fall übt Massage, besonders die Effleurage zur Körpermitte hin, einen sehr günstigen normalisierenden Einfluss aus.
- Verhinderung eines Muskelkaters – wie unter „Konditionsmassage" beschrieben.
- Knotige Muskelverhärtungen (Myogelosen) beseitigen. Häufig kommt es nach einer sportlichen Betätigung an typischen Stellen zu Schmerzen oder Verspannungen. Bei Verdacht auf eine Gewebeschädigung ist eine Eismassage sinnvoll. Wenn lediglich Überanstrengung die Ursache ist, wirkt Massage einfach entspannend.
- Psychologischer Effekt: Massage hat nicht nur einen günstigen Einfluss, wenn ein Sportler nach einem erfolgreichen Wettbewerb in Hochstimmung ist, sondern auch bei Niedergeschlagenheit nach einem Misserfolg.

Massagemittel
Eis, Seifenwasser, leichtes Öl; keine wärmeerzeugenden Mittel oder Talkum.

Reihenfolge der Handgriffe
Alle Massagegriffe werden langsam und rhythmisch durchgeführt.
- Streichmassage – zur Gewöhnung an die Berührung und zur Beurteilung des Massagegebiets.
- Effleurage – zunächst leicht und von der Peripherie zur Körpermitte, danach tiefer, wenn keine Verspannungen oder Schmerzen vorliegen. Sie kann in alle Richtungen durchgeführt werden, um den Kreislauf und den Abtransport von Abbauprodukten zu unterstützen.
- Knetung – zu Beginn relativ leicht, dann weiter in die Tiefe gehend, bis es für den Sportler noch zu tolerieren ist.
- Effleurage – immer wieder zwischengeschaltet und in den letzten fünf Minuten der Massage, um die Gewebedrainage zu verstärken.

Vorgehensweise
Abgestimmt auf die Bedürfnisse des Sportlers wird entweder ein begrenztes Gebiet oder der ganze Körper massiert; unter Umständen als Ersatz für das aktive Abkühlen.

Dauer
Abhängig vom Behandlungsgebiet dauert die Massage 15 – 30 Minuten oder 1 h. Am besten lässt sich die Massage nach der Abkühlungsphase und einer warmen Dusche durchführen. Stellt die Massage einen Ersatz für das aktive Abkühlen dar, ist auch darauf zu achten, dass der Sportler ausreichend Flüssigkeit zu sich nimmt.

Kontraindikationen
Wie oben beschrieben. Rund um schmerzende Stellen muss man sehr umsichtig vorgehen. Wenn sie durch ein Mikrotrauma verursacht sind, darf nur Eismassage angewendet werden.

Massage nach Reisen

Viele Sportler müssen häufig kürzere oder längere Strecken zurücklegen, um an Wettbewerben teilzunehmen. Dabei sollte ihnen im Idealfall genügend Zeit bleiben, dass sie sich an Zeitunterschiede und wechselnde klimatische Bedinungen anpassen können. Doch die Wirklichkeit sieht oft anders aus. Länge und Häufigkeit der Reisen können die sportlichen Leistungen beeinträchtigen.

Nach Reisen treten besonders folgende Probleme auf:
- Steifigkeitsgefühl am ganzen Körper
- Mattigkeit
- Schmerzen im Kreuz-, Nacken- und Schulterbereich
- geschwollene Beine und Füße.

Als Lösungen bieten sich an:
- leichte Gymnastik
- Dusche
- Whirlpool
- Massage.

Ziele
- **Venösen Rückstrom und Lymphfluss verbessern,** um Steifigkeit und Schwellungen zu beseitigen.
- Sanfte und tiefe, dehnende Massage der Weichteile, um die **Schmerzen zu beseitigen** und die **Beweglichkeit zu verbessern.**
- **Restliches Gefühl von Steifigkeit beseitigen,** ohne den Sportler durch körperliche Anstrengung zu ermüden.
- **Ausgeglichener Normalzustand** des Körpers
- **Wohlbefinden.**

Massagemittel
Öl oder Creme. Kein Talkumpulver und keine wärmeerzeugende Mittel, da die Haut ausgetrocknet sein kann.

Reihenfolge der Handgriffe
- Streichmassage – zur Gewöhnung an die Berührung und zur Beurteilung der Hautbeschaffenheit.
- Effleurage – zuerst zur Körpermitte, um die Gewebedrainage sowie den venösen Rückstrom und Lymphfluss zu unterstützen; danach in unterschiedliche Richtungen, um die Dehnungsfähigkeit des Gewebes zu verbessern.
- Knetung – auch walkende, abhebende und rollende Technik zur Unterstutzung von Drainage und Dehnung.
- Effleurage – regelmäßig zwischengeschaltet.
- Klopf-, Vibrations- und Schüttelmassage – zur Unterstützung des venösen Rückstroms und Lymphflusses und zur Steigerung des Wohlfbefindens.

Vorgehensweise
Beginn der Massage an Rücken und Hals, danach folgen die Beine und bei Bedarf auch die Arme. Zum Abschluss geführte Dehnübungen an den Muskelgruppen, die für die jeweilige Sportart am wichtigsten sind.

Dauer
Sie hängt davon ab, welches Gebiet massiert wird. In der Regel mindestens 30 Minuten bis höchstens eine Stunde. Die besten Ergebnisse werden erzielt, wenn der Sportler bereits kleinere vorsichtige Dehnübungen gemacht hat oder gejoggt ist und dann vor der Massage lauwarm geduscht hat.

Kontraindikationen
Wie schon beschrieben; besondere Aufmerksamkeit ist der Gefahr der Dehydration zu widmen.

11.3.2
Unspezifische Sportmassagen

Auch im Laufe eines Sportjahres gibt es Zeiten, in denen kein Wettkampf oder Training ansteht. Trotzdem wird jeder Sportler ein Interesse daran haben, im Hinblick auf zukünftige Anforderungen seine körperliche Leistungsfähigkeit auf dem erreichten Niveau zu halten. Auch in solchen Zeiten kann Massage eine sehr wichtige Rolle spielen; sie wird in solchen Fällen als unspezifische Sportmassage bezeichnet. Als unspezifisch gilt eine Massage bereits dann, wenn sie ohne ein bestimmtes Behandlungsziel und ohne größere zeitliche Nähe zu einem Sportereignis (oder Anreise) durchgeführt wird. Das trifft z. B. zu, wenn ein Sportler mehr als zwei Tage vor dem Wettbewerb zum Austragungsort anreist oder nach Abschluss seines Wettkampfes noch vor Ort bleibt, um auf seine Teamgefährten zu warten. Bei unspezifischen Sportmassagen unterscheidet man:

- Ganzkörpermassage
- Massage bestimmter Bereiche.

Ganzkörpermassage

Sportler verbringen einen großen Teil ihres Lebens mit Konditionstraining, um ihren Körper auf die Anforderungen ihrer speziellen Sportart vorzubereiten. Viele sind der festen Überzeugung, dass regelmäßige Ganzkörpermassagen eine wertvolle Hilfe zur Erlangung ihrer Höchstform darstellen.

Ziele
1. **Steigerung des Wohlbefindens**
2. **Förderung der Entspannung** – falls erwünscht
3. **Stimulierung** – falls notwendig
4. **Überwachung** der Kondition von Muskeln und Weichteilen

5. **Feststellung** und Behandlung eines Gebiets, in dem sich ein Problem entwickeln könnte.

Massagemittel
Öle. Bei Kenntnissen zur Aromatherapie kann diese angewendet werden (s. Kap. 10). Cremes, milde wärmeerzeugende Mittel, Talkum.

Reihenfolge der Handgriffe
- Ziel 1 und 2:
  - Streichmassage – zur Gewöhnung an die Berührung
  - Effleurage – lange, langsame, kontinuierliche Streichungen
  - Knetung – tief genug, damit es nicht kitzelt, langsam und rhythmisch
  - Effleurage – zum Abschluss der Massagesitzung
- Ziel 1 und 3:
  - s. Massage vor einem Wettkampf
- Ziel 4:
  - Tiefe Effleurage
- Ziel 5:
  - Behandlung der Triggerpunkte und Friktionsmassage; in diesem Fall ist die Grenze zwischen unspezifischer und therapeutischer Massage fließend, wenn bestimmte Problemstellen festgestellt wurden.

Vorgehensweise
- Bei Ziel 1 und 2 wie in Kapitel 2 beschrieben; Beginn an Rücken und Nacken, anschließend nacheinander alle Extremitäten, Fuß- statt Gesichtsmassage. Falls erforderlich, ist der Abschluss wieder am Rücken.
- Bei Ziel 1 und 3 wie oben im Abschnitt „Massage vor einem Wettkampf" beschrieben.
- Bei Ziel 4 zusätzliche Effleurage zu Beginn und am Ende der Sitzung.
- Bei Ziel 5 wie oben im Abschnitt „Therapeutische Massage" beschrieben.

Sportmassage

Dauer

- Bei Ziel 1 und 2 so lange, bis sich die gewünschte Entspannung einstellt, gewöhnlich 1–1,5 h. Danach sollte der Sportler mindestens eine halbe Stunde ruhen können.
- Bei Ziel 1 und 3 wie im Abschnitt „Massage vor einem Wettkampf" beschrieben.
- Bei Ziel 4 etwas länger am Ende jeder Sitzung.
- Bei Ziel 5 je nach Befund.

Kontraindikationen

Wie bereits beschrieben.

Massage bestimmter Bereiche

Abhängig von der Sportart bzw. davon, welche Muskelgruppen am meisten bei einem Sportereignis beansprucht wurden, kann auch lediglich dieser Bereich massiert werden. Bei Werfern sind das zum Beispiel Rücken und/oder Schultern, bei Sprintern die Muskeln der Oberschenkelvorder- und -rückseite sowie der Waden, bei Langstreckenläufern und Fußballspielern die Waden.

Ziele, Massagemittel und Handgriffe

Wie oben unter „Ganzkörpermassage" beschrieben.

Vorgehensweise

Massiert wird zwar in erster Linie das vom Sportler angegebene Gebiet, aber unter Einbeziehung der angrenzenden Bereiche.

Dauer

Je nach gewünschter Wirkung.

Kontraindikationen

Wie bereits beschrieben.

11.4 Zusammenfassung

- Eine Massage darf niemals innerhalb von 48 Stunden vor/nach einem Wettkampf zum ersten Mal durchgeführt werden!
- Bei der ersten Massage sollte genügend Zeit zur Verfügung stehen, um unerwünschte Wirkungen ausgleichen zu können.
- Mögliche unerwünschte Wirkungen sind:
  - zu starke Entspannung
  - Auftreten alter Probleme, z.B. bei Narbengewebe.

Bei einer spezifischen Sportmassage muss der Therapeut mit den Besonderheiten der jeweiligen Sportart vertraut sein. Vor allem muss er die Regeln und die Aufrufezeiten einer bestimmten Sportart kennen. Es wurde bereits erwähnt, dass eine Massage nicht immer lehrbuchmäßig oder wie gewünscht abläuft, wenn die Zeit knapp ist. In einer solchen Situation ist es äußerst wichtig, trotzdem das Hauptziel der Massage vor Augen zu haben, z.B. die Verspannung in einem Bereich zu lösen oder das Bewegungsausmaß zu vergrößern. Wenn das Ziel erkannt ist, wählt man die Technik, mit der sich der gewünschte Effekt am besten erzielen lässt. Bei manchen Sportarten im Freien – zum Beispiel Skifahren oder Langstreckenlauf – ist es nicht einmal möglich, die Kleidung zu entfernen, weil sie eng anliegt oder Strumpf- und Jogginghosen als Beinschutz getragen werden. In dem Fall sind Techniken wie Schüttel-, Vibrations- oder Triggerpunktmassage besonders gut geeignet, weil sie durch die Kleidung hindurch wirken.

Literatur

Downer J. (1992): Headway Lifeguides. Hodder & Stoughton, London.

Jarmey, C. & Tindall, J. (1991): Acupressure for Common Ailments. Gaia Books, London.

Wallis, E.L. & Logan, G.A. (1964): Figure Improvement and Body Conditioning Through Exercise. Prentice Hall, New York.

Williams, J. (1974): Massage and Sport. Bayer, Switzerland.

12 Massage und Aromatherapie

Elizabeth Jones

12.1
Einführung in die Aromatherapie

Man könnte Aromatherapie als ein Behandlungsverfahren definieren, bei dem Extrakte von Kräutern und Duftpflanzen zum Einsatz kommen. Üblicherweise handelt es sich bei den Extrakten um die ätherischen Öle dieser Pflanzen.

Geschichtlicher Überblick über die Verwendung ätherischer Öle

Seit uralten Zeiten wurden Duftpflanzen und ihre Extrakte für religiöse, medizinische oder kosmetische Zwecke benutzt.

Ägypten (3000 – 1500 v. Chr.)
Im alten Ägypten griff man nicht nur für religiöse Riten (Einbalsamierung der Leichen, vorzugsweise mit Zedernöl) auf ätherische Öle zurück, sondern auch wegen ihrer heilenden Wirkung (duftende Salben, um sonnengegerbte Haut wieder geschmeidiger zu machen und Feuchtigkeit zuzuführen). Ein damals berühmtes Parfüm (*Kyphi*) wurde aus einer Mischung von Duftkräutern und Harzen hergestellt. Plutarch sprach davon, dass die Duftstoffe des Kyphi-Parfüms „in den Schlaf wiegen, Ängste verjagen und Träume aufhellen" konnten (Genders 1972).

Griechenland (500 – 40 v. Chr.)
Auch die Griechen benutzten Duftstoffe zu medizinischen Zwecken und um körperliche Vorzüge zu betonen. Ein berühmtes Parfüm der damaligen Zeit war *Megaleion* (benannt nach seinem Schöpfer, dem Griechen Megallus), das nicht nur wegen seines Duftes geschätzt wurde, sondern auch weil es Wunden heilen und Entzündungen hemmen konnte.

Europa im 12. Jahrhundert
Viele Klöster bauten ihre eigenen Duft- und Gewürzkräuter in Gärten an und verwendeten sie in der Behandlung von Kranken, die an ihre Pforten kamen. Von der Äbtissin Hildegard von Bingen ist bekannt, dass sie zum Beispiel Lavendel sowohl als Pflanze wie als ätherisches Öl zu Therapiezwecken benutzte.

Europa im 16. Jahrhundert
Den Empfehlungen des Buches *Les Secrets de Maitre Alexis de Piedmont* [„Die Geheimnisse von Meister Alexis aus dem Piemont"] zufolge sollten die Häuser zur Abwendung der Pest mit zahlreichen wohlriechenden Substanzen ausgeräuchert werden, darunter Rosmarin, Gewürznelken, Muskatnuss, Salbei, Aloe und Wacholderholz (Genders 1972).

Europa im 17. Jahrhundert
Zu Beginn des 17. Jahrhunderts kannte man annähernd 60 Öle, die als Parfüms oder zu Heilzwecken benutzt wurden.

Europa im 19. Jahrhundert
„Eine erste Untersuchung zu den antiseptischen Eigenschaften ätherischer Öle unternahm Chamberland im Rahmen seiner Arbeit zum Anthraxbazillus. Er berichtet 1887 von

den aktiven Wirkkomponenten in Oregano, Zimt aus China und Indien, Angelika (Engelswurz) und Geranien" (Valnet 1980).

Europa im 20. Jahrhundert
Cavel fand bei seinen Forschungen zu Bakterienkulturen im Saatgut heraus, dass einige Essenzen selbst bei beträchtlicher Verdünnung noch sterilisierende Eigenschaften aufweisen (Valnet 1980). Von den insgesamt 35 Ölen, die Cavel untersuchte, waren Thymian-, Oregano- und Orangenöl am wirkungsvollsten (Cavel 1918).

Der französische Chemiker Gattefosse prägte den Begriff „Aromatherapie". Nachdem er sich während und nach dem I. Weltkrieg intensiv mit dem Gebrauch von Essenzen beschäftigt hatte, veröffentlichte er 1937 sein Buch *Aromatherapie*.

Unter dem Einfluss von Gattefosses Werk begann ein anderer Franzose, Dr. Jean Valnet, im II. Weltkrieg damit, ätherische Öle klinisch zu erproben. Seine Medikation umfasste sowohl innerliche wie äußerliche Anwendungen.

In den 60er Jahren schließlich fanden ätherische Öle auch Eingang in die Massagetherapie. Verantwortlich dafür war eine kleine Gruppe begeisterter Anhänger (am berühmtesten Madame Maury, eine französische Biochemikerin). Seitdem werden ätherische Öle zunehmend häufiger angewendet. Die Kombination Aromatherapie–Massage ist inzwischen ein fester Bestandteil der Behandlung in Krankenhäusern, Kliniken und Hospizen und wird von qualifizierten Fachleuten durchgeführt.

12.2 Ätherische Öle

Ätherische Öle sind riechende, flüchtige Substanzen, die in allen Teilen aromatischer Pflanzen vorhanden sein können. In vielen Fällen ist ihre Menge so klein, dass es sich nicht lohnt oder zu teuer wäre, sie zu isolieren. Ätherische Öle finden sich nicht nur in den Blüten, sondern auch in Blättern, Gräsern, Samen, Wurzeln, Früchten, Hölzern und Harzen.

Die ätherischen Öle einer Pflanze unterscheiden sich in Duftnote und Zusammensetzung, wenn sie an verschiedenen Stellen gebildet werden. So lässt sich zum Beispiel Bitterorangenöl aus der Orangenschale, Petitgrainöl aus den Blättern und Neroliöl aus den frisch gepflückten Blüten des Bitterorangenbaums gewinnen.

12.2.1 Chemische Grundlagen

„Ein typisches ätherisches Öl ist ein komplexes Gemisch chemischer Verbindungen, die alle individuell unterschiedliche Eigenschaften aufweisen" (Williams 1989).

„Alle Bestandteile eines ätherischen Öls sind organisch, d.h. ihre molekularen Strukturen beruhen auf einer bestimmten Anordnung von Kohlenstoffatomen, die untereinander und mit Wasserstoffatomen verbunden sind. Auch Sauerstoffatome und seltener Stickstoff- und/oder Schwefelatome können in ätherischen Ölen vorkommen" (Williams 1989).

Verbindungen, die nur aus Kohlenstoff- und Wasserstoffmolekülen bestehen, nennt man Kohlenwasserstoffe.

Terpene
Die Kohlenwasserstoffe in ätherischen Ölen werden auch als Terpene bezeichnet. Dabei handelt es sich um „ungesättigte" Verbindungen, weil sie eine größere Anzahl von Bindungsstellen für Wasserstoffatome besitzen als tatsächlich besetzt sind. Deshalb verbinden sie sich so leicht mit Sauerstoffatomen in

der Luft. Man unterscheidet drei Arten von Terpenen:

- Monoterpene mit 10 Kohlenstoffatomen
- Sesquiterpene mit 15 Kohlenstoffatomen
- Diterpene mit 20 Kohlenstoffatomen.

Sauerstoffverbindungen

Als Sauerstoffverbindungen bezeichnet man diejenigen Bestandteile ätherischer Öle, deren Moleküle nicht nur aus Kohlenstoff- und Wasserstoffatomen, sondern auch aus Sauerstoffatomen zusammengesetzt sind. Sie haben ganz unterschiedliche Eigenschaften. Zu ihnen gehören unter anderem Alkohole, Phenole, Aldehyde, Ester und Ketone.

Die Zusammensetzung ätherischer Öle zeigt eine große Schwankungsbreite; manchmal lassen sich bei einer chemischen Analyse über 100 Einzelbestandteile nachweisen. In welchem Maße ein Bestandteil zum einzigartigen Geruch eines ätherischen Öls beiträgt, hängt ab von:

- seinem Mengenanteil
- seiner Flüchtigkeit
- seiner Qualität
- seiner Duftstärke.

Da sich die einzelnen Bestandteile unterschiedlich schnell verflüchtigen, ändert sich der Duft eines ätherischen Öls im Laufe der Zeit. „Es sind vor allem die Gerüche der Sauerstoffverbindungen und an zweiter Stelle der Sesquiterpene, die den charakteristischen Duft der meisten ätherischen Öle bestimmen" (Williams 1989).

12.2.2
Auswirkungen auf Geist und Körper

In einem Parfüm sind natürliche und synthetische Ausgangsstoffe so miteinander kombiniert, dass ihr jeweiliger Geruch und ihre unterschiedliche Flüchtigkeit sich zu einem Duft ergänzen, den die Trägerin/der Träger als höchst angenehm wahrnimmt. Diese positive Reaktion beruht auf der Stimulation des Geruchsnervs über Riechzellen der Nase. Die Aromatherapie setzt für einen größtmöglichen therapeutischen Nutzen sowohl auf die psychologischen wie auf die physiologischen Wirkungen ätherischer Öle.

Aromatherapeuten haben sich auf die ausschließliche Benutzung natürlicher ätherischer Öle von Duftpflanzen festgelegt. Wie ein Autor schreibt, „konnte gezeigt werden, dass die entzündungshemmenden und anderen medizinischen Eigenschaften natürlicher Öle, von denen einige bereits zu biblischen Zeiten in Gebrauch waren, sanfter und weniger toxisch sind als diejenigen der reinen Wirksubstanzen nach ihrer Isolation aus dem Öl" (van Toller und Dodd 1988). Diese ätherischen Öle sind wohltuend für Geist und Körper.

12.2.3
Gewinnungsverfahren

Destillation
Dies ist die gebräuchlichste Art, um ätherische Öle aus Pflanzen zu gewinnen.

Expression (Kaltpressung)
Diese Technik ist der Gewinnung von Zitrusölen vorbehalten, weil sie bei der Destillation zerstört würden.

Extraktion (Auszug mit Lösungsmitteln)
Aromatische Extrakte wie „Concrète" und „Absolue" sowie Harze enthalten beträchtliche Anteile nicht-flüchtiger Stoffe und können deshalb nicht als ätherische Öle im engeren Sinn bezeichnet werden. Man entzieht sie der pflanzlichen Substanz, in der sie gespeichert sind, mit Hilfe chemischer Lösungsmittel. Solche Auszüge kommen zum Teil auch in

Aromatherapie

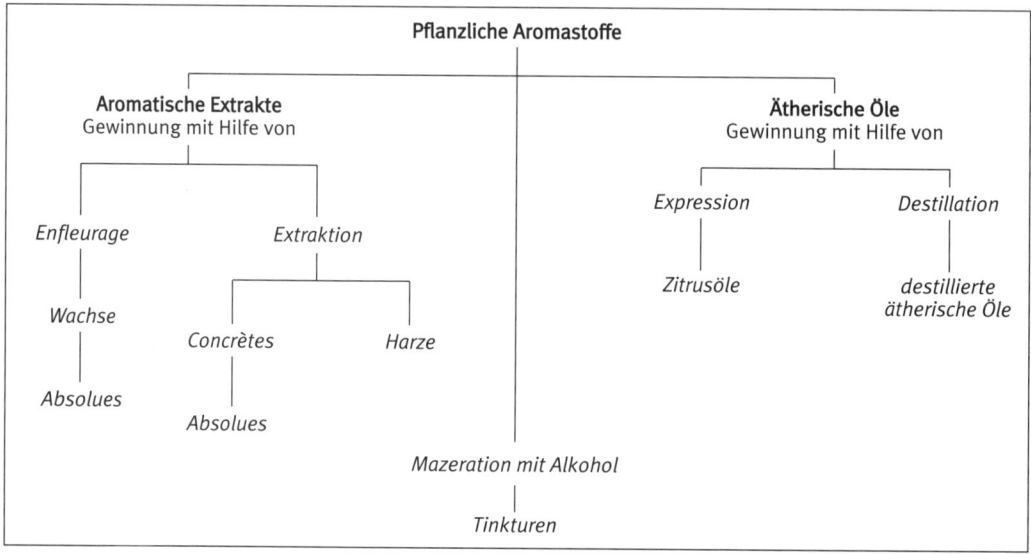

Abb. 12.1 Auszugsverfahren für pflanzliche Aromastoffe

der Aromatherapie zur Anwendung. Abb. 12.1 zeigt die Gewinnung von Aromastoffen aus Pflanzen.

Enfleurage
Dieses Verfahren wird in der Parfümindustrie zur Gewinnung von Blumendüften angewendet. Duftende Blütenblätter werden auf Glasplatten gelegt, welche dünn mit kaltem Fett beschichtet sind, so dass die ätherischen Öle vom Fett absorbiert werden können.

Mazeration
Weil eine Destillation bei ihnen zu schwierig oder zu teuer wäre, werden manche ätherischen Öle auch durch Mazeration gewonnen. Das gilt unter anderem für Calendula, Lindenblüten und Melisse. Sie werden klein geschnitten, in ein mit Mandel- oder Sonnenblumenöl gefülltes Gefäß gegeben und einige Tage lang gerührt. Auf diese Weise gelangen die Moleküle der ätherischen Öle in das Pflanzenöl, das dann gefiltert und in Flaschen abgefüllt wird.

12.2.4
Die Reinheit ätherischer Öle

Ätherische Öle, die in der Massagetherapie eingesetzt werden, müssen qualitativ hochwertig und naturrein sein. Deshalb sollte man sie nur von renommierten Herstellern kaufen. Vor der Markteinführung müssen Öle verschiedene Tests durchlaufen. Mit dem Brechungsindex-Test und der Gas- oder Flüssigkeitschromatographie können Reifung, Alterung und wechselnde Mengenanteile eines Öls bestimmt werden; nur die besten Öle sollten dann in den Verkauf gelangen.

12.2.5
Aufbewahrung

Ätherische Öle sind nicht lange haltbar. Deshalb ist für ihre Aufbewahrung Folgendes wichtig:

- Behälter, die „neutral" sind. Für kleine Ölmengen sind Gläser oder Glasflaschen am besten. Mengen über 10 kg werden in beschichteten Stahlfässern aufbewahrt. Nicht geeignet sind Plastikbehälter, weil Plastik und Öl miteinander reagieren.
- Die Behälter müssen dicht verschlossen sein.
- Schutz vor Lichteinfall und besonders vor starkem Sonnenlicht, denn durch chemische Prozesse (Photokatalyse) kann sich das Öl verändern. Künstliches Licht ist weniger schädlich.
- Kühl lagern. Fast alle Öle können bei 5 °C im Kühlschrank aufbewahrt werden. Vetiver-, Sandelholz-, Zedernöl und Patchouli sollten bei einer Raumtemperatur von 15 °C gelagert werden. Rosenöl, Rosenabsolue und einige andere Öle verfestigen sich zwar gelegentlich, werden aber ohne Schwierigkeiten bei Zimmertemperatur wieder flüssig. Auf keinen Fall dürfen sie erhitzt werden!
- Es empfiehlt sich, auch in der Klinik/Praxis immer nur kleine Mengen zu bestellen, weil die Haltbarkeit beschränkt ist.

12.3 Die gebräuchlichsten ätherischen Öle

Ein Aromatherapeut sollte mindestens 40 Öle und ihre traditionellen Anwendungsgebiete (s.u. Tab. 12.1) jederzeit abrufbar im Kopf haben. Gängige ätherische Öle sind:

Basilikum	*Ocimum basilicum*
Benzoe	*Styrax benzoin*
Bergamotte	*Citrus bergamia*
Eukalyptus	*Eucalyptus globulus*
Fenchel	*Foeniculum vulgaris*
Geranie	*Pelargonium graveolens*
Ingwer	*Zingiber officinalis*
Jasmin	*Jasminum officinale*
Kajeput	*Melaleuca cajeputi*
Kamille, Marokkanische	*Ormenis multicaulis*
Kamille, Römische	*Chamaemelum nobile*
Kiefer	*Pinus sylvestris*
Lavendel	*Lavender angustifolia*
Majoran	*Origanum marjorana*
Mandarine	*Citrus reticulata*
Muskatellersalbei	*Salvia sclarea*
Myrrhe	*Commiphora myrrha*
Myrte	*Myrtus communis*
Neroli	*Citrus aurantium*
Niaouli	*Melaleuca viridiflora*
Orange	*Citrus aurantium*
Patchouli	*Pogostemon cablin*
Pfeffer, schwarzer	*Piper nigrum*
Pfefferminze	*Mentha piperita*
Rose	*Rosa centrifolia, Rosa damascena*
Rosmarin	*Rosmarinus officinalis*
Salbei	*Salvia lavendulaefolia*
Sandelholz	*Santalum album*
Teebaum	*Melaleuca alternifolia*
Thymian	*Thymus vulgaris*
Wacholder	*Juniper communis*
Weihrauch	*Boswellia carteri*
Ylang-Ylang	*Cananga odorata, var. genuina*
Ysop	*Hyssopus officinalis*
Zedern(holz)	*Cedrus virginia, Cedrus atlantica*
Zitrone	*Citrus limon*
Zitronengras	*Cymbopogon citratus*
Zitronenmelisse	*Melissa officinalis*
Zypresse	*Cupressus sempervirens*

Aromatherapie

12.4
Therapeutischer Gebrauch ätherischer Öle

Einnahme

Ätherische Öle können oral eingenommen oder in Anus und Vagina eingeführt werden. Bei dieser Form der Anwendung ist das Risiko von Nebenwirkungen sehr hoch, deshalb sollte die Behandlung nur von einem erfahrenen Phytotherapeuten durchgeführt werden. In Frankreich haben sich inzwischen Ärzte auf die innere Anwendung der Aromatherapie spezialisiert, doch in anderen Ländern ist sie noch wenig verbreitet. Gebräuchlichere Formen sind Riechen, Einatmung (Inhalation) und Aufnahme über die Haut. (Abb. 12.2 zeigt Anwendungsarten und den weiteren Weg der ätherischen Öle im Körper.)

Riechen

Wenn der Geruchssinn etwas wahrnimmt, das im Riechzentrum als Geruch „interpretiert" wird, spricht man von Riechen. Es beginnt an den Geruchsrezeptoren in der Nase, von denen aus die Reize als Nervenimpulse über den N. olfactorius (I. Hirnnerv) zu den Riechkolben (Bulbi olfactorii) im Gehirn weitergeleitet werden. Die Rezeptorzellen konzentrieren sich in zwei Gruppen zu jeweils 25 Millionen in einem kleinen Bereich am Nasendach. Aus den Rezeptorzellen ragen die Riechhaare hervor, die so klein sind, dass sie nur bei starker Vergrößerung im Elektronenmikroskop zu sehen sind. Diese Riechhaare tauchen in das wässrige Sekret der Nasenschleimhaut ein, die die Nasenhöhlen innen auskleidet (Williams 1989).

Die Duftmoleküle ätherischer Öle sind flüchtig und in Fett und Wasser löslich. „Wenn wir diese Moleküle einatmen, dringen sie leicht bis zur Schleimhaut vor und kommen in Kontakt mit den Riechhaaren. Die Moleküle besetzen dort die Rezeptoren und können, weil sie so perfekt zu ihnen passen wie Schlüssel und Schloss, eine elektrochemische Reaktion in Gang setzen" (Vickers 1996).

Die Riechbahn ist eng mit dem limbischen System (Hippocampus und Amygdala) verbunden, das früher auch als Rhinencephalon oder Riechhirn bezeichnet wurde. Das limbische System ist der Bereich im Gehirn, der für Gefühle, Emotionen, Stimmungen und Motivationen zuständig ist. Von ihm werden Esstrieb, Aggression und sexuelle Aktivität gesteuert. Darüber hinaus kontrolliert es bestimmte Hormone und das autonome Nervensystem. Es konnte mehrfach beobachtet werden, dass Gerüche Geist und Körper beeinflussen; man nimmt z. B. an, dass der Menstruationszyklus mit Gerüchen zusammenhängt (Schwartz und Natyncuk 1990) und dass Insekten mit Hilfe flüchtiger chemischer Substanzen (Pheromone) untereinander kommunizieren.

Da der Duft ätherischer Öle zu spezialisierten Hirnbereichen weitergeleitet wird, löst dies zweifellos psychologische Effekte aus, die ihrerseits wiederum physische Effekte therapeutischer Natur mit sich bringen können.

Inhalation

Die Einatmung von Luft in die Lungen nennt man auch Inhalation. Wenn ein ätherisches Öl sich verflüchtigt und die Duftmoleküle in die Atemwege gelangen, können sie an jeder Stelle des Respirationstrakts eine Wirkung hervorrufen. Als traditionelle Heilmittel bei Atemwegsbeschwerden gelten Dampfbäder und Brusteinreibungen mit ätherischen Ölen. Klinische Untersuchungen bestätigen den Nutzen solcher Inhalationen (Berger et al. 1978; Sallex et al. 1990).

Die Duftmoleküle können auch durch die Wände der Lungenalveolen hindurch in den Blutstrom gelangen. Dies ist ebenfalls durch Studien belegt. Durchgeführt wurden die Untersuchungen zum Beispiel von Kovar et al. (1987), Buchbauer et al. (1993) und Falk-Filipsson (1993).

Hautabsorption

Relativ lange ging man davon aus, dass die Haut absolut undurchdringlich sei. Inzwischen ist jedoch bekannt, dass Haut und Schleimhäute lipophile Substanzen aufnehmen können (Brun 1952).

Wenn ätherische Öle von der Haut aufgenommen werden, geschieht das Gleiche wie in den Kapillargefäßen rund um die Lungenalveolen: Sie gelangen in die Blutbahn, werden auf diesem Weg durch den Körper transportiert und schließlich auf natürliche Weise ausgeschieden.

Unabhängig davon, ob sie in der Lunge oder von der Haut absorbiert werden, ist anzunehmen, dass die Öle bestimmte Prozesse im Körper beeinflussen. Einige fördern möglicherweise die Freisetzung von Endorphinen – körpereigene chemische Substanzen mit schmerzlindernder oder antidepressiver Wirkung –, andere scheinen wasserausscheidend (diuretisch) zu wirken, wieder andere unterstützen das Hormongleichgewicht im Körper oder stärken das Immunsystem.

So wie ätherische Öle nicht nur durch Inhalation sondern auch in den Atemwegen selbst wirken, werden sie nicht nur durch die Haut aufgenommen sondern bereits in ihr selbst wirksam. Ätherische Öle haben deshalb sowohl auf den Geist – durch angenehmen Duft – wie auf den Körper einen positiven Einfluss.

12.5
Bezeichnung und Wirkeigenschaften einiger ätherischer Öle

Die Begriffe in diesem Zusammenhang stammen aus der Phytotherapie. In Tabelle 12.1 sind die Bezeichnungen und Wirkungseigenschaften einiger ätherischer Öle zusammengestellt.

12.5.1
Praktische Anwendung ätherischer Öle

Die Abb. 12.2 zeigt die unterschiedlichen Möglichkeiten auf, ätherische Öle therapeutisch zu nutzen und ihre Passage in den Körper.

12.5.2
Der ganzheitliche Ansatz

Es gibt völlig unterschiedliche Auffassungen zu den Ursachen und Behandlungsmöglichkeiten bei Krankheiten. Für die (naturwissenschaftlich orientierte) konventionelle Medizin ist jede Krankheit im Körper lokalisiert; auch eine emotionale Überforderung wird als biochemische Störung betrachtet, die folglich mit biochemischen Mitteln zu behandeln ist. Die ganzheitliche Medizin sucht die Wurzeln einer Erkrankung und Ansätze für ihre Behandlung nicht nur im Körper, sondern auch in der Seele des Patienten, in Familie, Umwelt und sozialem Umfeld. So sollen Persönlichkeit (Eysenck 1988) und die sozialen und familiären Bindungen des Patienten (Reynolds et al. 1994) die Entstehung einer Erkrankung wie zum Beispiel Krebs beeinflussen (Vickers 1996b).

Aromatherapie

Tab. 12.1

Bezeichnung	Wirkeigenschaft	Ätherisches Öl
Abschwellend	Verhindert blaue Flecken	Geranie, Ingwer, Ysop
Adstringierend	Zusammenziehend (Gewebe)	Bergamotte, Geranie, Kampfer, Patchouli, Rose, Rosmarin, Salbei, Sandelholz, Wacholder, Weihrauch, Zedernholz, Zitrone
Analgetisch	lindert Schmerzen	Basilikum, Benzoe, Bergamotte, Eukalyptus, Geranie, Ingwer, Kajeput, Kamille, Kampfer, Kiefer, Koriander, Lavendel, Majoran, Melisse, Muskatellersalbei, Orange, (schwarzer) Pfeffer, Pfefferminze, Rosmarin, Salbei, Thymian, Wacholder, Zitrone, Zitronengras, Zypresse
Antidepressiv	gegen Niedergeschlagenheit	Bergamotte, Geranie, Jasmin, Kamille, Kampfer, Kiefer, Koriander, Lavendel, Melisse, Muskatellersalbei, Neroli, Orange, Patchouli, Rose, Salbei, Sandelholz, Thymian, Ylang-Ylang
Antihypertonisch	senkt den Blutdruck	Lavendel, Majoran, Melisse, Muskatellersalbei, Ylang-Ylang, Ysop, Zitrone
Antihypotonisch	steigert den Blutdruck	Mandarine, Rosmarin, Salbei, Thymian
Antiphlogistisch	entzündungshemmend und gefäßverengend	Benzoe, Geranie, Jasmin, Kamille, Lavendel, Muskatellersalbei, Myrrhe, Neroli, Niaouli, Pfefferminze, Rose, Sandelholz, Zypresse
Antiseptisch	verhindert Bakterienwachstum	fast alle Öle
Antiviral	gegen Viren	Niaouli, Teebaum
Aphrodisiakum	steigert sexuelles Verlangen	Jasmin, Muskatellersalbei, Neroli, Patchouli, (schwarzer) Pfeffer, Rose, Sandelholz, Ylang-Ylang
Atemregulierend	verlangsamt abnorm schnelle Atemfrequenz	Ylang-Ylang
Depurativum	blutreinigend (von Toxinen und Abbauprodukten)	Eukalyptus, Jasmin, Rose, Wacholder, Ysop
Digestivum	verdauungsfördernd	Basilikum, Bergamotte, Geranie, Ingwer, Kajeput, Kamille, Kampfer, Majoran, Myrrhe, Orange, Thymian, Ysop, Zitronengras
Diuretikum	fördert Wasserausscheidung durch die Nieren	Eukalyptus, Fenchel, Geranie, Kampfer, Kamille, Kiefer, Lavendel, Majoran, Orange, Patchouli, (schwarzer) Pfeffer, Rosmarin, Salbei, Sandelholz, Thymian, Wacholder, Weihrauch, Zedernholz, Zitrone, Zypresse
Emmenagogum	bei Menstruationsstörungen	Basilikum, Fenchel, Ingwer, Jasmin, Kajeput, Kamille, Lavendel, Majoran, Melisse, Muskatellersalbei, Myrrhe, Pfefferminze, Rose, Rosmarin, Salbei, Sandelholz, Thymian, Wacholder, Ylang-Ylang, Ysop, Zypresse
Euphorisierend	stimmungsaufhellend	Muskatellersalbei, Ylang-Ylang

Tab. 12.1 (Fortsetzung)

Bezeichnung	Wirkeigenschaft	Ätherisches Öl
Expektorans	schleimlösendes Hustenmittel	Basilikum, Benzoe, Eukalyptus, Myrrhe, Niaouli, Pfefferminze, Sandelholz, Thymian, Weihrauch, Ysop, Zedernholz, Zitrone, Zypresse
Fiebersenkend		Eukalyptus, Kamille, Kampfer, Melisse, Orange, (schwarzer) Pfeffer, Pfefferminze, Ysop, Zitronengras, Zypresse
Fungistatisch	hemmt Pilzwachstum	Myrrhe, Teebaum
Hämostatisch	stoppt Blutungen	Geranie, Rose
Hepatikum	hilft bei Leberbeschwerden	Kamille, Mandarine, Pfefferminze, Rose, Rosmarin
Herztonikum		Benzoe, Kampfer, Lavendel, Mandarine, Rosmarin, Zitrone
Karminativum	gegen Blähungen, fördert Windabgang	Basilikum, Bergamotte, Fenchel, Ingwer, Jasmin, Kamille, Kampfer, Koriander, Lavendel, Mandarine, Melisse, Myrrhe, Neroli, (schwarzer) Pfeffer, Pfefferminze, Rosmarin, Salbei, Sandelholz, Thymian, Wacholder, Ysop
Laxativum	abführend (Darm)	Fenchel, Ingwer, Kampfer, Mandarine, Orange, (schwarzer) Pfeffer, Rose, Ysop
Nervenmittel	allgemein bei nervösen Störungen	Basilikum, Kamille, Koriander, Lavendel, Mandarine, Melisse, Orange, Pfefferminze, Rosmarin, Thymian, Wacholder, Ysop, Zedernholz, Zitrone, Zitronengras, Zypresse
Rubefaciens	Durchblutungsanregend	Benzoe, Eukalyptus, Kampfer, Kiefer, Koriander, (schwarzer) Pfeffer, Pfefferminze, Rosmarin, Salbei, Thymian, Wacholder, Zitrone
Sedativum	beruhigt das Nervensystem	Benzoe, Bergamotte, Geranie, Jasmin, Kamille, Kampfer, Lavendel, Majoran, Melisse, Muskateller-salbei, Neroli, Patchouli, Pfefferminze, Rose, Sandelholz, Wacholder, Weihrauch, Ylang-Ylang, Ysop, Zedernholz, Zypresse
Spasmolytikum	löst Spasmen der glatten Muskulatur	Basilikum, Bergamotte, Eukalyptus, Fenchel, Geranie, Jasmin, Kajeput, Kamille, Kampfer, Koriander, Lavendel, Mandarine, Majoran, Melisse, (schwarzer) Pfeffer, Pfefferminze, Rose, Rosmarin, Salbei, Sandelholz, Thymian, Wacholder, Weihrauch, Ysop, Zypresse
Stimulans	anregend für Körper und Geist	Eukalyptus, Jasmin, Kiefer, Koriander, Niaouli, Orange, (schwarzer) Pfeffer, Rosmarin, Salbei, Ysop, Zitrone
Tonikum	leicht adstringierend	Mandarin, Salbei, Zitrone
Wundheilungs-mittel		Benzoe, Eukalyptus, Geranie, Jasmin, Kajeput, Kamille, Kampfer, Lavendel, Orange, Patchouli, Rosmarin, Sandelholz, Thymian, Wacholder, Weihrauch, Ysop, Zitrone
Zellregenerierend		fast alle Öle

Aromatherapie

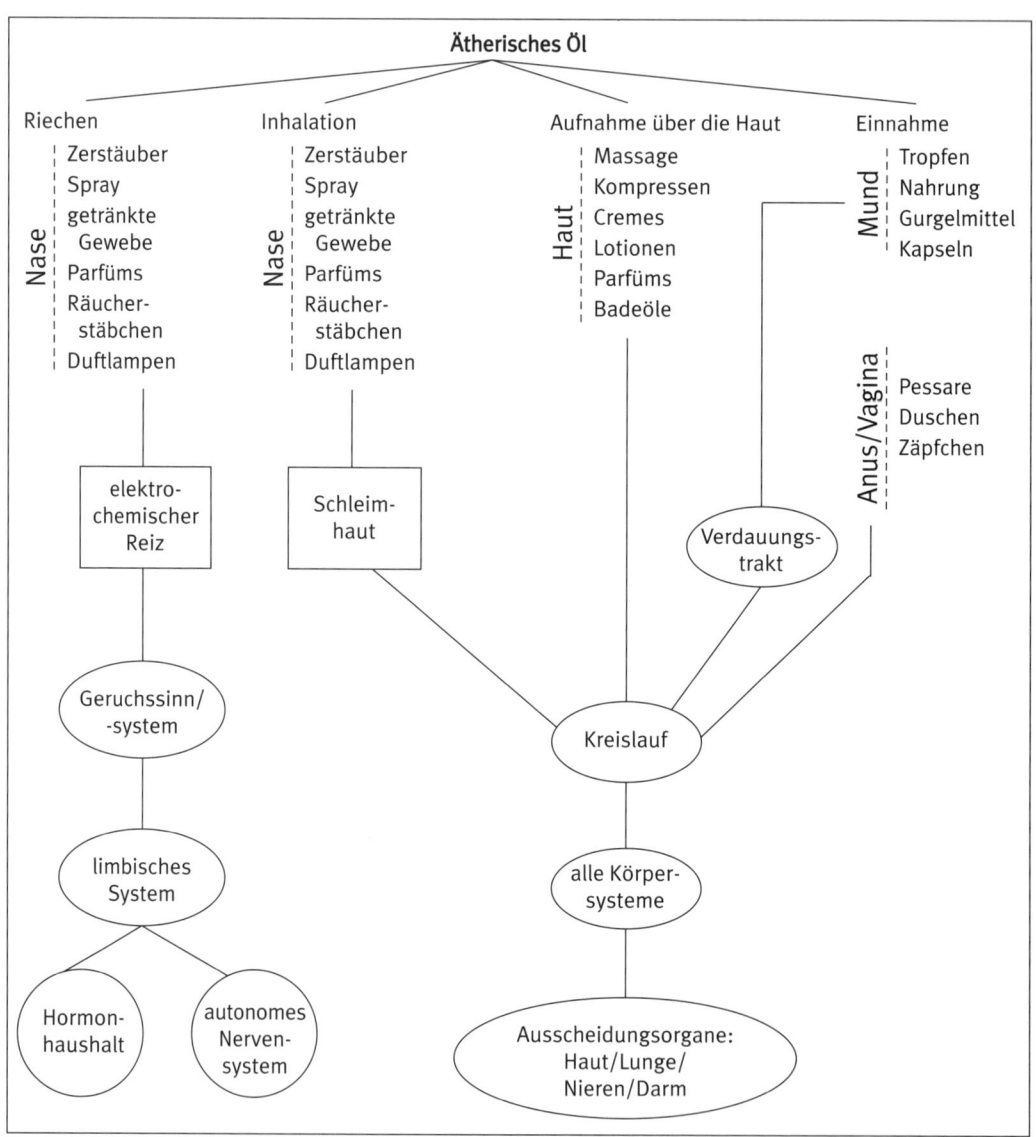

Abb. 12.2 Praktische Anwendung ätherischer Öle: Applikationsarten und Passage der ätherischen Öle im Körper.

Die praktische Anwendung ätherischer Öle mit therapeutischer Zielsetzung orientiert sich an dem ganzheitlichen Ansatz, das gilt für die Beratung wie für die Behandlung. Die Aromatherapie gehört zu den komplementären (=ergänzenden) Therapieformen. Dass sie in der Behandlung zahlreicher Erkrankungen sehr nützlich sein kann, wird inzwischen auch von der Schulmedizin weitgehend akzeptiert. Infolgedessen bieten Ärzte, Krankenschwestern, Physiotherapeuten und andere medizinische Fachkräfte zunehmend häufiger auch Aromatherapie als Teil ihres „Versorgungspakets" in Krankenhäusern, Kliniken und Hospizen an.

12.6
Aromatherapie-Massage

Durch Kombination der therapeutischen Effekte von ätherischen Ölen und des „Handauflegens", also der Massage, entsteht ein „natürliches" Heilverfahren von beträchtlichem Wert. Bei der Massage spielen nicht nur die Hautabsorption, sondern auch das Riechen und Inhalieren ätherischer Öle eine wichtige Rolle.

Die therapeutische Wirkung der Aromatherapie-Massage ist wahrscheinlich sehr viel umfassender als bei anderen Anwendungsarten der ätherischen Öle. Aromatherapie-Massage ist außerdem eine sehr sichere Methode, wenn sie von kompetenten, erfahrenen und qualifizierten Aromatherapeuten angewendet wird.

Von den Massagetechniken, die in diesem Buch beschrieben sind, eignen sich Effleurage und Knetung am besten. Viele Aromatherapeuten, darunter auch die Verfasserin, benutzen darüber hinaus spezielle Verfahren wie Lymphdrainage, neuromuskuläre Massage und Akupressur.

Lymphdrainage
Hierbei werden kurze oder lange, leichte oder tiefe streichende Bewegungen in Richtung Herz ausgeführt, um überschüssige Wassereinlagerungen, Stoffwechselprodukte und Toxine durch das Lymphsystem in den Kreislauf und damit zu den Ausscheidungsorganen zu befördern.

Neuromuskuläre Massage
Sie setzt Kenntnisse über die Zusammenhänge zwischen den sensibel innervierten Hautzonen des Körpers, dem autonomen Nervensystem und inneren Organen voraus. Angewendet werden tiefe Knetungen mit der Handfläche oder den Fingern.

Akupressur
Voraussetzung ist die Vertrautheit mit den philosophischen Grundlagen von Akupunktur und Shiatsu. Mit den Daumen werden die Meridiane (Energielinien) und „Tsubo-Punkte" (Stellen, an denen Energieblockaden aufgelöst werden können) bearbeitet.

12.6.1
Wirkungen und Anwendungsgebiete der Aromatherapie-Massage

Die Autorin hat wie viele Aromatherapeuten die Erfahrung gemacht, dass Aromatherapie-Massage die populärste Form einer Behandlung mit ätherischen Ölen darstellt. Es gibt inzwischen einige Erfahrungswerte, wie unterschiedliche Patientengruppen auf Massage und Aromatherapie reagieren. Die meisten fühlen sich besser, was sich wiederum in vielen Fällen günstig auf die Erkrankung auswirkt.

Pflege von Krebspatienten
Viele dieser Patienten leiden unter Müdigkeit und Stress. Diese Symptome bessern sich durch die Aromatherapie. Sie kann auch kurzzeitig Muskel- und Knochenschmerzen lindern und wird häufig in Hospizen angewendet. Sie ist insbesondere angebracht, wenn pro Patient eine Pflegekraft verfügbar ist.

Infektionen
Einige ätherische Öle haben antibakterielle Eigenschaften und man vermutet, dass sie sich auch auf das Immunsystem positiv auswirken. Deshalb besteht besonders in der Behandlung von AIDS-Patienten Interesse an ihrem Gebrauch.

Körperlich und geistig behinderte Kinder
Bei ihnen wird die Aromatherapie wegen ihrer entspannenden, antibakteriellen und

Aromatherapie

(muskel)schmerzlindernden Wirkung angewendet.

Stress- und Angstzustände

Damit diese Patienten ein Gefühl von Entspannung erleben können, werden ätherische Öle sowohl bei der Massage als auch bei der Selbstbehandlung mit Bädern oder Inhalationen eingesetzt.

Schlafstörungen

Die Aromatherapie-Massage kann das Einschlafen erleichtern.

Langzeit-Bettlägerige und Rollstuhlpatienten

Mit Hilfe der Aromatherapie-Massage können Wundwerden und Druckstellen verhindert werden, weil sie die Durchblutung der betroffenen Stellen verbessert (Vickers 1996b).

Schwangerschaft/Geburt/Säuglingspflege

Aromatherapie-Massage hilft bei Schmerzen und Schlafstörungen und vermittelt ein Gefühl tiefer Entspannung. Deshalb eignet sie sich besonders für Frauen, die schwanger sind, Wehen haben oder unter Wochenbettdepression leiden.

In bestimmten Ländern hat die Babymassage eine lange Tradition, und die Massage mit ätherischen Ölen findet auch in den westlichen Ländern immer mehr Anhänger. Sie fördert die Eltern-Kind-Bindung, macht widerstandsfähiger gegenüber Infektionen, verbessert die Gewichtszunahme und unterstützt ganz allgemein die geistige und körperliche Entwicklung.

Ältere Menschen

Aromatherapie-Massage wird in zunehmendem Maße in der Pflege älterer Menschen eingesetzt. In diesem Lebensabschnitt fühlen sich viele Menschen einsam, sind depressiv oder ängstlich. Mit der Aromatherapie-Mas-

sage von Händen, Füßen, Nacken und Schultern kann man versuchen, das Gefühl des Isoliertseins zu durchbrechen und Ruhe und Frieden zu vermitteln. Darüber hinaus hilft sie bei:

- Schmerzen des Bewegungsapparats
- Obstipation
- Dyspepsie
- Schlafstörungen
- wunden Druckstellen.

12.6.2
Anamnese und Voruntersuchung

Aromatherapie ist ein ganzheitlicher Behandlungsansatz, deshalb sollte man sich für das Erstgespräch viel Zeit nehmen, mindestens 25–30 Minuten. Jeder Aromatherapeut wird seinen eigenen Stil entwickeln, doch allen gut qualifizierten unter ihnen ist gemeinsam, dass sie sich vorher um ein möglichst komplettes Bild von den Entstehungsbedingungen der Erkrankung des Patienten bemühen. Dazu gehören Fragen zu seiner Krankengeschichte ebenso wie Fragen zu seinem sozialen und familiären Hintergrund.

Dieses Erstgespräch mit dem Patienten ist eine wichtige Voraussetzung für die nachfolgenden Behandlungen. Denn nur wenn die maßgeblichen physischen und psychischen Faktoren abgeklärt sind, kann die richtige Form der Behandlung gewählt werden. Empfehlenswert sind folgende Vorgehensweisen:

- verbal (Gespräch)
- visuell (Inspektion)
- taktil (Palpation).

Entscheidend für die zukünftige Kommunikation ist die erste Kontaktaufnahme, wenn der Patient wegen eines Termins anruft oder vorbeikommt. Wichtig ist eine entspannte und lockere Atmosphäre und der Patient sollte auf jemanden treffen, der über ein detailliertes Wissen zur Aromatherapie verfügt. Hat sich der Patient dann für die Behandlung entschieden, folgt die Erstuntersuchung.

Der Behandlungsraum sollte warm und ruhig sein und eine friedliche Atmosphäre ausstrahlen. Sobald sich der Patient entkleidet hat, legt er sich auf die Massageliege und wird gut zugedeckt. Der Therapeut setzt sich neben ihn, notiert Name, Adresse und Telefonnummer, auch die des Hausarztes und beginnt dann, ruhig seine Fragen (nach dem unten beschriebenen Muster) zu stellen.

Gespräch

Aus verschiedenen Gründen sollte man sich nicht ausschließlich auf die (verbalen) Äußerungen des Patienten zu verlassen. Denn ein Patient, der zum ersten Mal zur Behandlung kommt, ist unter Umständen schüchtern oder sogar etwas verwirrt und deshalb oft nicht sehr mitteilsam. Möglicherweise hat er auch einfach vergessen, welche Probleme ihn in der Vergangenheit psychisch oder physisch beeinträchtigt haben.

Drei Bereiche sollten unbedingt angesprochen werden:
- medizinische Vorgeschichte
- soziale Beziehungen
- Familienanamnese.

Auch die Konstellation von Ereignissen, die ihn zu der Beratung veranlasst hat, wird einen starken Einfluss auf sein aktuelles Befinden haben. Selbstverständlich ist bei schwerwiegenden gesundheitlichen Störungen die Überweisung zu einem Allgemeinarzt erforderlich, bevor mit der Aromatherapie-Massage begonnen werden darf.

Inspektion

Um den Zustand des Patienten richtig einschätzen zu können, ist eine visuelle Beurteilung (Sichtbefund) unverzichtbar. Häufig wird sie mit der taktilen Untersuchung (Palpation) kombiniert.

Palpation

Die Tastuntersuchung erweitert die Diagnostik und rundet die zuvor gewonnenen Informationen ab. Durch Inspektion und Palpation beurteilt man:
- Rücken
- Gesicht
- Abdominalbereich
- Füße (Reflexe).

Rücken
Der Rücken stellt den Schlüsselbereich für die Beurteilung der gesundheitlichen Verfassung dar. Das liegt daran, dass sich dort – eingebettet in den Wirbelkanal vom Schädel bis zum Steißbein – das zentrale Nervensystem befindet, das sämtliche Vorgänge im Körper steuert. Durch Zwischenwirbellöcher treten die Spinalnerven aus dem Rückenmark und versorgen alle Körperbereiche motorisch und sensorisch. Deshalb ist der Rücken vergleichbar mit einer Landkarte, mit deren Hilfe sich die Funktionen aller anderen Körperbereiche erkunden lassen. Beurteilt werden:
- Ausrichtung der Wirbelsäule
- Hautfarbe
- Gewebebeschaffenheit
- Verspannungen (Bindegewebsmassage)
- Schmerzen
- Rötung bei kreislaufstimulierender Massage.

Aromatherapie

Gesicht
- Hautfarbe
- Gewebebeschaffenheit
- Typ
- Tonus
- Gesichtsausdruck

Bauch
- Schmerzen
- Abwehrspannung

Fußreflexe
- schmerzende Reflexzonen

Weitere Informationen

Persönlichkeitstyp
Zu berücksichtigen ist das Temperament eines Patienten, ob er eher eine Yin- (passiv, antriebslos, geschwächt) oder eine Yang-Persönlichkeit (aktiv, Hochdruck, oft gereizt oder nervös, Anzeichen von Stress) ist. Darauf abgestimmt müssen die Punkte für die Akupressur ausgewählt werden.

Medikamente, Drogen
Wichtig ist zu wissen, ob der Patient regelmäßig Drogen oder Medikamente konsumiert und herauszufinden, ob noch andere Details zur medizinischen Information fehlen.

Vorsichtsmaßnahmen/Kontraindikationen
Um das richtige Öl und die am besten geeignete Massagetechnik wählen zu können, ist nach eventuellen Problembereichen zu fragen.

Allgemeinarzt
Sollte ein medizinisches Problem auftauchen, muss ein Arzt konsultiert und sein schriftliches Einverständnis vor der Behandlung eingeholt werden.

Verläßlichkeit der Angaben
Der Patient sollte unterschreiben, dass seine Angaben wahrheitsgemäß und richtig sind. Erst danach darf die Behandlung erfolgen.

Verantwortung des Patienten
Wichtig ist, dass der Patient schriftlich sein Einverständnis mit der Behandlung erklärt. Damit übernimmt er im juristischen Sinn die Verantwortung für die Aromatherapie.

Ölmischungen und Selbstbehandlung
Nach jeder Sitzung notiert man das Behandlungsdatum, die verwendete Ölmischung und welche Ratschläge für die häusliche Weiterbehandlung erteilt wurden. Wenn sich daran etwas ändert, weil der Patient neue Bedürfnisse hat, muss es ebenfalls aufgeschrieben werden.

Öle
Sobald alle Informationen zusammengetragen sind, kann eine erste Abschätzung erfolgen, welche ätherischen und Trägeröle sich am besten für den Patienten eignen. Normalerweise benötigt ein Therapeut nicht mehr als drei unterschiedliche Öle, um die meisten Probleme, mit denen er konfrontiert wird, behandeln zu können. Daraus wird dann sorgfältig eine individuelle Mischung für den jeweiligen Patienten hergestellt.

Zu klären ist auch, ob für Gesicht und Körper unterschiedliche Mischungen erforderlich sind.

12.6.3
Vorsichtsmaßnahmen und Kontraindikationen

Aromatherapie-Massage ist eine sehr sichere Form der Behandlung, wenn sie von einem kompetenten, gut ausgebildeten Therapeuten durchgeführt wird. Das liegt an dem äußerst geringen Anteil der ätherischen Öle in der Mischung mit Trägerölen (maximal 0,5 – 2 %, das entspricht 3 – 12 Tropfen des ätherischen Öls auf 30 ml Trägeröl).

Eine qualifizierte Durchführung der Aromatherapie-Massage bedeutet daher den kontrollierten Gebrauch ätherischer Öle. Nur grober Missbrauch verursacht Nebenwirkungen! Inzwischen haben einige Öle, die in Aromatherapiebüchern erwähnt werden, so viele (negative) Schlagzeilen gemacht, dass man sie bei bestimmten Krankheitsbildern besser nicht mehr verwenden sollte, da in der Öffentlichkeit die Meinung vorherrscht, mit ihnen „stimme etwas nicht". Das trifft vor allem für Öle zu, die Berichten zufolge in den ersten drei Schwangerschaftsmonaten Nebenwirkungen haben könnten. Gut ausgebildete Aromatherapeuten wissen jedoch, welches Öl sicher und nebenwirkungsfrei angewendet werden kann.

Folgende Nebenwirkungen werden mit bestimmten Ölen in Verbindung gebracht: Toxizität, Irritationen und Sensibilisierung.

Toxizität

Eine andere Bezeichnung dafür ist Vergiftung; die ab einer bestimmten Konzentration gefährlich sein kann, unabhängig davon, ob das Öl über die Haut oder oral verabreicht in den Körper gelangt. Die Toxizität hängt von der Dosis ab – je größer die Menge, desto schwerer die Nebenwirkungen. Bei den geringen Mengen ätherischer Öle in der Mischung mit einem Trägeröl, wie für die Aromathera-

pie-Massage verwendet, treten jedoch keine Nebenwirkungen auf.

Irritation (Reizung)

Abhängig von der Anwendungsform kann es durch ätherische Öle zu einer örtlich begrenzten Entzündung der Haut oder Schleimhaut kommen. Bei Atemwegserkrankungen sollte man ätherische Öle nur mit großer Vorsicht anwenden. Sorgfältig kontrolliert werden müssen dabei die Menge des/der ätherischen Öl(e)s, das Trägermedium und die Dauer der Inhalation.

Sensibilisierung

Einige ätherische Öle können allergische Reaktionen auslösen. Um sie in Gang zu setzen, reichen oft schon kleine Mengen aus. Wenn es durch Sonnenbestrahlung zu einer Hautreaktion auf bestimmte Öle kommt, spricht man von Photosensibilisierung. Dabei läuft eine photochemische Reaktion ab, die eine Pigmentierung verursacht. Einer der bekanntesten Auslöser ist zum Beispiel Bergamottöl.

Nicht nebenwirkungsfreie Öle

Bei bestimmten Ölen besteht die Gefahr, dass sie Nebenwirkungen wie Hautreizung oder -sensibilisierung hervorrufen. Sie können daher nicht bedenkenlos angewendet werden.

Aromatherapie

Nicht zur Therapie geeignete Öle	
Amerikanisches Wintergrün	*Gaultheria procumbens*
Beifuß	*Artemisia vulgaris*
Bittermandel	*Prunus amygdalus var. amara*
Boldo-Blätter	*Peumus boldus*
Eberraute (Zitronenkraut)	*Artemisia abrotanum*
Jaborandi-Blätter	*Pilocarpus microphyllus*
Kalmus	*Acorus calmus*
Kampfer	*Cinnamomum camphora*
Lebensbaum	*Cochlearia armorica*
Poleiminze	*Thuja occidentalis, Thuja plicata*
Meerrettich	*Mentha pulegium*
Rainfarn	*Tanacetum (Chrysanthemem) vulgare*
Raute	*Ruta graveolens*
Sadebaum	*Juniperus sabina*
Sassafras (Fenchelholz)	*Sassafras albidum*
Senf	*Brassica nigra*
Traubenkraut	*Chenopodium ambrosioides var. anthelminticum*
Wermut	*Artemisia absinthium*

Nicht auf der Haut anzuwendende Öle	
Alant	*Inula helenium*
Alpenscharte	*Saussurea lappa*
Bohnenkraut	*Satureja hortensis*
Cassia	*Cinnamomum cassia*
Fenchel (bitter)	*Foeniculum vulgare*
Gewürznelken	*Eugenia caryophyllata*
Oregano (Spanischer)	*Thymus capitatus*
Oregano	*Origanum vulgare*
Zimtrinde	*Cinnamomum zeylancium*
Zwergkiefer	*Pinus pumilio*

Vorsichtsmaßnahmen bei der Verwendung ätherischer Öle

Wenn man ätherische Öle benutzt, müssen ein paar grundlegende Vorsichtsmaßnahmen getroffen werden:

- Innerliche Anwendung nur auf Verschreibung.
- Die meisten ätherischen Öle sind nicht hautschädigend. Wenn die Haut dennoch gereizt wird oder allergisch reagiert, muss die Stelle sofort mit einer milden Seife und Wasser abgewaschen werden.
- Wenn ätherisches Öl ins Auge gerät, kann es brennen. Deshalb destilliertes Wasser zum Spülen bereit halten.
- In den meisten Fällen müssen ätherische Öle in einem geeigneten Medium verdünnt werden (pflanzliches Öl, Wasser, Creme).
- Bei einem Massageöl beträgt die Verdünnung 0,5 – 2 % (3–12 Tropfen pro 30 ml Trägeröl).
- Bei Akne sollte das ätherische Öl nicht mit den Händen aufgetragen werden, damit sich die Infektion nicht ausbreitet. Stattdessen kann man Kompressen oder Zerstäuber benutzen.
- Ätherische Öle, die hautreizend und -rötend wirken (Rubefacientia), dürfen bei trockener, empfindlicher Haut oder erweiterten Äderchen nicht angewendet werden.
- Ätherische Öle sind leicht entzündlich und dürfen deshalb nicht mit Feuer in Berührung kommen.
- Bei Säuglingen und Kleinkindern muss das Massageöl noch stärker verdünnt sein. Wegen ihrer relativ kleinen Körperoberfläche nimmt man üblicherweise nur ein Viertel der Erwachsenendosis und behandelt sie kürzer und seltener.
- Haben sich bei der Erstuntersuchung Anzeichen für ein medizinisches Problem ergeben, sollte (mit Einverständnis des Patienten) ein Allgemeinarzt konsultiert

und nur mit dessen schriftlicher Unbedenklichkeitserklärung die Aromatherapie-Massage begonnen werden. Besonders die Behandlung von Krebspatienten darf nur mit Zustimmung des Arztes erfolgen. Einige Mediziner befürworten diese Therapie, andere lehnen sie selbst dann ab, wenn der Patient weder Chemo-/Radiotherapie noch irgendeine andere Medikation erhält. Auch Epilepsie ist ein Krankheitsbild, bei dem das Öl sehr sorgfältig ausgewählt werden muss.

Bis jetzt ist noch nicht vollständig geklärt, ob es Wechselwirkungen der ätherischen Öle in Kombination mit Massage bei Patienten gibt, die medizinisch (vor allem mit Arzneimitteln) behandelt werden müssen. Deshalb ist es zwingend notwendig, nur im Einvernehmen mit dem betreuenden Arzt vorzugehen.

12.6.4
Ölmischungen und Rezepte

Soll für die Aromatherapie-Massage eine individuell auf den Patienten abgestimmte Mischung hergestellt werden, muss man wissen, dass es zwei Bestandteile gibt:
- ein pflanzliches Trägeröl
- ein ätherisches Öl bzw. im Trägeröl bereits gebundene Öle.

Pflanzliches Trägeröl

Es gibt eine Vielzahl von Trägerölen, die alle unterschiedliche Eigenschaften und Wirkungen haben. Dazu gehören:

Aprikosenöl	ein tief eindringendes Öl für Gesicht und Körper, es enthält Vitamin A.
Avocadoöl	ein tief eindringendes, nährendes Öl, es enthält Vitamin A und C und ist besonders für trockene, reife Haut geeignet.
Jojobaöl	ein sehr nährendes Öl und besonders für trockene, reife Haut zu empfehlen.
Maisöl	hat eine schwerere Konsistenz als Mandelöl; ein nährendes Öl, am besten für Körperbehandlungen.
Mandelöl	ein leichtes Öl für Gesicht und Körper, es macht die Haut glatter und geschmeidiger.
Pfirsichkernöl	hat ähnliche Eigenschaften wie Aprikosenöl.
Safloröl	leicht und nährend, empfehlenswert für Gesicht und Körper.
Sesamöl	hat den Vorteil, das es keine Flecken macht.
Sonnenblumenöl	leicht und nährend, gut für Gesicht und Körper.
Traubenkernöl	ein leichtes Öl, gut für Körper und Gesicht.
Weizenkeimöl	schweres und ziemlich klebriges Öl; es enthält Vitamin E, das ein Ranzigwerden anderer Öle verhindert. Weizenkeimöl ist hautnährend und hilft bei Narben.

Aromatherapie

Ätherische Öle

Theoretisch können Hunderte angewendet werden, doch in der Praxis sollte man sich auf die besser bekannten ätherischen Öle beschränken.

Rezepte für die Mischungen

Aufgrund der Informationen, die man durch das Beratungsgespräch gewonnen hat, wird eine Auswahl getroffen, welche Öle eine geeignete Mischung ergeben. Dabei ist Folgendes zu berücksichtigen:

- Behandelt werden nur die Probleme, die der Aromatherapie zugänglich sind.
- Der Patient sollte durch ein Riechprobe entscheiden, ob ihm die vom Aromatherapeuten vorgeschlagenen Öle zusagen.

Grundrezept

In einer Trägerölmischung können bis zu fünf ätherische Öle enthalten sein, gewöhnlich sind es drei. Damit lässt sich ein breites Spektrum von Indikationen abdecken, während gleichzeitig die Besonderheiten der einzelnen Essenzen gewahrt bleiben und nicht überlagert werden. Das Mischungsverhältnis beträgt üblicherweise 0,5 – 2 % ätherische(s) Öl(e) (3 – 12 Tropfen insgesamt auf 30 ml des Trägeröls). Die niedrigere Tropfenzahl gilt für stark duftende Öle, die höhere Zahl für zarte Düfte.

Jedes ätherische Öl hat mehrere therapeutische Eigenschaften. Für die Zusammenstellung einer Spezialmischung ist es ratsam, zunächst die Problembereiche aufzulisten, die behandelt werden sollen, und dann jedem Bereich die in Frage kommenden Öle zuzuordnen. Oft stellt sich dabei heraus, dass es einige Öle gibt, die für alle aufgelisteten Probleme geeignet sind. Sie werden ausgewählt und versprechen durch ihre Kombination den größten Nutzen, vorausgesetzt, sie

lassen sich gut mischen und ihr Duft gefällt dem Patienten. Eine andere Möglichkeit besteht darin, sich auf ein einzelnes Öl zu beschränken, das gegen alle Probleme hilft.

Die Mischung muss sehr sorgfältig tropfenweise hergestellt werden. Zartere Düfte wie Rose dürfen z. B. nicht von zu viel Eukalyptus „erdrückt" werden. Wenn man eine Basisnote wie Patchouli ergänzt, wird die Mischung prägnanter. Natürlich können alle ätherischen Öle beliebig kombiniert werden, doch es gibt einige, die besser zueinander passen. Mit etwas Zeit und Übung lässt sich herausfinden, welche Mischungen eine besonders harmonische Duftnote ergeben.

Man sollte nicht vergessen, dass sich die Bedürfnisse des Patienten im Verlauf der Behandlungen ändern können und dass unter Umständen eine Neuanpassung der Mischung erforderlich wird.

12.7
Vorbereitung des Patienten

- Der Patient liegt auf dem Rücken, warm, bequem und gut zugedeckt.
- Ein Stirnband schützt die Haare vor Cremes und Ölen.
- Gesicht und Hals werden mit Kräuterprodukten gründlich gereinigt.
- Das Aromaöl wird mit streichenden Bewegungen eine Minute lang leicht in das Gesicht einmassiert.
- Der Patient legt sich danach auf den Bauch und stützt den Kopf mit den Händen oder durch eine Handtuchrolle.

12.8
Vorgehen bei der Aromatherapie-Massage

Wie schon erwähnt, werden von den in diesem Buch beschriebenen Techniken vor allem die Streichungen und Knetungen bei der Aromatherapie-Massage angewendet. Zusätzlich kommen Techniken wie Lymphdrainage, neuromuskuläre Massage und Akupressur in Frage.

Zuerst werden Rücken und Rückseite der Beine behandelt. Nachdem sich der Patient auf den Rücken gedreht hat, fährt man fort in der Reihenfolge Vorderseite der Beine – Arme – Bauch und zum Schluss Kopfhaut, Hals, Gesicht und Schultern. Es sei nochmals betont, dass sich die Massagetechnik, das Behandlungsgebiet und die Vorsichtsmaßnahmen an den speziellen Erfordernissen des Patienten orientieren müssen.

12.9
Zusammenfassung

Bei vielen Krankheitsbildern kann die Aromatherapie-Massage eine nebenwirkungsfreie, hilfreiche und wirkungsvolle Behandlungsform sein, wenn sie von einer qualifizierten Fachkraft durchgeführt wird. Deshalb spielt sie im Gesundheitsbereich weltweit eine zunehmend größere Rolle. Es ist zu begrüßen, dass – wie sich zeigt – Vertreter der Schulmedizin und der komplementären Heilverfahren doch im Interesse der Patienten harmonisch zusammenarbeiten können.

Literatur

Berger, H., Jarosch, E. & Madreiter, W. (1978): Effects of Vaporub and petrolatum on frequency and amplitude of breathing in children with acute bronchitis. Journal of International Medical Research, 6, 483–486.

Buchbauer, G., Jirovitz, L., Jager, W. et al. (1993): Fragrance compounds and essential oils with sedative effects upon inhalation. Journal of Pharmacological Science, 82(6), 660–664.

Brun, K. (1952): Les essences vegetales en tant qu'agent de penetration tissulaire. These Pharmacie, Strasbourg.

Cavel, L. (1918): Sur la valeur antiseptique de quelques huiles essentielles. Comptes Rendus (Academie des Sciences), 166, 827.

Eysenck, H. (1988): Personality, stress and cancer protection and prophylaxis. British Journal of Medical and Psychological Science, 61, 57–75.

Falk-Filipsson, A. (1993): D-limonene exposure to humans by inhalation: uptake, distribution, elimination and effects on the pulmonary system. Journal of Toxicology and Environmental Health, 38, 77–88.

Genders, R. (1972): A History of Scent, pp. 20 and 126. Hamish Hamilton, London.

Kovar, K.A., Gropper, B., Freiss, D. & Ammon, H.P. (1987): Bloodlevels of 1.8 cineole and locomotor activity of mice, after inhalation and oral administration of rosemary oil. Planta Medica, 53(4), 315–318.

Reynolds, P., Boyd, P.T., Blacklow, R.S. et al. (1994): The relationship between social ties and survival among black and white breast cancer patients. National Cancer Institute Black/White Cancer Survival Study Group. Cancer Epidemiology, Biomarkers, Prevention, 3(3), 253–259.

Saller, R., Beschorner, M., Hellenbrecht, D. & Buhring, M. (1990): Dose dependency of symptomatic relief of complaints by chamomile steam inhalation in patients with common cold. European Journal of Pharmacology, 183, 728–729.

Schwartz, D. & Natyncuk, S. (eds.) (1990): Chemical Signals in Vertebrates. Oxford University Press, Oxford.

van Toller, S. & Dodd, G.H. (1988): Perfumery, the Psychology and Biology of Fragrance, p. 29. Chapman & Hall, London and New York.

Valnet, Jean (1980): The Practise of Aromatherapy, pp. 28, 33, 34. C.W. Daniel, Saffron Walden.

Vickers, A. (1996a): Massage and Aromatherapy – a Guide for Health Professionals, p. 33 (contribution by van Toller). Chapman & Hall, London and New York.

Vickers, A. (1996b): Massage and Aromatherapy – a Guide for Health Professionals, pp. 174–176. Chapman & Hall, London and New York.

Williams, D. (1989): Lecture Notes on Essential Oils, 19(31), 45. Eve Taylor, London.

Aromatherapie

13 Massage bei speziellen Beschwerden und Krankheitsbildern

13.1 Massage mit Gleitmitteln, z. B. bei Hauterkrankungen

13.1.1 Vorbereitungen

Vorbereitung des Patienten

Damit die Behandlung für den Patienten angenehm ist, sollte der zu massierende Körperteil gut abgestützt werden. Man breitet darunter eine wasserdichte Unterlage als Schutz aus und bedeckt sie mit einem waschbaren oder einem Einwegtuch. Anschließend wird der betroffene Bereich entkleidet.

Vorbereitung des Tabletts

Das Tablett sollte an einem geeigneten Platz stehen, gut erreichbar sein und die benötigten Utensilien enthalten.

Bei Verwendung von Lanolin
- Lanolin oder Lanolincreme
- Wattetupfer
- Abwurfbehälter für gebrauchte Tupfer

Bei Verwendung von Öl
- Öl
- kleine Schale oder anderes Gefäß
- Wattetupfer
- Abwurfbehälter für gebrauchte Tupfer

Bei Verwendung von Seife und Öl
- Öl
- kleine Schale oder anderes Gefäß
- Wattetupfer
- Schale mit nicht reizender Seife
- Schüssel mit heißem Wasser (Verträglichkeit mit Handinnenfläche kontrollieren)
- Abwurfbehälter für gebrauchte Tupfer
- Handtuch

Vorbereitung des Therapeuten

Ringe und Armbanduhr werden abgelegt. Die Nägel müssen kurz geschnitten sein. Man sollte möglichst im Sitzen arbeiten, das ist entspannter und gestattet auch, längere Behandlungen ohne übermäßige Anstrengung durchzuführen.

13.1.2 Behandlung

Bei Verwendung von Öl, Lanolin oder Eucerinsalbe

Man öffnet den Behälter und lässt ihn unverschlossen stehen, vom Öl wird ein wenig in eine kleine Schale gegossen.

Zunächst begutachtet man den zu behandelnden Bereich und trägt dann das Gleitmittel mit Daumen oder Fingerspitzen erst am Rand, später im Zentrum des entsprechenden Bereichs auf. Unterarme oder Ellbogen sollten nach Möglichkeit in der Nähe des Behandlungsgebiets abgestützt werden.

Auch die Massage selbst erfolgt von den Rändern zur Mitte des Bereichs.

Falls das Gleitmittel in die Haut einzieht, nimmt man etwas nach, aber nicht zu viel. Der Bereich darf auf keinen Fall völlig durchtränkt oder überschwemmt werden.

Am Schluss

- belässt man die Reste des Gleicmittels auf der Haut
- oder wischt sie sanft mit Wattetupfern ab, und zwar vom Zentrum zu den Rändern.

Bei Verwendung von Seife und Öl

Zunächst wird etwas Öl in eine kleine Schale gegossen. Dann taucht man die Hände *nur mit den Innenflächen* und nur so oberflächlich in die Schüssel mit heißem Wasser, dass die Handrücken trocken bleiben. Im vorderen Bereich werden sie danach gut mit Seife eingeschäumt. Man gibt in die eine Hand etwa 5 ml Öl (entspricht einem Teelöffel) und reibt die Hände aneinander, damit sich das Öl im Schaum verteilt.

Dieser Ölschaum wird dann auf dem Behandlungsgebiet verteilt. Wenn er nicht reicht, muss die Vorgehnesweise wiederholt werden. Doch normalerweise macht man eher die Erfahrung, dass der Schaum ziemlich ergiebig ist. Anschließend beginnt man, das ganze Gebiet ein- oder beidhändig mit Streichungen oder Knetungen zu behandeln. Das dient dazu, den Schaum zu verteilen und Hautschuppen zu lösen, ohne schon besonders tief zu arbeiten. Die abgelösten Hautschuppen werden sofort mit Watte weggewischt.

Wenn der Schaum eintrocknet oder verschwindet, kann man versuchen, ihn durch Anfeuchten der Hände nachzuproduzieren, sonst muss die oben beschriebene Vorgehensweise wiederholt werden.

Am Ende der Behandlung wird das gesamte Gebiet

- entweder mit Tupfern gereinigt (Extremitäten von proximal nach distal, kleinere Stellen vom Zentrum zur Peripherie), dabei bleibt ein dünner Ölfilm zurück
- oder abgewaschen. Dabei zuerst die eigenen Hände reinigen, dann das Behandlungsgebiet mit (nichtöligem) Seifenschaum einreiben, mit Wasser spülen und wie oben beschrieben abwischen, notfalls auch abtrocknen.

13.2 Massage bei Gesichtslähmung

Gelähmte Mimikmuskeln können mit Techniken wie Effleurage, Knetung, Zupfen, Hacken und Klopfen auf der betroffenen Gesichtshälfte behandelt werden. Die gesunde Gesichtshälfte deckt man mit einem Tuch oder einer Gazeschicht ab und stützt sie mit der freien Hand, indem der kleine Finger auf dem Kinn liegt, der Ringfinger auf der Oberlippe, Mittel- und Zeigefinger auf den Wangen und der Daumen auf der Stirn. Dabei wird ein leichter, nach unten und zur Mittellinie des Gesichts gerichteter Druck ausgeübt und auch während der Massage der gelähmten Gesichtshälfte aufrecht erhalten.

Augenschließen als zusätzlicher Handgriff

Mit sanftem Druck eines Fingerendglieds, das längs auf dem oberen Lid liegt, wird das Auge mehrmals hintereinander geschlossen und wieder geöffnet. Das trägt zur Befeuchtung des Augapfels bei. Der Patient kann diesen Handgriff auch selbst anwenden.

13.3 Massage bei Narben, nach Verbrennungen und plastischen Operationen

Egal ob primäre Narben nach Verletzungen oder sekundäre Narben durch die Wundnähte nach Eingriffen oder Transplantationen, haben alle Narben die Tendenz, um fast ein Drittel ihrer Länge zu schrumpfen. Bei Hautverletzungen jedweder Ursache können sich auch Ödeme bilden, so dass sie nur schlecht heilen und verhärtet sind. Fatal ist die Ödembildung nach einer Hauttransplantation, denn dadurch hebt sich das Transplantat ab und wächst nicht an.

Im besten Fall sind Narbenschrumpfungen nur lästig, im schlimmsten Fall sind sie grob entstellend und schwer funktionseinschränkend.

Neben anderen Maßnahmen können geeignete Massagetechniken dazu beitragen, die Narbenschrumpfung zu verhindern und die Resorption eines Ödems zu unterstützen. Der günstigste Moment mit einer Massagebehandlung zu beginnen, hängt davon ab, wie der Heilungsprozess nach Verletzung/Wundnaht, Verbrennung oder plastisch-chirurgischen Eingriffen fortschreitet, ob weitere Läsionen vorliegen und von der Notwendigkeit, die oben genannten Komplikationen zu verhindern. Bei einer übereifrig und zu früh durchgeführten Massage besteht die Gefahr der Keloidbildung (hypertrophisches Narbengewebe) – besonders bei Brandopfern.

Normalerweise arbeitet man mit Massagemitteln, die die Haut befeuchten und gleitfähiger machen, damit keine Reibung auftritt und schmerzhafte Handgriffe besser toleriert werden. (unterschiedliche Mittel und Anwendungsarten s.o. „Massage mit Gleitmitteln"). Bereiche, die noch nicht vollständig verheilt sind, müssen mit größter Sorgfalt behandelt werden, damit kein Öl in die Wunde kommt, weil diese sich sonst infizieren könnte. Deshalb darf nur mit sterilen und täglich bzw. zu jeder Behandlung erneuerten Mitteln und nur bis an die Wundränder heran massiert werden.

Gewählt wird die Massagetechnik, die für den aktuellen Zustand am besten geeignet ist. So müssen beispielsweise bei einem frischen oder chronischen Ödem die Venen- und Lymphgefäße proximal der Wunde ausgestrichen werden (Technik s.u. Kap. 13.5). Das Ödemgebiet selbst kann man mit Fingerspitzenvibrationen, Effleurage (von den Rändern aus und allmählich tiefer in den zentraleren Bereichen) und anschließender Daumen- oder Fingerknetung im Wechsel mit Effleurage behandeln, bis die Schwellung weicher und die Berührung für den Patienten erträglicher wird.

Dann geht man dazu über, mit der Handfläche Druck auf ein größeres Gebiet anzuwenden (Abb. 13.1). Der zentrale (nicht verheilte) Bereich kann vorher mit einem sterilen Verband abgedeckt und sanft geknetet werden. Mit möglichst gleichmäßigem Druck von oben versucht man das vernarbte und geschwollene Gebiet zusammenzudrücken und zu bewegen. Eventuell gelingt eine rol-

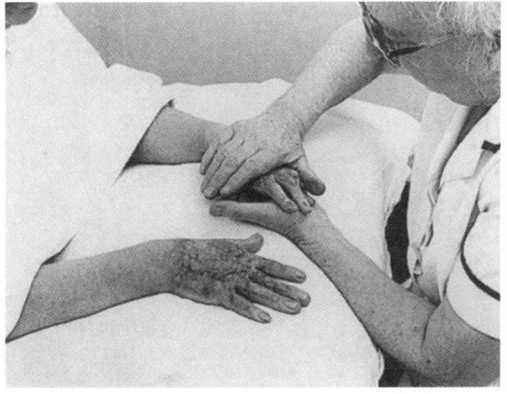

Abb. 13.1 Eine nach Verbrennung hauttransplantierte Hand wird auf dem Handrücken mit Handflächenknetung und Kompressionsdruck behandelt.

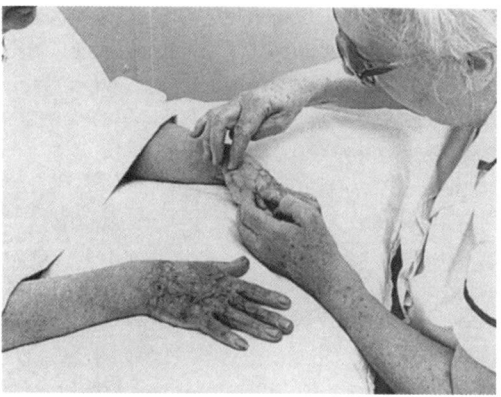

Abb. 13.2 Fingerknetung an den Rändern einer brandverletzten Hand

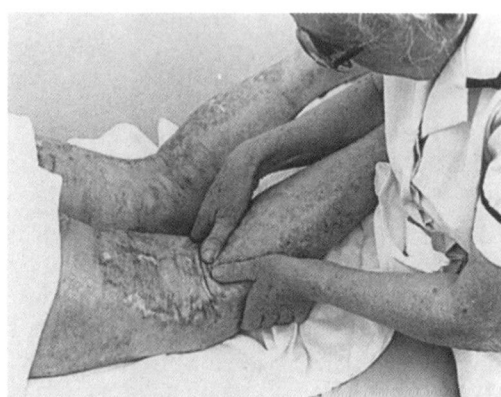

Abb. 13.4 Daumenknetung des zentralen und beweglicheren Bereichs einer Verbrennungsnarbe in der Kniekehle

lende Bewegung mit beiden Händen (s. Abb. 2.25). Zum Schluss folgt eine Effleurage mit Strichen von distal um die Narbe herum bis zu den proximalen Lymphknoten. Nach Möglichkeit wird auch die Narbe mit einbezogen, dabei kann es nötig sein, diese mit nur leichteren Griffen zu behandeln.

Ist eine Narbe weniger geschwollen aber stattdessen stärker eingezogen oder geschrumpft, wird zunächst eine Effleurage ihrer Randbereiche durchgeführt und allmählich vertieft. Daran schließt sich eine Daumen- und Fingerspitzenknetung des gleichen Gebiets an

(Abb. 13.2 bis 13.4). Danach wird auch die Narbe selbst mit kleinen Bewegungen geknetet, bis sie sich wärmer anfühlt und/oder gerötet ist. Mit wachsender Schmerztoleranz des Patient kann das anfangs noch langsame Tempo gesteigert werden.

Es schließen sich dehnende Handgriffe an. Dies können mit größerer Tiefe und leicht vergrößertem Radius durchgeführte Knetungen mit Finger- oder Daumenspitzen oder auch dehnende Streichungen sein (Abb. 13.5). Dabei massiert man entlang der Narbe und geht allmählich dazu über, mit der Seite

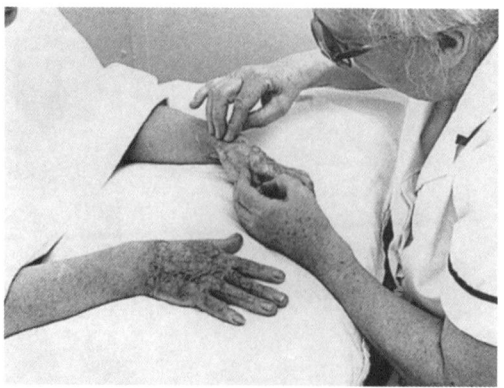

Abb. 13.3 Verstärkung und Vertiefung der Fingerknetung

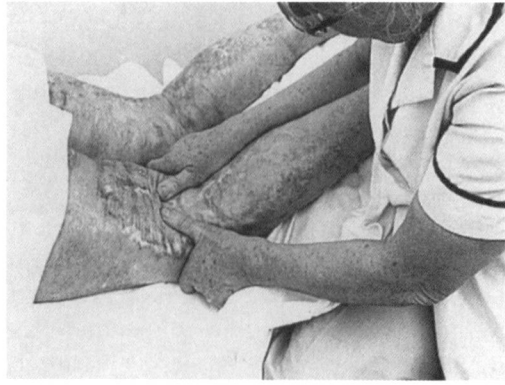

Abb. 13.5 Streichmassage des zentralen Narbenbereichs. Die Falte an der Daumenspitze ist ein Zeichen für eine gewisse Hautverschieblichkeit.

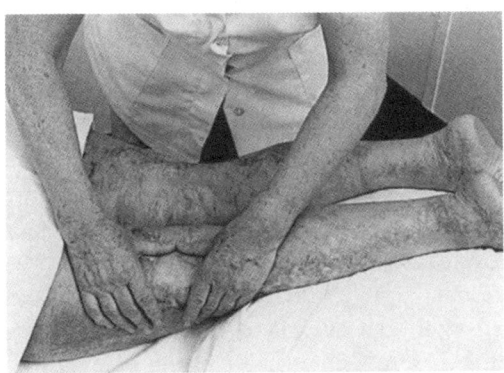

Abb. 13.6 Seitlich schaukelnde Bewegung des Narbengebiets

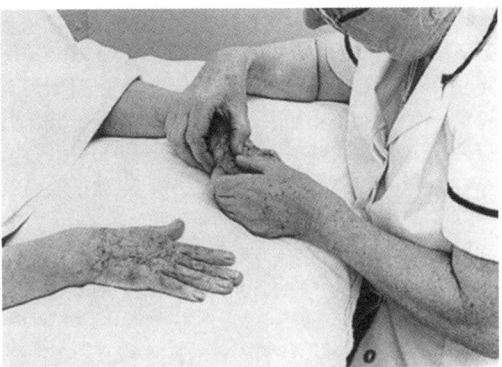

Abb. 13.8 Walkende Bewegungen an den Handkanten lockern Hautverwachsungen.

des Daumens oder Fingers die Narbe hochzuschieben.

Zwischengeschaltet werden rollende Bewegungen der ganzen Narbe in Längsrichtung (Abb. 13.6) mit einer oder beiden Händen, danach probiert man kleine walkende Bewegungen aus (Abb. 13.7 und 13.8). Besondere Aufmerksamkeit ist schlecht verheilenden Schwachstellen zu widmen. Sie werden lokal mit Hautwalken und „Haut schaukelnden" Bewegungen behandelt. Den Abschluss bildet dann eine großflächige Effleurage um die Narbe herum sowie distal von ihr, bis hinauf zu den proximalen Lymphknoten.

In einigen Fällen kann es vorteilhafter sein, den distalen Teil einer Extremität mit einer Hand zu halten. Sobald das Gewebe dann wärmer und weicher geworden ist, kann man mit der stützenden Hand vorsichtige, sanfte Dehnungen vornehmen (Abb. 13.8 und 13.9). Sie sollten aber fast unmerklich und auf keinen Fall unangenehm für den Patienten sein.

Wie in Kapitel 2.2 betont, sollten die Bewegungen der Hände volle Kreise durchführen. Bei der dehnenden Knetung von Narben wird jedoch gezielt eine Birnenform angestrebt, wobei an der Spitze der Birne die Dehnung des Gewebes am größten ist.

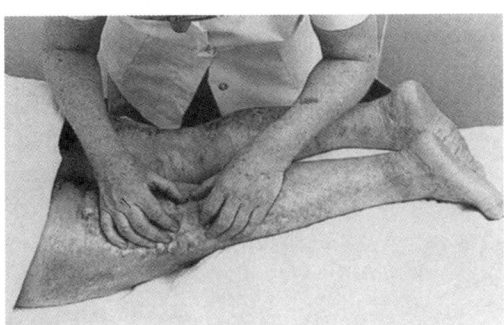

Abb. 13.7 Ein kleinerer Narbenbereich in der Kniekehle kann zwischen Daumen- und Fingerspitzen gewalkt werden.

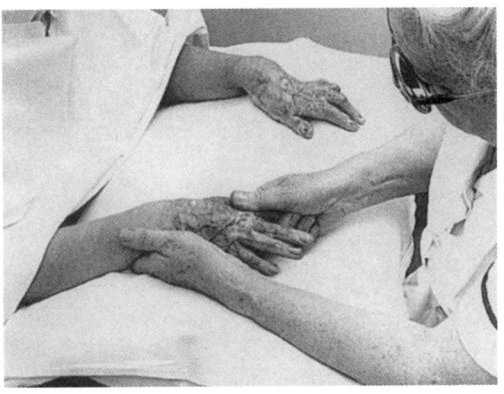

Abb. 13.9 Knetung der einzelnen Finger. Durch leichten Zug an den Fingerspitzen bleiben sie gestreckt.

Krankheitsbilder

Zum Schluss kann man überschüssiges Öl abwischen oder aber belassen, um die Haut geschmeidiger zu machen. Der Patient sollte lernen, mit ein paar ausgewählten Handgriffen seine Narbe auch selbst zu massieren.

13.4
Massage bei Hämatomen

Man kann versuchen, durch Massage die Schmerzen zu lindern. Häufig kommt es in diesen Gebieten zu einer lokalen Verspannung, bei der es sich um einen Schutzreflex gegen Bewegungen handelt. Doch mit immer stärkerer Schonhaltung greifen auch die Verspannungen auf angrenzende Bereiche über. Sie beeinträchtigen die Drainage und verursachen so lokale Stauungen. Die Anhäufung von Stoffwechselprodukten verschlimmert die Störung und somit nehmen auch die Beschwerden zu.

Blutergüsse oder Hämatome sind Verletzungsfolgen. Sie können sowohl an der Verletzungsstelle selbst als auch in angrenzenden oder entfernteren Bereichen auftreten, wenn das ausgetretene Blut sich verteilt. Diese Unterscheidung ist wichtig für die Behandlung. Ein lokales Hämatom darf bis zu vier Tagen nach der Verletzung nicht massiert werden, damit sich die beschädigten kleinen Blutgefäße erholen können. Dagegen kann ein Bluterguss mit einer Schwellung und blauen Flecken an einer entfernteren Stelle einhergehen; dieses Ödem sollte frühzeitig behandelt werden, bevor es sich verfestigt. Allerdings darf dabei kein Zug oder Druck auf die Verletzungsstelle ausgeübt werden.

Auch ein lokaler Bluterguss kann sehr schmerzhaft sein und sollte in ähnlicher Weise wie die im ersten Absatz erwähnten schmerzenden Stellen folgendermaßen behandelt werden:

Man beginnt proximal der Verletzung und massiert zunächst die Strukturen in diesem Bereich mit Effleurage, Kneten und eventuell auch abhebendem Kneten. Dann nähert man sich dem betroffenen Gebiet von allen Seiten, ohne es schon zu berühren. Dabei führt man anfänglich eine Finger-, Daumen- oder Handflächenknetung auf der Stelle (stationär) durch und schließt dann mit dem gleichen Teil der Hand kleine Streichungen aus diesem Gebiet in Richtung eines proximaleren, unverletzten Bereichs an. Wenn der Patient das gut verträgt, kann die gleiche Technik zunehmend kräftiger angewendet werden, zuerst an den Rändern, dann auch in mittig gelegenen Bereichen. Wenn die Stelle jedoch sehr gespannt ist und schmerzt, wird die Hand möglichst großflächig aufgelegt und eine Vibrationsmassage durchgeführt. Die Vibrationen werden so lange fortgesetzt, bis die Stelle weicher wird und eine vorsichtige Finger- oder Daumenknetung ausgehend von den Rändern zur Mitte möglich erscheint.

Auch das sanfte Rollen des Bereichs kann sich als nützlich erweisen. Diese Technik eignet sich besonders für Stellen mit Bluterguss und lokaler Schwellung. Dabei umgreift man mit der Hand den gesamten Bereich und versucht das Gewebe vorsichtig seitlich zu verschieben. Das darf am Anfang nicht zu kräftig und zu tief erfolgen, kann jedoch allmählich verstärkt werden (s. Abb. 13.6).

Die rollenden Bewegungen sollten sich mit kürzeren Effleuragegriffen und weiteren Knetungen an den Rändern des betroffenen Gebiets abwechseln, bis das Gewebe weicher wird und Spannungsgefühl sowie Schmerzen nachlassen. Weiterbestehende Verdickungen können ganz vorsichtig mit kreisförmigen Friktionen behandelt werden. Auch hierbei beginnt man an den Rändern und arbeitet sich unter zunehmender Tiefe zur Mitte vor. Zwischengeschaltet werden Effleuragegriffe in Richtung der nächst gelegenen Lymphknoten.

13.5
Massage bei Ödemen

Es gibt zwei Arten von Ödemen: die einen sind weicher, verschieblicher und in der Regel noch frisch, die anderen haben sich verfestigt, sind verhärtet und in der Regel schon länger vorhanden. Zwischen diesen beiden Extremen sind sämtliche Zwischenformen möglich. Je frühzeitiger ein Ödem behandelt wird, desto besser ist vermutlich das Ergebnis (Boyce 1996).

Vor der Massage wird beengende Kleidung in der Nähe des Ödems ausgezogen, um die Drainage zu erleichtern, und der ödematöse Bereich eine Zeit lang (üblicherweise etwa eine Stunde) hochgelagert.

Bei einer Extremität sollte die Hochlagerung in einem Winkel von 45 Grad zur Horizontalen erfolgen. Allerdings dürfen nicht gleichzeitig auch Kopf und Oberkörper erhöht sein, weil sich sonst der Winkel vergrößert. Daher liegt der Patient möglichst flach, nur mit einem Kissen unter dem Kopf. Die distalen Abschnitte der zu behandelnden Extremität werden höher gelagert als die proximalen, um die Drainage zur Körpermitte zu den zunehmend größeren Venen und Lymphgefäßen zu unterstützen (s. Abb. 5.1).

Auch der Patient kann dazu beitragen, die Drainage zu verbessern, indem er beim Hochlagern und während der Massage tief ein- und ausatmet. Durch tiefe Atemzüge vergrößert sich der Unterdruck im Mediastinalbereich und durch die so entstehende Sogwirkung fließen Lymphe und Venenblut (bei höherem Druck in ihrer Umgebung) zum zentraleren Gebiet mit dem niedrigeren Druck.

Einige Massagetechniken lassen sich auch mit gezielten aktiven Kontraktionsübungen der behandelten Muskeln kombinieren. Entsprechende Übungen sollten dem Patient am Ende einer Massagesitzung gezeigt werden. Die Betonung liegt dabei auf langsamen und gehaltenen Kontraktionen und Loslassen sowie regelmäßigen, mehrmals täglichen Wiederholungen.

Bevor der Patient aufsteht sollten Stützstrümpfe angezogen werden.

Bei einer Abflusstörung sind die Lymphknoten nicht mehr funktionstüchtig und es entsteht ein Rückstau. Der normalerweise durch die Klappen unidirektional gerichtete Lymphstrom kann jedoch durch pumpende Massagegriffe vorangetrieben werden.

Proximal des Ödems werden alle Massagetechniken angewendet, die die Drainage unterstützen und für eine freie Passage der angestauten Flüssigkeit sorgen. Erleichtert wird der Lymphabfluss auch, wenn man zunächst die Lymphbahnen im Stammbereich freimacht (Casley-Smith 1994). Dabei wird zuerst das vom Ödem am weitesten entfernte Gebiet bearbeitet und in die Lymphknoten der gegenüberliegenden Seite drainiert.

Bei einer Schwellung des linken Arms wird also zunächst der rechte Oberkörperbereich behandelt (Gillam 1994). Danach folgt der linke Oberkörperbereich, wo die Lymphe horizontal zur rechten Achsel hin abfließt. Anschließend wird der linke Oberarm abschnittsweise massiert (Abb. 13.10). Bei einem Beinödem wird entsprechend zuerst der Stammbereich unterhalb der Achselhöhle der Gegenseite, dann der gleichen Seite ausgestrichen. Es folgen zunehmend distalere Körperpartien, bis zuletzt das betroffene Bein behandelt wird (Abb. 13.11).

Massiert werden sowohl die Lymphgefäße als auch die Lymphknoten, bei denen eine ortsständige Knetung angewendet wird. Die Behandlung muss sehr behutsam erfolgen, damit es nicht zu weiterer Schädigungen kommt. Das gilt besonders für frische und/oder weiche Ödeme. Geeignet sind Massagegriffe, die – fest und unidirektional – im Bereich des Stamms mehr in die Tiefe gehen. Jede Arbeitslinie sollte die vorhergehende Linie zum Teil überlappen. An den Lymphknoten wird dann jeweils eine Fingerspitzenknetung eingefügt.

Effleurage, langsames und tiefes Kneten mit zusätzlichem Druck und langsam komprimierendes abhebendes Kneten kommen als Techniken in Frage. Sie werden ausgehend von den proximalsten Lymphknoten (Leisten- oder Achselregion) bis zu dem Gebiet angewendet, in dem das Ödem entstanden ist. Jede Effleurage-Streichung sollte von einer tiefen Einatmung begleitet sein. Dabei fällt das Maximum der Inspiration zusam-

men mit dem Zeitpunkt, an dem die Hände die Lymphknotengruppe erreichen, in die drainiert werden soll.

Bei der Behandlung einzelner Arten von Ödemen gibt es zwar Unterschiede, das Grundmuster ist aber für alle gleich: Es werden nur etwa handbreite Abschnitte behandelt. Doch in dem Maße, wie das Ödem weicher und beweglicher wird, werden immer mehr Abschnitte konstant ausgestrichen und in die Effleurage-Streichungen zu den proximalsten Gebieten einbezogen.

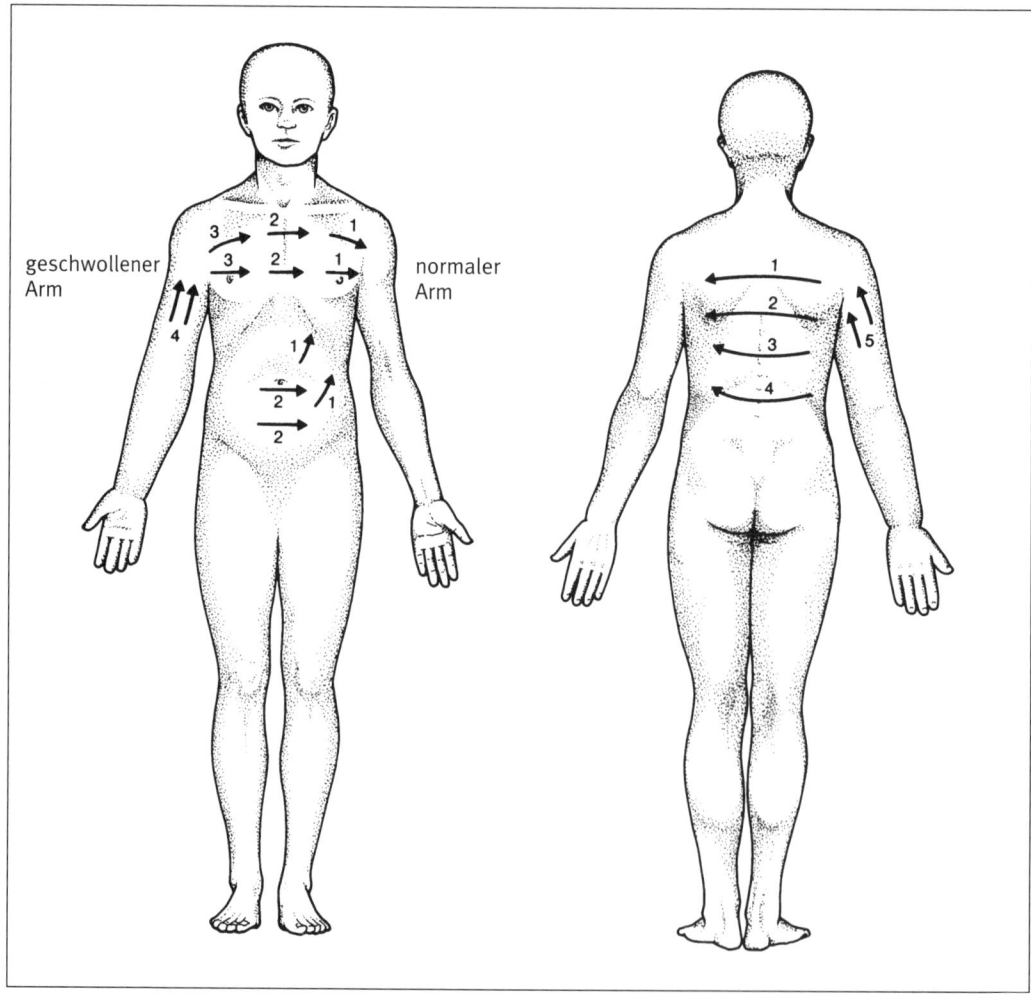

Abb. 13.10 Lymphdrainage des geschwollenen rechten Arms: Reihenfolge der Arbeitslinien

Die nähere Umgebung des Ödems sollte man sich als ein röhrenartiges Gebilde mit vier Flächen vorstellen, die immer zu zweit behandelt werden: Zuerst Seitenfläche **eins** mit Gegendruck auf der gegenüber liegenden Seitenfläche **drei**, danach Seitenfläche **drei** mit Gegendruck auf Seitenfläche **eins**. Bei den Seitenflächen **zwei** und **vier** wird genauso verfahren. Dann geht man zu einer tieferen oder stärker mobilisierenden Technik über. Alle Massagegriffe, bei denen Gewebe seitlich verschoben wird, dürfen am Anfang nur sehr langsam durchgeführt werden.

Für **weiche** Ödeme sind folgende Techniken zu empfehlen:
- Vibrationen, die zunächst einhändig und mit Gegendruck auf der gegenüber liegenden Seite und danach mit beiden Händen auf zwei sich gegenüber liegenden Seiten durchgeführt werden.
- Sobald das Gewebe weniger gespannt ist, werden ganz kleine, auf der Stelle kreisende Einhandknetungen durchgeführt, zuerst auf der einen, dann auf der gegenüber liegenden Seite und schließlich auf beiden Seiten gleichzeitig. Mit zunehmend besse-

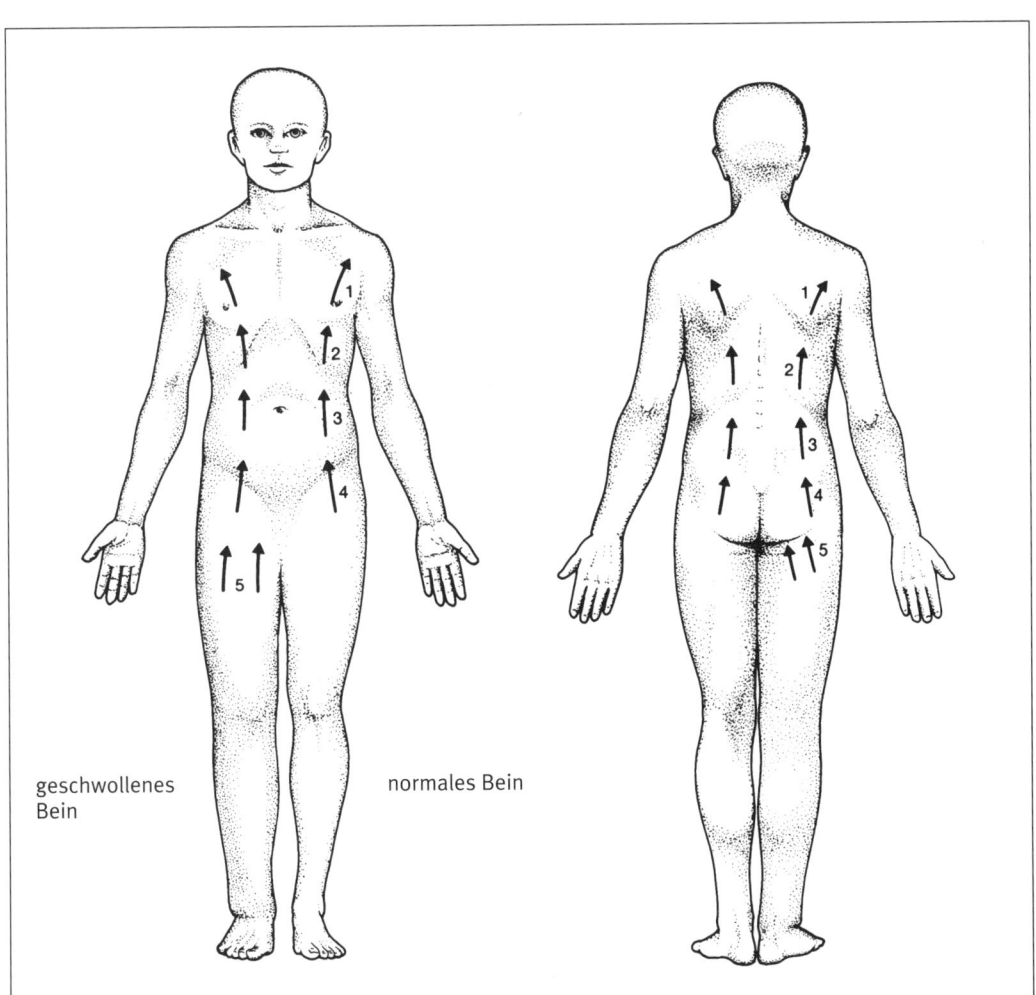

geschwollenes Bein

normales Bein

Abb. 13.11 Lymphdrainage des geschwollenen rechten Beins: Reihenfolge der Arbeitslinien

rer Verschieblichkeit des Gewebes können dann größere Kreise beschrieben werden. Zwischendurch wird immer wieder eine Effleurage vorgenommen.

- Bei einem Ödem in tieferen Gewebeschichten kann man auch eine zusammenschiebende Knetung durchführen. Dazu legt man die Hände mit gleichmäßigem, großflächigem Hautkontakt auf gegenüber liegende Seiten der betroffenen Extremität, die Zeigefinger etwas weiter proximal. Unter Einbeziehung der Finger in der Reihenfolge kleiner, Ring-, Mittel- und Zeigefinger und der angrenzenden Handfläche wird zunehmend stärker gedrückt. So vergrößert sich der zusammengepresste Bereich, bis schließlich mit der ganzen Hand Druck ausgeübt und die Flüssigkeit von der Hand vorwärts geschoben wird. Es folgt erneut ein Effleurage.
- Weiterhin unter der Vorstellung, ein vierflächiges Gebilde zu bearbeiten, wird auf allen vier Seiten der Extremität eine ortsständige Zweihandknetung mit zunehmender Tiefe und steigendem Bewegungsumfang durchgeführt.
- Danach bewegt man sich zum nächsten handbreiten Bereich nach unten, wiederholt auch dort alle Handgriffe und arbeitet sich so über das ganze Ödemgebiet voran.

13.5.1
Knöchel- und Fußbereich

Obwohl ein Ödem die Konturen rundet, ist dieser Bereich, in dem nur die Sohle muskulös ist, heikel und stellt aufgrund seiner Umrisse besondere Anforderungen an die Führung der Hände.

Zwar werden die beschriebenen Handgriffe in derselben Weise und gleicher Reihenfolge angewendet, doch kann die eine Hand das Sprunggelenk seitlich und vorn umgreifen,

während man mit der anderen Hand den äußeren und inneren Bereich des Achillessehnenansatzes an der Ferse behandelt. Weil dabei Daumen und Daumenballen auf der einen Seite der Achillessehne und die beiden Endglieder aller vier Finger auf der anderen arbeiten, wird deutlich, dass sich die Vorgehensweise am Fuß eher an einem dreieckigen Muster orientiert. Zusätzlich können in geeigneten Bereichen auch die gestreckten Finger und die Handflächen hinzugezogen werden.

Am Fuß übt man ständig Gegendruck auf die Sohle aus, um auf diese Weise den gleichen Effekt wie beim Gehen zu erzielen, wo der Druck des eigenen Gewichts eine Wasseransammlung unter dem Fuß verhindert. Danach kann sich die Behandlung auf den Fußrücken und die Zehen konzentrieren.

13.5.2
Handgelenk- und Handbereich

Dieser Bereich ist selbst im geschwollenen Zustand relativ begrenzt und setzt daher die Fähigkeit voraus, mit beiden Händen in unterschiedlichen Richtungen arbeiten zu können. So kann z. B. die eine Hand des Therapeuten vertikal oben auf der Patientenhand liegen, während er sie mit seiner anderen Hand quer von unten umfasst. Mit dieser Handstellung lassen sich die gleichen Massagetechniken wie in proximaleren Armbereichen anwenden. Im Unterschied zur Fußsohle kann die Handfläche ebenfalls anschwellen und eine Behandlung benötigen. Die Finger sind lang genug, um einzeln mit einer Hand des Therapeuten gedrückt zu werden. Den Handrücken des Patienten behandelt man üblicherweise zunächst mit einer Handfläche, die Intermetakapalräume eventuell mit den Daumen.

Während jedes Gebiet im Handbereich behandelt wird, ergibt sich eine gute Gelegenheit für aktive Bewegungen der Gelenke. Notfalls müssen die Bewegungen einige Male passiv geübt werden, bevor es gelingt, sie aktiv so auszuführen, dass am Ende jeder Bewegungsrichtung die Spannung „gehalten" (isometrische Kontraktion) werden kann. Gleichzeitiges, kräftig zusammendrückendes Kneten kann dieses Anspannen noch verstärken.

Für **verfestigte** Ödeme sind folgende Techniken zu empfehlen:

- Einhandknetung mit dem größten Umfang, den die Gewebebeschaffenheit zulässt; wesentlich ist dabei der Gegendruck
- Zweihandknetung auf gegenüber liegenden Seiten – zuerst abwechselnd, dann gleichzeitig
- Sobald das Gewebe weicher wird, kann zusammendrückendes Kneten im Wechsel mit Effleurage angewendet werden.

Eventuell gelingt es auch durch zunehmende Tiefe und größere Kreise bei der Knetung eine weichere Gewebebeschaffenheit zu erzielen.

13.6 Massage zur Entspannung

Für alle Massagetechniken, die zur Entspannung angewendet werden, gelten zwei Grundregeln:

- Das Tempo sollte langsam sein.
- Jeder Handgriff wird ohne Unterbrechung und unverändert so lange wiederholt, bis der Therapeut eine Verringerung der Anspannung bemerkt oder seine Hände sich taub anfühlen. Auch der Patient sollte bei sich auf Taubheitszeichen achten.

Außerdem ist ein flüssiger und rhythmischer Bewegungsablauf wichtig. Entspannungstechniken können lokal in jedem Körperbereich angewendet werden, vorausgesetzt der

Patient liegt bequem und der Therapeut hat seine Ausgangsposition so gewählt, dass er auch längere Anwendungen mühelos durchsteht. Die Reihenfolge bei der Massage wird in den meisten Fällen wie folgt aussehen:

entweder Streichmassage, Knetung, Effleurage
oder Effleurage, Knetung.

Für welche Alternative man sich entscheidet, hängt davon ab, wie der Patient auf die Streichmassage reagiert – manche mögen keine Streichung von proximal nach distal – und auch von den Gründen für die Entspannungsmassage. Ein schmerzendes, gestautes Gebiet muss unter Umständen zuerst entstaut werden, bevor man mit der Effleurage beginnen kann. In einigen Fällen muss vielleicht sogar eine Vibrationsmassage vorangestellt werden, zunächst auf der Stelle, dann in eine Streichung übergehend. Diese Technik eignet sich hervorragend bei berührungsempfindlicher Haut mit zugrunde liegenden Muskelspasmen.

Streichung und Effleurage müssen sehr geschmeidig erfolgen, ohne Schnörkel zu Beginn oder am Ende einer Arbeitslinie. Bei Knetungen ist es wichtig, dass sie bis zum Schluss ausreichend tief und gleichmäßig angewendet werden, weil es sonst kitzelt. Auch das Zurückführen der Hände sollte ruhig, nicht überhastet und dem Arbeitstempo angemessen sein. Manchmal ist es sinnvoll, den Patienten auf Änderungen, die vorgenommen werden, aufmerksam zu machen; das gilt jedoch nicht für allgemein entspannende Massagen von Rücken und Nacken oder für Ganzkörperstreichungen.

Manchmal reicht es zur kompletten Entspannung schon aus, lediglich Rücken und Nacken zu massieren, besonders wenn der Patient dabei bequem auf dem Bauch liegen kann. Patienten, die sich aktiv weder mit Techniken wie Muskelanspannen/-lockern noch durch Meditationsübungen entspan-

Krankheitsbilder

nen können, sprechen möglicherweise gut auf eine Ganzkörperstreichung an. Dazu legt sich der Patient auf den Bauch oder eine Seite und wird vom Hals bis zu den Zehen zugedeckt. Der Therapeut stellt sich mit einem großen Ausfallschritt ans Fußende neben die Liege (s. Abb. 1.1) und probiert kurz aus, ob er mit den Händen bis hinauf zu den Schultern und nach einer Drehung bis zu den Füßen reichen kann (dabei aber nicht die Sohlen berühren). Dann legt er sich ein bestimmtes Muster zurecht, nach dem er über jeden Bereich des Körpers behandeln kann, beispielsweise:

In Bauchlage des Patienten
- mit einer Hand auf jeder Seite in der Mitte des Rückens
- mit einer Hand auf jeder Seite über den Schultern
- mit einer Hand auf jeder Seite in Höhe der Achseln
- mit einer Hand auf jeder Seite die Arme und Außenseiten der Beine hinunter

In Rückenlage des Patienten
- ähnliches Muster wie am Rücken (Arbeitslinie an den Brüsten innen oder außen herumführen)

In Seitlage des Patienten
- entweder nur mit einer Hand zuerst auf dem Rücken und danach auf der Vorderseite
- oder gleichzeitig mit beiden Händen auf Rücken und Vorderseite streichen

Bei diesen Mustern arbeiten beide Hände zusammen und der Therapeut sollte seine Bewegung, Haltung und den Zug nach unten gut unter Kontrolle haben, um gleichmäßig tief und flüssig arbeiten zu können. Da die Körperoberfläche deutliche Unebenheiten aufweist, kann es leicht passieren, dass man abrutscht oder ins Stocken gerät.

Manche Patienten bevorzugen ein einhändiges Vorgehen – ein Strich nach links, ein Strich nach rechts. Das kann sich auch zwangsläufig ergeben, wenn der Therapeut eher klein und der Patient ziemlich groß ist. In dem Fall lässt sich so die Reichweite vergrößern, da der Oberkörper gedreht und der Arm weiter vorgestreckt werden kann.

Bei Problemen mit der Reichweite bietet sich unter Umständen auch die Technik der „tausend Hände" (ständiges Übereinandergreifen von linker und rechter Hand) als Lösung an. Dabei führt in ständigem Wechsel eine Hand eine kurze Streichung durch, die sich mit der vorhergehenden Streichung der anderen Hand um zwei Drittel ihrer Länge überlappt.

Bei sehr verspannten Patienten lässt sich möglicherweise über eine sehr langsame Gesichts- oder beruhigende Nackenmassage völlige Entspannung erreichen. Wenn der Patient so liegt wie in Abb. 6.1 gezeigt, können die subokzipitalen Muskeln an seinem Hinterkopf gut massiert werden. Diese Position bzw. Technik hilft bei Spannungskopfschmerzen.

13.7
Thoraxklopfmassagen

(Bitte zuerst an einem Übungspartner ausprobieren.)

Klopf- und Vibrationsmassagen dienen dazu, festsitzende Sekrete zu lockern und den Patienten beim Abhusten zu unterstützen.

Für Klopfmassagen benutzt man üblicherweise ein dünnes Tuch als Auflage, um so die Auswirkungen auf die Haut abzumildern. Häufig nimmt der Patient dabei eine Position ein, die zusätzlich die Drainage fördert. Die zu behandelnde Stelle wird mit einem glatt gezogenen Tuch oder Handtuch abgedeckt (s. Abb. 2.34). Man sollte den Patienten darauf hinweisen, dass die Massage wahrscheinlich recht laut und tief sein wird. Die eigene Position ist so zu wählen, dass man in das Gesicht des Patienten blicken kann, ohne von ihm angehustet zu werden.

Dann wird mit einer oder beiden Händen eine **Klatschmassage** durchgeführt (s. Abb. 2.33 und 2.34). Zu Beginn ist das Klatschen leichter und wird allmählich immer stärker und tiefer. Zwischendurch wird der Patient zum Husten ermuntert, was er durch lange oder keuchende Ausatmung auch provozieren kann.

Über schmaleren Bereichen, wie z. B. der Lungenspitze, ist nur einhändiges Arbeiten möglich. Dagegen kann man über den Unterlappen der Lunge auch beide Hände benutzen und sie auf dem unteren Brustkorb auf und ab bewegen. Die Tiefe sollte ausreichen, um ein Geräusch vergleichbar dem Klaps auf eine ganz volle oder fast leere Ketchupflasche hervorzurufen. Schließlich geht es ja darum, zähe und klebrige Sekrete in den Bronchien zu lockern.

Die **Technik des Hackens** kann über den gleichen Bereichen angewendet werden. Allerdings lässt sie sich auch über der Lungenspitze mit beiden Händen durchführen. Ihre Tiefenwirkung ist zwar geringer, reicht aber bei sehr jungen oder osteoporosegefährdeten Patienten völlig aus.

Trommelnde Techniken mit den Fingerspitzen gewähren den Händen eine Pause. Sie ermöglichen eine sehr lokalisierte, stärkere Tiefenwirkung und lockern nicht nur Sekretstaus, sondern auch eingeatmete Fremdkörper. Außerdem sind sie weniger ermüdend und können alternativ zur hackenden Technik über schmaleren Bereichen angewendet werden. Die Durchführung ist in Kapitel 2.4 (s. Abb. 2.38 und 2.39) beschrieben.

13.7.1
Vibrationen im Brustkorbbereich

Der Patient liegt wieder so, dass er besser abhusten kann bzw. dass die Sekretdrainage durch die Schwerkraft unterstützt wird.

Üblicherweise wird immer nur eine Hälfte des Brustkorbs auf einmal behandelt. Doch bei sehr kleinen Patienten (z. B. Säuglingen) deckt eine Hand ihn bereits vollständig ab. Trotzdem dürfen auch in diesen Fällen nicht beide Lungenflügel gleichzeitig behandelt werden. Deshalb massiert man dann nur mit Teilbereichen der Hand. Je kleiner der Brustkorb, desto wichtiger ist es, wirklich nur Vibrationen vorzunehmen und ihn nicht einzudrücken. Sonst wird die Atmung behindert und die Herzfrequenz zu stark beschleunigt.

Lungenspitze

Die Hände liegen beide über der Lungenspitze, eine von vorn und die andere von hinten. Bei der Hand auf der Vorderseite befinden sich die Fingerspitzen unter dem Schlüsselbein. Man legt sie aber leicht schräg auf, so dass die Handflächen weiter lateral als die Fingerspitzen liegen, denn das Brustgewebe darf auf keinen Fall gedrückt werden. Die Hand auf dem Rücken liegt etwas höher (Abb. 13.12).

Lungenmittellappen

Eine Hand liegt ventral und die andere dorsal, etwa auf der unteren Hälfte der Skapula, wie in Abb. 13.13 gezeigt. Unter Umständen sollte der Patient seinen Arm vorstrecken, weil dann die Skapula protrahiert wird und die hintere Hand zum Teil auf der 3.–7. Rippe zu liegen kommt. Die Hand auf der Vorderseite berührt die gleichen Rippen, lässt dabei

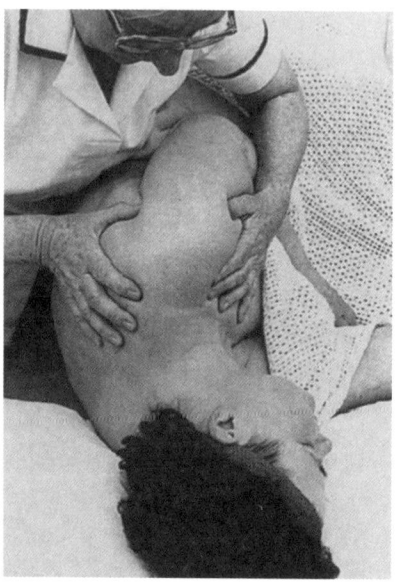

Abb. 13.12 Brustkorb-Vibrationen – Position der Hände über der Lungenspitze

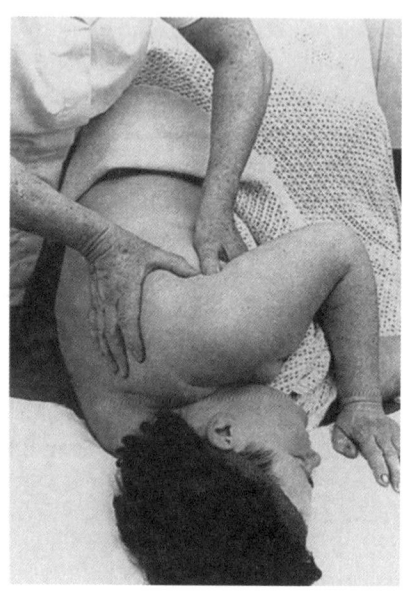

Abb. 13.13 Brustkorb-Vibrationen – Position der Hände über den Lungenmittellappen

aber die Brust ausgespart. Die Daumen liegen nebeneinander auf der Mittellinie der Achselhöhle.

Lungenunterlappen

Während die Daumen sich weiterhin auf der Mittellinie der Achselhöhle berühren, liegen die Hände in diesem Fall auf den Rippen 6–10. Die Hand auf der Vorderseite ruht unter der Brust auf den Rippenknorpeln, die Hand am Rücken auf den Rippen (Abb. 13.14).

Die Vibrationen erfolgen zunächst ohne Anweisungen zur Atmung, sind aber sicherlich effektiver, wenn Druck- und Ausatmungsphase zusammenfallen. Bei der Einatmung werden die Hände still gehalten.

Man beginnt die Vibrationen sanft mit einer Hand, dann mit der anderen und schließlich mit beiden zusammen. Bei der Arbeit mit einer Hand bietet sich die Gelegenheit, den Grad der Entspannung sowie der Steifheit der Brustwand zu untersuchen. Außerdem gewöhnt sich der Patient auf diese Weise an die Berührung. Bei Benutzung beider Hände muss mit beiden gleichmäßiger Druck aufrecht erhalten werden. Besonders die Handballen dürfen nicht übertrieben stark drücken. Auch seitliche Schüttelbewegungen sollte man vermeiden, da sie ineffektiv sind.

Die Vibrationen erfolgen nach innen, wobei die Hände sich aufeinander zu bewegen – quasi durch den Brustkorb des Patienten hindurch. In der Ausatmungsphase wird der Druck noch etwas gesteigert. Wenn der Patient aktiv mitatmet, können die Hände noch größeren Druck ausüben, indem sie den Einwärtsbewegungen des Brustkorbs bei der Ausatmung folgen. Am Ende der Exspirationsphase halten beide Hände den Kompressionsdruck kurze Zeit an *(nicht ruckartig)* und lassen dann abrupt nach. Jetzt atmet der Patient ein. Wenn er husten will, kann man den Druck auch beibehalten – ohne Vibration –, um ihn so zu unterstützen. Es ist äußerst wich-

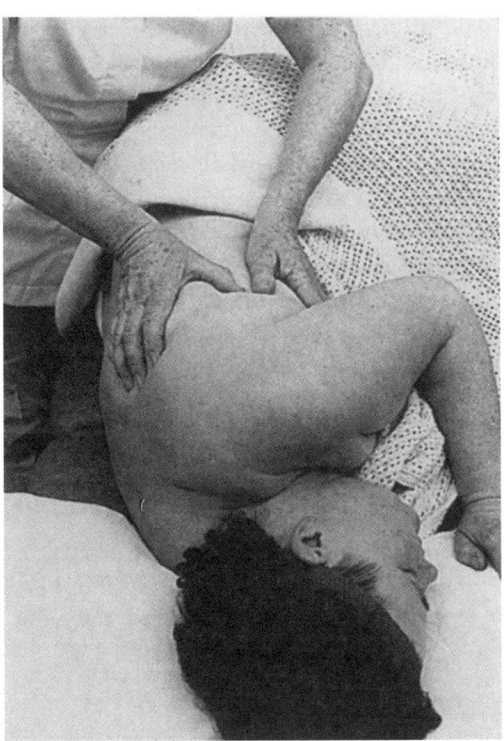

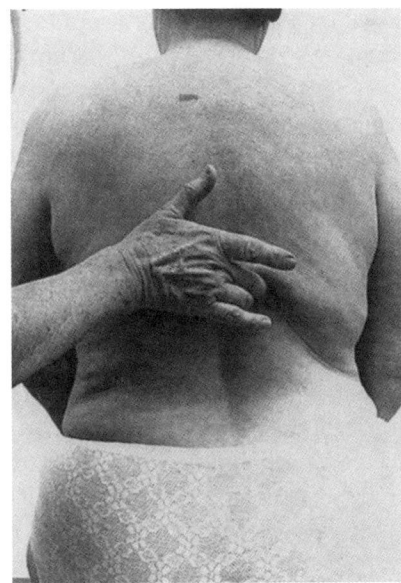

Abb. 13.15 Position des Patienten und Technik der Bindegewebsmassage

Abb. 13.14 Brustkorb-Vibrationen – Position der Hände über der Lungenbasis

tig, den Druck immer durch die Brustwand hindurch nach innen zu richten und nicht den gesamten Rumpf in Bett zu drücken.

Die Einwärtsbewegungen der Brustwand sind über der Lungenbasis größer als über der Lungenspitze. Auch ist bei Älteren und Patienten mit chronischen Brustkorberkrankungen der Bewegungsumfang reduziert.

13.8
Bindegewebsmassage

Die Bindegewebsmassage ist eine sehr spezialisierte Technik und wurde erstmals von Elisabeth Dicke in Deutschland an sich selbst erprobt. Ausführlich beschrieben wurde diese Technik dann von Hede Teirich-Leube (1957)

und Maria Ebner (Holey 1995). Sie zielt kurzgefasst darauf ab, die tiefe retikuläre Schicht der Lederhaut zu beeinflussen, in der sich die gelartige Grundsubstanz befindet und über die vielfältige enge Verbindungen zwischen dem Körper und dem autonomen Nervensystem bestehen.

Bei der gründlichen, vorausgehenden Untersuchung sitzt der Patient wie in Abb. 13.15 gezeigt. Man beginnt mit der Inspektion des Rückens, um auffällige Abflachungen oder erhabene Stellen zu entdecken, die durch Veränderungen anderer Strukturen in dem gleichen Dermatom hervorgerufen sind.

Daran schließt sich eine Tastuntersuchung mit den Händen an, um zu fühlen, wie gut verschieblich die Schichten sind und ob Muskelverspannungen vorliegen. Bei weiteren Untersuchungen werden unter anderem hochhebende und streichende Handgriffe entlang der Wirbelsäule angewendet.

Für die Behandlung benutzt man dann eine Technik, bei der der Mittelfinger die

Hauptrolle spielt. Während er vom Endglied des Ringfingers gestützt wird, berührt man mit der Spitze des Mittelfingers oder der radialen Längsseite seines Endglieds mäßig stark die Haut des Patienten, um zu sehen, ob sie haften bleibt (deshalb nie Massageöl benutzen). Die Mittelfingerspitze trifft in einem Winkel von 45 Grad auf die Haut (Abb. 13.15) und hebt eine lockere Falte des oberflächlichen Gewebes ab. Dann wird – geführt von der radialen oder ventralen Seite des Handgelenks – Zug in Richtung des erwünschten Striches angewendet. Dies bewirkt eine Verschiebung des oberflächlicheren Bindegewebes auf den tieferen Schichten. Dabei bewegt sich die Haut wellenförmig vor dem streichenden Mittelfinger. Der Patient sollte das nur als Berührung, leichtes Kratzen oder schneidendes Gefühl wahrnehmen. Sonst stimmt die Technik nicht und es ist notwendig:

- die Geschwindigkeit zu verändern
- den Strich zu verkürzen
- den Winkel zwischen Hand und Haut und damit die Tiefe zu verändern (größerer Winkel erhöht die Tiefenwirkung, kleinerer schwächt sie ab).

Die Striche folgen dem Verlauf der Dermatome zur Mittellinie im Wirbelsäulenbereich und in Richtung der Muskelfasern in den peripheren Körperregionen.

Auf dem Rücken wird die rechte Hälfte mit der rechten Hand des Therapeuten, die linke mit seiner linken Hand behandelt. In der Körperperipherie nimmt man die Hand, die in Bezug auf die Position des Therapeuten am besten geeignet ist. Maria Ebner betont, dass immer zuerst die wirbelsäulennahen Dermatome behandelt werden müssen.

Literatur

Boyce, G. (1996): Lymphoedema – Palliative Physiotherapy. Medicine Australia.

Casley-Smith, J.R. (1994): Modern Treatment for Lymphoedema. Research paper, the Henry Thomas Laboratory of Australia, pp. 117, 130, 225.

Gillam, L. (1994): Lymphoedema and physiotherapists, control not cure. Physiotherapy, 8(12).

Holey, L. (1995): Connective Tissue Massage. R.G. Krieger Publishing Co., Mababar, Florida.

Teirich-Leube, H. (1957, 13. Aufl. 1999): Grundriß der Bindegewebsmassage, Urban & Fischer, München.

Glossar

anterior	vordere(r)
Colon ascendens	aufsteigender Teil des Grimmdarms
Colon descendens	absteigender Teil des Grimmdarms
Colon transversum	quer verlaufender Grimmdarm
Dermis	Lederhaut
dorsal	zum Rücken hin gelegen, hinten
Epidermis	Oberhaut
Extensoren	Strecker
Fascia lata	alle Oberschenkelmuskeln umscheidende Oberflächenfaszie
Flexoren	Beuger
Hypothenar	Kleinfingerballen
Ilium	Darmbein
Innervation	nervale Versorgung
ipsilateral	auf der gleichen Seite
Ischiokrurale Mm.	Muskulatur der Oberschenkelrückseite
kaudal	fußwärts
Klavikula	Schlüsselbein
kontralateral	auf der Gegenseite
kranial	kopfwärts
lateral	seitlich, von der Mittellinie abgewandt
Malleolus	Knöchel
medial	innere(r), näher zur Mittellinie
Metakarpalia	Mittelhandknochen
Metatarsalia	Mittelfußknochen
palmar	zur Handfläche gehörend, handflächenseitig
Patella	Kniescheibe
plantar	zur Fußsohle gehörend, fußsohlenseitig
posterior	hintere(r)
radial	an der Daumenseite des Unterarms, zum Radius gehörend
SIAS	Spina iliaca anterior superior
SIPS	Spina iliaca posterior superior
Skapula	Schulterblatt
Spina scapulae	Schultergräte
subkutan	unter der/die Haut
supraklavikular	oberhalb des Schlüsselbeins

Symphyse	Schambeinfuge
Thenar	Daumenballen
Trigonum femorale	das von Leistenband und den Mm. sartorius und adductor longus begrenzte „Scarpa-Dreieck" medial an der Oberschenkelvorderfläche
Trochanter major	„großer Rollhügel", lateral am proximalen Femurschaft
Tuber ossis ischii	Sitzbein
ulnar	kleinfingerseitig am Unterarm, zur Ulna gehörend
ventral	bauchwärts gelegen, vorne
ZNS	Zentralnervensystem